아우내 사는 황토할머니

김정덕의 황토집과 자연건강법

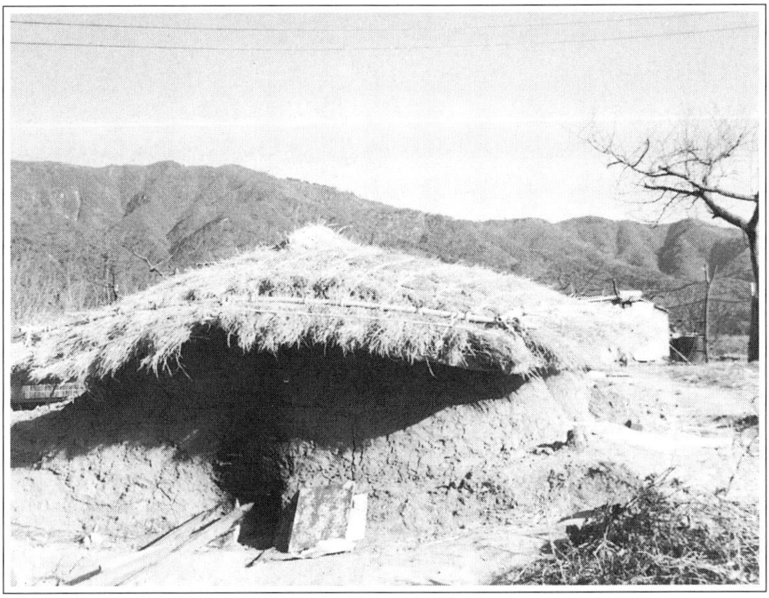

아우내 사는 황토할머니

김정덕의 황토집과 자연건강법

김정덕 지음

인간사랑

서 문

오늘날 우리의 삶은 편리해진 문명의 혜택과는 달리 정신적·도덕적 암흑이 어느 곳에나 편만하다. 자라나는 아이들의 교육과 음식 환경 어느 것 하나 마땅치 않게 생각되어 불안하다.

나는 오랫동안 일본에서 공부하며 사업도 하였다. 고향이 그립고 외롭기도 했으나 나를 지탱해 주는 풍요에 그림이 하나 있었다.

산기슭 외딴 곳에 자그마한 초가집, 댑싸리 울타리는 박 넝쿨에 휘말렸다. 부뚜막에는 올망졸망 까맣게 길든 무쇠솥 걸고 콩깔고 차조도 넣은 잡곡밥이 장작불에 잦혀질 때 호박잎도 밥위에 찐다. 아궁이에 남은 숯불 모아 된장찌개 데우고 꾸덕꾸덕한 반대기도 노랗게 구워놓고 퍼런 무청김치는 누렇게 익어서 손구락과 입으로 이어진다. 득득 긁은 누른밥은 새우젖도 제격이다.

"나물 먹고 물 마시고 팔을 베고 누워도 흡족한 것은 호연지기(浩然之氣) 속에 일탈되어 있음인즉, 부귀공명 탐내다가 오라지기보다는 청빈한 처신이 월등한 공덕되어 천덕 아니라 하오리까"라고 말했던가.

이런 집에 명월도 쉬어가고 청풍도 넘나든다. 세상 탐심 떨친 마음들이 모여 푸른하늘 은하수에 하얀 쪽배도 띄우고 고향에 돌아와 그렇게 살고 지고….

이런 고향을 재현하고 싶었다. 땅을 의식하지 못하고 사는 사람들에게는 산천정기(山川精氣)를 받을 기회가 없다. 모든 생물이 땅에 뿌리를 박고 자라듯이 인간도 그래야 한다. 나는 고국에 돌아와 벼르다가 88년에 결심하고 충청남도 병천으로 들어왔다. 흙벽돌로 만들어진 잠실(蠶室)을 고쳐서 구들을 깔고 온돌방을 만들었다. 밭에 씨앗을 뿌리고 샘도 깊이 팠다. 촌에서 살기는 처음인 내가 놀라운 힘이 솟구쳐 아침부터 밤까지 일을 하여도 지치지를 않는다. 일본 유학한 디자이너의 손이 북두갈고리처럼 거칠어졌다. 레스토랑에서 입 다물고 먹던 호화로운 디너가 조금도 그립지 않다.

민들레 솜꽃에 순정을 바쳐 시를 쓴다. 시골 노인에게서 집장·토장을 배운다. 산나물을 뜯는다. 그러다가 황토벽돌을 만들어서 집을 지었다. 기둥도 없는 집을 여러 채 짓고 함실 아궁이에 장작불을 때고 잤다. 20세기 중반기 후에 산업사회는 서구지향적인 생리에 추종자들이 앞장을 섰다. 의복은 물론 음식·건축분야에도 그런 경향의 인물들이 현대건축인 양옥에 휘둘려 오늘처럼 강역(彊域) 전체가 고층아파트로 뒤덮히는 지경이 되어버렸다. 서구지향적인 사고에서 벗어나 우리 민족 성향에 순응하는 적절한 유형의 집을 찾아내야 한다고 생각했다. 그래서 공해 없는 집을 탐구하지 않을 수 없게 된 것이다. 나의 힘은 미력하지만 황토집 짓는 방안을 계획했다. 아무도 도와주는 사람이 없을 뿐더러 이웃에서는 비웃기까지 한다.

수많은 세월 대를 이어가며 그 집안의 사연들이 대들보나 석가래 담벼락에 녹음·녹화되어 집안에 들어서면 조부모님과 부모형제들의 숨결이 들린다. 숫한 가족이 넘나들던 문지방이나 마루는 홈이 패여 결이 앙상하지만 반들거린다. 우리는 그런 고향의 가난한 살림집에서 미래를 향한 줄기를 찾으며 주먹을 불끈 쥐어 힘을 키웠다. 21세기의 지향점을 설정하면서.

도시는 산란하고 외롭다. 전철에 탄 사람들 입은 굳게 다물렸다. 지쳤는지 눈을 감고 있다. 핸드폰이나 울려야 산 사람 같으다. 반 정신밖에 없는 반 건강인처럼 보인다.

시골생활을 하면서 나는 허례허식, 교양이나 명예의 왜곡된 탈바가지를 쓴 모순된 습관들을 고쳐나갔다. 지난날의 일들을 반성하고 새로이 결심을 해도 잘 안 되는 자아(自我), 감당하기 힘들었던 또 하나의 나가 흙을 만지면서 순화된 듯 편안해진다. 흙집에서 자고 비교적 자연식을 하고 좋은 생수, 맑은 공기, 들에 산에 널려 있는 토종 먹거리들의 덕택일 것이다.

이 책은 1996년 발간되었던 것에다 그 이후 써온 내용들을 다시 묶어 새천년에 세상에 내놓게 되었다. 이 책을 엮으면서 마음을 가다듬고 감회도 새롭게 나의 생활을 정돈해 보는 것도 감사하려니와 흙에 대한 공부도 되어 더욱 자연 앞에 숙연해진다.

공해를 극복해 나가는 일상생활의 방법들과 경험담을 실은 마구잡이 졸작을 출판하게 해주신 “인간사랑” 대표 여국동 사장님과 다방면으로 나에게 용기를 북돋워 주신 박경욱 실장님께 감사드립니다.

흙과 같이 하는 삶의 훈훈함을 혼자 누리자니 염치 없어 이 책자를 풍백(風伯) 삼아 펴내고자 한 것입니다.

흙에 귀하면 착하고
높이 뜨기 좋아하면 날아가 버린다.

새천년 십일월, 병천에서 김정덕

추천의 글

토담집에서 궁합에 맞춘 음식을 함께 나누는 큰 즐거움

홍순근(농학박사)

옛부터 황토는 한의학상 중요시되었고, 그 약효 가치는 다른 생약들과 마찬가지로 체험에 의한 경험임상학으로 인정되어 하나의 의약품으로까지 사용되었다.

옛 한의서를 볼 것 같으면 '흙'을 약용으로 이용한 실례를 흔히 찾아볼 수 있으며, 이시진의 『본초강목』을 비롯하여 허준의 『동의보감』 등에서 여러 가지 광물이나 점토류 등이 약으로 이용된 예를 찾아볼 수 있다.

서양에서도 기원전까지는 지구의 모든 생성 요소는 목, 화, 토, 금, 수(木, 火, 土, 金, 水)로 조화롭게 결합되어 모든 물체나 물질의 근원을 이룬다고 하여 오지소설을 제창, 현대과학의 발전을 가져왔으며, 우리 동양의 한의학 발달은 음양설, 오행설, 역술 및 무속에 의해 발전되었고 일종의 토속의학은 민간의들 사이에서 구전, 맥을 이어왔다.

오행설은 서양의 오지소설과 일맥상통하는 점도 있으나 오기(五氣, 木, 火, 土, 金, 水)로서 근본적인 사상을 달리한다고 보아야 한다.

황토를 이용한 몇 가지 예를 들어볼 것 같으면 집을 짓는 데 있어서 황토에다 볏짚과 수숫대를 써서 집을 짓기도 하였고, 또는 토굴집을 만들어 생활하기도 했다. 또 황토를 직접 먹거나 구운 것을 물에 담갔다가 그 물을 마시기도 하였으며, 지장수를 만들어 먹는가 하면, 피부가 고와지라고 바르기도 했었다. 그것은 고운 진흙을 얼굴이나 몸에 바르는 미용법으로도 알 수 있다.

우리는 간혹 개, 소, 돼지 등이 무엇인가 잘못 먹고 체했을 때 황토벽 흙이나 황토를 핥아먹거나 파먹는 것을 볼 수 있는데, 이는 곧 황토 중에 함유된 미세한 점토 광물질이나 유용한 미생물 외에 아직도 밝혀지지 않은 신비스러운 그 무엇이 있는 것이 아닌가 하는 의구심이 일게 한다. 이러한 일련의 사실들을 통해 황토는 인류 생활과 끊으려야 끊을 수 없는 물질이라는 것을 알 수 있다.

황토는 현대과학적으로는 아직 입증된 바 없으나 그 약효 가치는 인정해야 한다.

최근 산업의 발달로 각종 공해가 많이 발생되어 주변환경은 물론 식생활에 이르기까지 우리는 공해로 인한 시달림을 받고 있는 실정이다. 그래서 새삼 옛 것을 되찾아 각종 공해로부터 벗어나자는 시도는 여기 저기서 일어나고 있다.

이러한 때 그간 국내는 물론 외국에서, 각종 문헌을 살피다가 황토방을 짓는 한편 옛 음식에 대해서도 남달리 관심을 갖고 씨름하던 김정덕 선생이 한 둥지를 마련하고 그 뜻을 책으로 펴낸 데 대해 진심으로 마음속 깊이 축하하여 마지않는 바이다.

옛 것을 찾아 토담집에서 궁합을 맞춘 음식의 맛을 보며 잠시나마 자연의 품속으로 돌아가 보는 것도 참으로 기쁜 일이라고 생각되며, 이를 진심으로 권한다.

차 례

1장 당신도 황토집에 살 수 있다

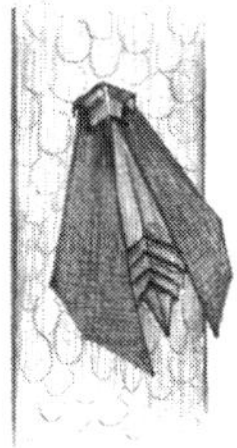

황토집의 봄

매해 봄마다 젊어지는 나

아직 싸한 바람결이지만, 나는 그 속에서도 어김 없이 봄 냄새를 느낀다. 아들, 며느리에게 나간단 말도 없이 문 밖을 나선다. 사계절 어느 때를 꼽을 것 없이 바라보는 풍경이지만 물리지가 않는다. 도리어 하루하루 달라지는 들판의 생명들을 바라보는 즐거움으로 하루도 빠짐 없이 들판 길을 걷는다.

그리고 방에 들어서면 내 흥에 취해 하루의 일기를 쓴다.

논밭 외길섶에 뽀얗게 돋은 씀바귀야
뿌리도 쓰고, 새로 돋는 잎도 쓰구나
인간사 쓰디쓴 고초의 상징처럼 쓴맛 띄운 쓴 님아
햇볕에 쬐어도 빗물에 씻겨도 굴하지 않는구나
샛노란 꽃을 피우고
뾰로통한 표정이 영글어 열 여덟 씨가 되면

바람 타고 포교의 진군으로 기쁨의 줄을 서는구나
씨마다 하얀 날개를 달고 여름을 날다가
겨울이 오면 하얀 이불을 덮고
외로운 인고의 동면을 한다
찬란한 봄이 오면
백팔번뇌의 씀바귀가 논밭 두둑에 뒹군다
나는 너의 오묘한 섭리를 눈치채고
봄 내 쫓아다니지
너의 하얀 피가 혀에 스민다
씀바귀야
험악한 세상 토착일랑 그만두고
우리 같이 영생무궁의 나라로 가자
날으고 날으라
나의 작은 쓴 님아
풍아한 휘파람이 연주를 하며 우주의 힘을 가하는구나
어두움도 흐림도 다 헤치고
푸른 하늘 은하수 건너가면
오리온좌 보석밭에 이르리니
씀바귀 씨야
그 때
허리 굽혀
뾰족한 입 맞추고 고진감래의
포도주나 마시자꾸나
아—쓴 님아

('90년 5월 어느 날 일기에서)

논두렁에 난 씀바귀를 보며 생각난 대로 써 본 것이다. 겨울을 이겨내고, 그 독한 쓴맛을 잃지 않은 채 다시 새초롬하게 돋아나는 씀바귀에서 생명력을 느꼈기 때문이다. 그리고 씨가 영글면 하늘로 날아 제 마음껏 앉고 싶은 대로 가 앉아서 다시 생명을 키워낼 준비를 하는 씀바귀에 인간사를 견주어 보았다.

황토집의 봄은 이렇게 논두렁, 밭두렁에서 찾아진다. 어제까지만 해도 보이지 않던 새싹이 오롯이 돋아나는 순간들을 다 지켜볼 수 있다. 그러다 보면 더불어 활기가 느껴진다. 내 나이쯤은 잊은 지 오래이고, 내 온몸에서 청춘이 느껴진다. 그래서 봄이 되면 방에 앉아 있지를 못한다. 나가서 온 들판을 다니며 그 푸릇한 생명의 기를 받는다.

나는 이렇게 매해 봄마다 젊어진다.

솔잎 베개의 사랑

4~5월이면 뒷산 소나무들이 여린 잎들을 뱉어낸다. 그 때의 솔잎향은 얼마나 진한지 모른다. 가슴 속까지 시원하게 꿰뚫는 향기이다.

나는 산에 가서 그 솔 향기를 마음껏 즐긴다. 그러다 보면 나만 너무 행복을 누리는 것 같아서, 어떻게 이 행복을 나누며 살 수 있을까 하는 생각을 하게 된다. 그래서 생각해낸 것이 솔잎으로 베개를 만들어 나누어주는 것이었다.

아마도 이런 마음이 모성애의 또 다른 모습이 아닐까 한다.

누군가를 위하는 마음, 그 누군가를 기쁘게 해주고 싶은 마음, 이것이야말로 아이에게 무조건적인 사랑을 주는 어머니의 마음이 아닐까.

나는 그런 마음으로 솔잎 베개를 만든다. 우선은 내 아들, 며느리 것을 예쁘게 만들어주고, 내 것도 하나 만든다. 그리고 먼저 마음가는 이들에게 줄 베개를 만든다. 그 만드는 시간이 그리 행복할 수가 없다. 이 베개를 베고 편안하게, 그리고 행복한 모습으로 잘 그들의 얼굴이 떠오르는데 어찌 행복하지 않을 수 있을까.

지난해 봄에도 그랬다. 내 마음 깊이 존경하는 분에게 정성을 다해 솔잎 베개를 만들어 보냈다. 솔잎 베개를 만드는 동안 나는 내내 그의 베개였다. 멀리 있으되 그와 늘 함께 있으리라는 마음에 행복했다. 내 간절히 바라는 마음은 하나였다. 그 마음을 적어 베개 속에 넣어보냈다.

'내가 베개가 되어 곤히 잠든 당신의 향기가 되리라.'

솔잎 베개를 받은 그분은 감동했다며, 전화를 했다. 그리고 더 친근하고 아끼는 모습으로 대해주셨다.

서로가 마음으로 존경하고 아껴주는 사람이 있다는 건 여생을 행복하게 보낼 수 있는 소중한 재산이다. 나는 그런 재산을, 그런 마음을 솔잎 베개로 만든다.

솔잎은 약재로도 쓸 수 있다. 솔잎은 약리실험을 통해 생체조직의 산화환원 과정을 촉진하고, 수렴성 소염작용을 하며 출혈을 멎게 하는 것으로 밝혀졌다. 신경쇠약증이나 비타민 C 부족, 머리털이 빠지는 데도 쓴다. 달여서 그 물을 먹거나, 그 물로 씻는다.

솔잎 베개 만드는 방법은 어렵지 않다. 사랑하는 이가 있다면 솔잎 베개를 만들어 보라. 아마도 이보다 더 은은하고 아름다운 선물은 없을 것이다.

솔잎 베개 만드는 법

솔잎은 어느 때고 신선한 잎을 따서 쓰면 된다. 하지만 이왕이면 막 봄 기운이 느껴질 때, 봄 기운에 취하고 싶은 4월쯤에 생솔 향기 그윽한 솔잎을 구한다.

솔잎 결을 잡아서 베갯잇 속에다 차곡차곡 집어넣고 꿰맨다. 이 때 그 속에 사랑의 마음을 담은 편지를 함께 넣는다면 더 멋질 것이다.

솔잎 베개를 베고 누우면 그 향기가 은은하게 난다. 특히 도시에서는 싱그러운 냄새를 가까이하기 어려운데, 이런 자연의 향기를 담은 베개를 베고 잔다면 그야말로 밤새껏 산에 누운 기분이 들 것이다.

나는 솔잎 베개뿐만 아니라 국화 베개, 찔레꽃 베개도 만든다. 국화는 구하기도 쉽고 향기가 진해서 솔잎 베개 못지않게 멋이 있다. 또 찔레꽃 역시 그 말린 향기가 얼마나 은은한지 베어보지 않고서는 그 화려한 분위기를 짐작할 수조차 없을 지경이다.

국화 베개나 찔레꽃 베개는 말려서 넣는다는 것을 빼고는 그 만드는 방법이 솔잎 베개와 같다.

황토집의 여름

황토 담벽에 붙여둔 봉숭아꽃

지난 겨울이다. 내 집에 손님이 찾아왔다. 특별한 건강법을 가진 몇 사람의 이야기를 묶어서 책을 낸다며 내 이야기를 들으러 온 손님이었다. 이제 서른이 되었다는, 씩씩하게 생긴 젊은 여성이었다.

글쎄 이러저러한 이야기를 하는 참에, 문득 그 손님이 놀란 눈빛으로 물어왔다.

"아니, 아직도 손톱에 들인 봉숭아물이 남아 있네요?"

봉숭아물이라는 게 대개 8월쯤 들이게 된다. 그래서 11월쯤이면 고작해야 손톱 끝에 초승달 모양으로 흔적이나 보일까 한다. 오죽하면 첫눈 올 때까지 봉숭아물이 남아 있으면 소원이 이루어진다고 했을까.

그런데 그 때가 1월이었다. 그리고 내 손톱 열 개에는 봉숭아물이 선연하게 남아 있었다. 그게 그리도 신기했던 모양이다.

내 집 뜰에는 봉숭아가 지천으로 핀다. 일부러 씨를 뿌린 것도, 모종을 한 것도 아니다. 그저 저희들 마음껏 장독대 틈새마다에도 피고, 마당 귀퉁이에도 피어난다. 그러니 8월초쯤이면 마음껏 봉숭아꽃 구경을 할 수 있다. 난 그 꽃들을 실컷 보고 나서 꽃이 시들겠다 싶으면 따서 봉숭아물을 들인다. 그래 봤자 며느리와 나뿐이니 따서 찧어둔 봉숭아는 남을 수밖에 없다.

그 남은 봉숭아 찧은 것은 집 바깥 벽에다 척 붙여둔다. 그랬다가 처음 들인 봉숭아물이 없어질 즈음이면 붙여두었던 봉숭아꽃을 떼어서 물에 축여 다시 손톱에 물들인다. 그래도 처음과 다름없이 봉숭아물은 곱게 들여진다.

이 방법은 내가 처음 써 본 게 아니다. 예전 사람들이 이미 다 이런 여유를 누리며 살았다. 그런데 요즈음 젊은 사람들은 이런 멋을 누리지 못한다. 아예 잊어버렸다. 왜냐하면 이런 멋은 황토집에 사는 사람들이나 누릴 수 있기 때문이다.

황토 담에다 붙여두었다가 겨울 한가로울 때 다시 떼어서 물들여 보는 재미. 그것은 재미이기도 하고, 멋이기도 하며, 호사를 부리는 일이기도 하다. 난 이 모든 것을 누리며 살고 있다.

물론 황토집 사는 재미가 이것만 있는 건 아니다. 봄이면 봄대로, 여름이면 여름대로, 가을이면 가을대로, 또 겨울이면 겨울대로 제각각 누릴 수 있는 즐거움이 무궁무진하다.

8년째, 난 이 즐거운 삶을 살고 있다.

봉숭아물 들이는 법

봉숭아는 장마가 끝난 뒤 햇볕을 듬뿍 받은 꽃을 딴다. 그 때쯤의 봉숭아꽃이 색도 진하다. 약간 시들해지도록 말리는데, 색소를 농축시키기 위해서이다. 꽃과 잎사귀를 1 대 1의 비율로 섞고, 백반을 10분의 1 정도 넣어 함께 찧는다. 고르게 찧어지면 손톱에 올려놓고 옥잠화 잎사귀로 덮어서 실로 묶는다(도시에서는 랩으로 싸서 고무줄로 묶기도 한다).

넉넉하게 찧어놓고 잠자는 손녀, 손자 손톱에 물을 들여준다. 며느리와 시어머니가 밤늦게 이야기삼아 서로 물들여주는 모습도 보기 좋을 것이다.

물들이고 남은 것은 뒤꼍 토담 벽에 붙여놓는다. 말라 있지만, 물을 축이면 다시 봉숭아물을 들일 수 있다.

황토집의 가을

감물 들인 저고리

몇 년 전 가을이다. 방문을 열고 앉아 앞산을 바라보고 있으려니 감나무가 눈에 들어왔다. 아직 초가을이어서 감이 익으려면 먼 때였다. 그래도 주렁주렁 열린 감을 보고 있으려니 벌써 늦가을 그림이 그려졌다.

그런데 감이 많이 열리기도 했지만, 땅에 떨어져 내린 감이 많았다. 감나무 밑동이 떨어진 푸른 감으로 덮일 지경이었다.

뭐든지 보고 있자면 저걸 어떻게 활용할까 하는 내 습성이 발동하였다. 결론은 쉽게 났다. 저 떨어진 감으로 옷을 물들여 보자는 것이었다. 먼저 저고리부터 만들었다. 내 옷쯤이야 수시로 본을 떠서 만드니, 식은죽 먹기였다. 그보다는 감물을 만드는 데 더 정성을 들였다.

마침내 감물 들인 저고리가 만들어졌다. 며느리도 감탄했지만 사실은 내가 더 감탄했다. 이토록 근사한 색과 무늬의 옷이 나올 줄은 상상도 못했던 것이다. 무명 천에 군데군데 검은 밤색 얼룩이 진 저고리는 가을 분위기로는 더없이 멋진 옷이었다.

곧 서울 나들이에 입고 나섰다. 까만 티셔츠를 속에 입고 감물 들인 저고리를 걸쳐 입었다. 아래 옷은 검정 바지로 차려 입었다. 거기에 검정 가죽가방을 멨다. 내가 봐도 정말 멋쟁이였다.

서울에서 만난 분이 여학교 선생님이었는데, 옷을 보자마자 난리가 났다. 당장 벗어보라며 강제로 빼앗듯이 벗기더니 입어보는 것이었다. 그러더니 파리 어느 거리에도 이렇게 멋있는 옷은 없을 것이라며 칭찬에 또 칭찬을 했다. 그리고는 내년 가을에는 반드시 만들어주어야 한다며 떼를 쓰는 것이었다. 그러마고 약속을 하고서야 겨우 옷을 다시 받아 입었다.

물론 올 가을에는 이 약속을 꼭 지킬 것이다. 또 이왕 만드는 김에 그간 신세졌던 이들에게도 소품 하나씩이라도 만들어 선물할 생각이다.

옷에 감물 들이는 법

익지 않고 떨어진 감을 주워 모은다. 흙을 털어낼 정도로만 물로 대충 씻는다. 절구에 넣고 찧는다.

만들 옷이나 천을 절구 안의 찧어진 감과 함께 치대듯이 비빈다. 감물이 들었다 싶으면 꺼내 말리는데, 이 때 찧어진 감이 덕지덕지 달라붙어 있는 채로 그냥 말린다. 그러면 감의 타닌이 햇볕을 받아 색깔을 낸다. 그 색이 옷의 올 속으로 스며든다. 찧어진 감이 붙었던 곳은 마치 무늬처럼 남는다.

햇볕에 바짝 말랐으면, 천을 훌훌 턴다. 찧어진 감은 주걱으로 긁어내리면 떨어진다.

또 새로 땡감을 절구에 찧는다. 그리고 말렸던 옷이나 천을 다시 처음처럼 치대듯이 비빈다. 마찬가지로 말렸다가 턴다.

그 다음에는 이 옷이나 천을 물로 헹궜다 널기를 다섯 번 정도 반복한다. 만약 천이라면 재단해서 옷을 만든다. 간단하게는 티셔츠부터 블라우스, 치마 등 다양하게 만들어 입을 수 있다. 가족 티셔츠로 만들어 입는 것도 개성이 있어 좋다.

겨울 반찬거리 장만

가을은 두루두루 바쁜 계절이다. 1년 농사 추수하느라 바쁘고, 겨울 채비하느라 바쁜 때이다. 자고로 가을을 잘 보내야 겨울이 따뜻하고 배부르니, 어찌 보면 다람쥐 같은 인생이다 싶은 생각도 든다.

가을이 시작되면 도토리를 따러 다닌다. 따온 도토리를 까서 통째로 소금물에 1주일쯤 담가둔다. 물은 매일 갈아주어야 한다. 담갔던 도토리를 건져서 바짝 말린 다음 방앗간에 가서 빻아놓는다.

흔히들 도토리는 묵으로만 먹을 수 있는 것으로 안다. 하지만 나는 가을철에 도토리 가루를 장만해두고 두루두루 활용한다.

우선 추석 송편 빚을 때, 쌀가루에 섞어 만든다. 그래서 우리 집 송편 가짓수는 다른 집보다 하나 더 있는 셈이다. 도토리 송편 말이다. 도토리로 만든 송편은 맛도 쫄깃쫄깃하려니와 색도 그윽해 품위가 있다.

또 겨울철 영양 간식 만드는 데도 쓰인다. 동네 사람들이 찾아오거나, 손주 군것질 거리로 통밀빵을 만들 때 도토리 가루를 섞어서 만든다. 칼국수를 만들 때도 밀가루에 섞어서 만든다. 집에 행사가 있어 무지개떡이라도 할 때는 도토리 가루로 초콜릿색을 낸다.

이렇게 두루 먹음으로써 도토리 속에 들어 있는 타닌을 사시사철 섭취할 수 있다. 나는 도토리 가루 장만을 10년 전부터 한 해도 거르지 않고 해두고 있다.

이뿐만 아니라 반찬거리도 장만해둔다. 피마자 잎, 취나물 등을 그때그때 뜯어서 말린다. 정월 보름에 먹자는 뜻이기도 하지만 겨울철 반찬거리이기도 하다. 김장 때 쓰고 남은 고추도 좋은 반찬거리로 활용할 수 있다. 풋고추에 찹쌀 풀을 만들어 묻혀놓았다가 튀겨 먹는다. 깻잎이나 깨꽃이 만개하기 직전 송아리를 깻잎과 같이 찹쌀 풀을 발라 말려도 좋다.

이런 반찬 몇 가지만 장만해두면 겨울을 걱정 없이 날 수 있다. 뿐만 아니라 손님이 불현듯 찾아와도 쉽사리 반찬 몇 개를 내놓을 수 있다. 물론 겨울철 가족 영양 반찬으로도 그만이다.

황토집의 겨울

색종이 카드 접기에 하루 해 저물고

연말이면 너나없이 바쁜 때이다. 직장을 다니거나 사업을 하는 사람들은 한 해를 마무리하느라 바쁠 것이요, 아낙네들은 김장이니 뭐니 해서 겨울 채비하느라 바쁠 것이다.

이곳 시골도 마찬가지다. 농사를 끝내고 한가한 철이기는 하지만, 그냥 쉴 수만은 없는 때이다. 남정네들은 한 해 수확도 따져보고, 농사짓느라 지은 빚도 갚아야 한다. 아낙네들도 장 담그랴, 김장하랴 할 일이 많다.

그래도 시골에서는 혼자만 바쁘지 않다. 따지고 보면 다 제 일이지만, 무엇이든 함께 모여서 의논하고 함께 일한다. 그래서 이 때도 얼굴을 마주할 날이 많다.

그런데 나는 그런 자리에 함께 할 수 없다. 혼자 할 일이 있다. 매해 11월이면 아예 두문불출할 지경이 된다. 온종일 방에 틀어박혀서 색종이를 매만지기 때문이다. 색종이로 카드를 만드는 것이다.

우선 가지각색의 색종이를 사놓는다. 그리고 다음 해가 양 해인지, 토끼 해인지, 쥐 해인지를 따진다. 색종이로 그 해 동물 모양을 접어야 하기 때문이다.

다음에는 카드 디자인을 한다. 많은 양의 카드이기는 하지만 한두 가지는 싫다. 이왕이면 보내는 수만큼 다 다른 디자인을 하고 싶다. 받는 사람이야 모르겠지만, 왠지 각각에게 다른 모양의 카드를 보내야 내 기분이 좋기 때문이다. 그들에게 정성을 다한 것 같아서이다. 그러니까 옷을 살 때 제각각의 체형에 맞추듯 카드도 제각각의 기호에 맞춰야 할 것 같아서이다.

올해는 쥐 해이다. 그래서 지난해 11월에는 색종이로 쥐를 5백여 마리나 접었다. 카드 한 장에 쥐 두 마리씩을 접었다. 나는 무엇이든 혼자 있는 건 좋아 보이지 않는다. 그래서 무엇을 하든 짝을 지어 만든다.

카드 바탕은 진분홍, 녹색, 검정색… . 거기에는 희망찬 새해를 상징하는 해도 접어 붙이고, 검정색과 노란색의 쥐 두 마리가 기어가는 모습도 만들어 붙였다. 그리고 카드 한 귀퉁이에는 이렇게 썼다.

鼠窟到來陽

쥐구멍에 해가 뜨는 해이니, 당신에게도 좋은 일이 있는 해가 되리라, 뭐 이런 뜻이다.

카드 뒤쪽에는 그 각각의 사람에게 덕담을 적는다. 그리고 우리의 만남에 대해 감사하는 말도 잊지 않는다.

이렇게 카드를 2백여 장 넘게 만들어야 하니 그 시간이 만만치 않을 수밖에. 만약 그 일을 인사치레 정도로 여긴다면 할 수 없을 것이다. 하지만 나는 그 카드 한 장 한 장을 만드는 시간이 행복하다. 우선 평면의 종이가 입체적인 동물의 모양으로 다시 태어나는 게 그리 재미있고 신날 수 없다. 나는 마치 아이들 소꿉장난하듯이 온종일을 그 재미에 빠진다.

정성은 전해지게 마련인 모양이다. 카드가 도착될 쯤이면 우리 집 전화가 불이 날 지경이다. 처음 받는 이들은 신기하고 놀란 마음으로 전화를 한다. 어떻게 그리 예쁜 카드를 만드느냐고. 그런 정성이 담긴 카드는 처음 받아보는 것 같다고.

또 매해 받아보는 분들은 그들 나름대로 전화를 한다. 사실은 올해 카드는 어떤 모양일까 궁금해서, 안 보내주면 어떡하나 생각했다고. 잊지 않고 보내주셔서 감사하다고.

사실은 이렇게 색종이 카드를 접어 보내는 일이 내 한 해 행사 가운데 가장 큰 행사이다. 내 아는 이들에게 이렇게라도 인사를 해야 한 해 마지막 날이 편안하다.

이 행사를 벌써 20여 년째 해오고 있다. 내가 처음 색종이 카드 접기를 배운 건 일본에서 상업 미술을 공부할 때였다. 그때 색종이 워크숍에 다니며 배워둔 것이었다. 일본에서 여자 혼자 지내며 공부하자니 때론 마음이 울적해지곤 했다. 그럴 때마다 손버릇처럼 색종이를 꺼내 접기를 했다. 한참을 그에 열중하다 보면 울적함은 사라지고, 어느덧 아이들 마음이 되어 즐거워지곤 했다. 그 때부터 색종이 접기는 나에게 소꿉놀이와 같은 것이었다.

그게 습관이 되어 오늘에 이르고 있다. 그리고 그만큼 솜씨도 늘었다. 덕분에 '92년도 미국 여행길에 전시회도 해보았다.

여행 목적은 매사추세츠 주에 살고 있는 언니를 만나는 것이었다. 언니가 살고 있는 곳은 보스턴에서 조금 떨어진 렌담으로, 달력 그림에서나 볼 수 있는 전원 마을이었다.

언니 집에 가서 보니 그간 내가 보낸 색종이 카드가 잘 정돈되어 있었다. 언니는 내가 도착하자 사람들을 불러모아 바로 이 동생이 이 작품을 만들었노라고 자랑을 해댔다. 그러자 주위에서 야단이었다. 좀더 많은 사람들에게 보여주자는 것이었다. 그리고는 그곳 박물관에 전시회 일정을 잡아놓았다.

갑자기 전시회를 하게 된 나는 한국에 있는 아들에게 색종이를 사 보내라 하여 색종이 카드를 만들어댔다. 이왕이면 우리 전통 문화를 보여주고 싶어서 줄다리기나 연날리기 같은 전통 놀이를 모양으로 해서 만들었다.

그 수가 50여 장이었는데, 그곳 사람들이 너무 좋아했다. 그 카드는 몽땅 가까운 이들에게 선물 삼아 주기도 했다. 그곳에서는 아예 다음 전시회 약속을 잡자고 했지만 대답을 하지 못했다. 내가 또 언제 그곳에 갈 수 있게 될지 몰라서였다.

그런데 지금 생각해 보면 그렇게라도 약속을 했더라면 하는 후회가 있다. 비록 취미삼아 한 것이지만, 그것도 나름대로 창작활동이라 할 수 있을 터인데 말이다.

그래서 지난 번 내 환갑 때 전시회를 하려 했다. 그런데 그마저 사정이 여의치 않아 못하고 말았다. 이래서 모든 건 때가 있다고 하는 모양이다.

하지만 머지않아 내 색종이 카드 전시회를 열 날이 오리라 기대해 본다.

카드 만드는 법

재료는 색종이를 붙일 딱딱한 종이(엠보싱이라고 함), 색종이, 셀로판지, 한지, 묶을 끈, 풀, 가위 등이다. 나는 색종이, 한지는 인사동에 나가 사고 기타 재료는 종로 5가에 있는 방산시장에 가서 산다.

갖가지 모양과 색을 내기 위해서는 다양한 색종이가 필요하다. 나는 이것을 직접 만들어 쓰기도 한다.

인사동에 가서 하얀 닥종이를 산 후 봄에 쑥, 소금, 물푸레나무 뿌리를 달인 물로 닥종이에 색을 들이면 녹색의 예쁜 색을 가진 종이가 만들어진다. 붉은색을 내고 싶으면 경동시장에서 자초를 사다가 소금, 물푸레나무 뿌리를 태운 재를 약간 넣고 달여 닥종이에 물을 들인다.

그러면 예쁜 진달래 색의 종이가 나온다. 물론 그 색의 농담 정도는 마음껏 조절할 수 있다.

소재는 그 해의 동물을 주로 하고, 그 해에 맞는 덕담도 한지에 적는다. 받는 사람마다 그 내용은 다르다. 내가 '96년을 맞아 적어보낸 글귀 가운데 가장 마음에 든 것은 이퇴계 선생의 글을 인용한 것이다.

山中氣味君知否 世事都無一句論.

'산 속의 맛을 그대는 아는가. 세상 일 따위는 말할 것이 없다오' 라는 내용이다.

어쨌든 그에 맞추어 카드 디자인을 하고, 동물을 접어 카드를 만든다. 여기서는 '96년 쥐 해를 맞아 만들어 본 카드 접기 방법을 소개해 보겠다.

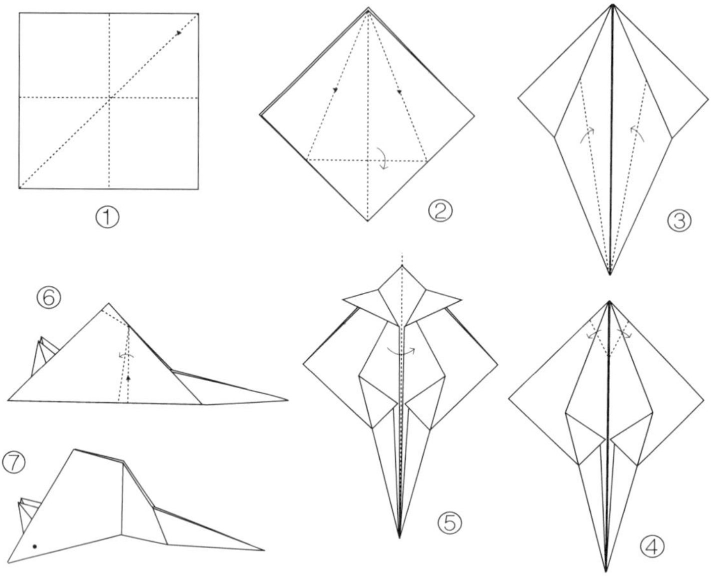

황토란 어떤 흙인가

황토는 아주 가는 모래가 모여 만들어진 흙이다. 황토에는 탄산칼슘이 많이 함유되어 있으며, 그로 인해 쉽게 부서지지 않는다. 물을 섞으면 찰흙으로 변하는 것도 이 탄산칼슘 때문이다.

황토 입자의 크기는 0.02~0.05밀리미터이며, 석영 · 장석 · 운모 · 방해석 등 다양한 광물 입자로 구성되어 있다. 화학적 조성을 보면 실리카 60~65퍼센트, 철분 5~6퍼센트, 알루미나 10~13퍼센트, 마그네슘 2퍼센트, 나트륨 2퍼센트, 칼륨 1.5퍼센트, 석회 8퍼센트 등이다.

한편 황토 한 스푼에는 약 2억 마리의 미생물이 들어 있다. 흔히들 황토를 일컬어 '살아 있는 생명체'라고 하는 것도 이 때문이다. 이처럼 황토가 살아 있는 생명체라는 사실은 황토가 그만큼 인간에게 큰 영향을 미치고 있음을 증명하는 것이다.

황토 속에 있는 이끼, 곰팡이, 방사균, 세균 등의 미생물은 유기물을 분해하는 역할을 한다. 미생물에 의해 분해된 유기물은 식물의 영양 공급원이 된다. 뿐만 아니라 미생물에 의해 분해된 유기물은 인간의 질병을 치료하는 약품으로도 활용된다.

최근 일본 미생물연구회에서는 '흙 속의 효소'에 대한 연구 결과를 발표하였다. 이에 따르면 흙 속에는 다양한 효소들이 들어 있어서 순환작용을 해주고 있다고 한다. 그 몇 가지를 살펴보면 황토가 인간에게 미치는 다양한 영향을 이해할 수 있다.

먼저 카탈라아제이다. 이 효소는 현재 흙의 효소 가운데 가장 높은 활성을 보여주고 있는 것으로 알려졌다. 이 효소는 생물에게 독소를 제공하는 과산화수소를 제거하여 생물이 살아갈 적절한 토양 환경을 만들어주는 역할을 한다.

인체 내에서 대사작용 과정중 과산화지질이라는 독소가 발생하면 노화현상이 온다. 그런데 양질의 황토 속에 몸을 넣고 있으면 흙의 강한 흡수력으로 체내 독소인 과산화지질이 중화·희석될 수 있다. 즉, 황토는 인간에게 노화를 억제하고, 젊음을 유지시켜 주는 효능을 발휘한다.

두 번째는 디페놀 옥시다아제이다. 역시 흙의 산화력, 분해력을 강하게 해주는 역할을 한다.

세 번째는 사라카제이다. 황토와 흑토를 비교 실험한 결과 황토가 흑토보다 사카라제 활성이 큰 것으로 밝혀졌다고 한다. 그런데 황토를 벼나 보리 농사에 써보았을 때 비료의 요소에 걸맞는 결과를 가져왔다. 우리나라에서도 황토가 많은 남도 지방에서 벼나 보리 농사를 많이 하는 것도 이와 관련이 깊다 하겠다.

네 번째는 프로테아제이다. 프로테아제는 단백질 속의 질소가 무기화(無機化)할 때 단백질을 아미노산으로 가수분해시키는 효소이다. 예를 들면, 죽은 동물의 시체 속의 단백질이 포함하고 있는 질소가 가수분해를 거쳐 아미노산으로 무기질화한다. 일종의 분해작용으로 흙 속을 정화시키는 기능을 하는 것이다.

따라서 살아 있는 생물체의 경우에는 암이나 종기, 기타 부패한 세포를 흙 속의 효소인 프로테아제의 도움으로 분해시킬 수 있다. 민간 요법에서 곪은 상처나 체내의 독소 해독을 위해 황토를 활용하는 것도 이 같은 근거에서 나온 것이다.

이 밖에도 황토 속에는 여러 효소가 있어 스스로 활동을 하며, 그 결과 인간에게 이로운 작용을 한다.

흙은 생명의 원천

사람이 살아가는 데 있어 빼놓을 수 없는 것이 의식주 생활이다. 그런데 그 의식주 생활이라는 것이 결국은 흙에서부터 시작된다. 특히 원시시대일수록 인간은 흙에 기대어 의식주를 해결했다.

먼저 의생활을 생각해 보자. 아직 화학섬유가 발달하지 않았던 시절, 인간은 나뭇잎이나 식물의 줄기 등으로 옷을 대신했다. 그 식물은 흙에서 생명을 틔워 성장한 것이다.

흙은 씨앗이나 뿌리를 뜨거운 햇볕이나 위험에서 보호하는 일을 한다. 뿐만 아니라 흙 속에 물을 저장하였다가 식물이 마실 수 있도록 하고, 영양분을 뿌리가 흡입하기 좋게 요리하였다가 공급해주는 일도 한다.

흙은 이처럼 식물에게 생명을 제공하는 역할을 한다. 인간이 옷의 재료로 쓰는 식물 역시 그 범주에 해당된다. 그러니까 의생활이 흙에 근거하고 있다 해도 지나친 말이 아닌 셈이다.

물론 섬유업이 눈부시게 발전한 현대에 와서도 그 같은 사정은 마찬가지다. 이른바 화학섬유보다는 천연섬유가 인간에게 더 이롭다 하여 선호되고 있는 것만 보아도 알 수 있다. 그 천연섬유라는 것이 곧 흙을 생명의 근원으로 한 것임은 변함없는 사실이다.

식생활은 말할 것도 없다. 그렇다고 우리가 섭취하는 모든 음식이 다 흙에서 나는 것은 아니다. 예를 들면, 바다에서 생산되는 식품도 허다하며, 이것들이 인간에게 중요한 식품임에는 틀림없다. 하지만 우리가 주식으로 삼고 있는 식품은 흙에서 나는 것들이다. 흙이 없이 어떻게 쌀이 생산될 수 있으며, 보리나 밀 따위가 얻어질 수 있는가.

어디 그뿐인가. 우리가 마시는 물도 흙에서 스며 흘러내린 것이다.

신토불이(身土不二)라는 말이 있다. 이 말은 몸과 땅이 둘이 아니고 하나로 조화된 것이라는 뜻이다. 그러니 우리 몸에는 우리 땅에서 생산한 먹거리가 알맞다는 것이다. 우리 땅에서 난 곡식, 채소가 더 영양가 있다는 것은 이미 과학적으로도 밝혀진 사실이다. 심지어는 고기마저도 우리 땅에서 자란 소, 돼지의 고기가 더 맛있다는 것쯤은 경험으로 알고 있는 터이다.

이미 우리 선조들은 신토불이를 하나의 사상으로 중히 여겨왔다. 그만큼 우리 흙에 대한 경외심도 컸다.

가까운 친척 가운데는 제사를 지낼 때, 제상 앞에 흙을 담아놓는 분이 있다. 그 집에는 아예 흙을 담는 제기가 따로 있다. 흙을 담아서는 대나무를 엮어서 그 흙에다 꽂아놓는다.

그 까닭을 물어보니, 특별하게 의미가 있어 그런 게 아니라고 했다. 단지 그것이 오래도록 내려오는 습속이어서 당연히 하고 있다는 것이다. 그러면서 덧붙이기를, 죽어서 땅에 들어가 있는 선조를 뜻하는 게 아닌가 싶다고 했다.

어쨌든 지금도 제사 때면 미리 정갈한 흙을 떠오는 것이 제사에서 우선 해야 하는 일이라고 한다.

한편 우리 선조들은 흙을 민간요법의 한 재료로 써왔다. 배탈이 나면 황토수를 마셨고, 독충에 물리면 황토를 발라 독을 뺐다. 이같은 민간요법은 거의 모든 질병에 걸쳐 이루어졌다. 이것은 흙의 약성을 믿었기 때문이다. 우리의 흙은 그 안에 사람의 몸에 이로운 것들이 있다는 믿음이다.

이처럼 흙은 우리가 먹고 마시는 음식의 원천이요, 약이었다. 지금은 그만큼은 아니라 하더라도 여전히 우리의 먹거리는 흙에서 생산되는 것들이다. 이런 점에서도 흙은 생명의 원천이다.

그런데 생명의 원천인 이 흙이 각종 공해로 썩어가고 있다. 도시에서 흘러오는 생활 오수가 흙 속으로 스며들고 있다. 공장에서 나오는 폐수는 흙 속에 중금속을 축적시키고 있다. 또 썩지도 않을 생활 폐기물들이 버려져 땅 속에 쌓이고 있다. 흙이 하루가 다르게 병들고 있다. 그것은 곧 우리 생명을 병들게 한다.

따라서 우리 생명을 보존하기 위해서라도 흙을 건강하게 보존하고 아껴야 한다. 그러니까 생명 존중 사상은 곧 흙 경외 사상과 통한다는 것을 잊지 말아야 한다.

한편 흙은 주생활에서도 절대적인 요소였다. 우리 조상들은 흙을 이겨 방의 바닥을 깔고, 천장을 이고, 벽을 쳤다. 그것은 결코 원시적인 주거 형태가 아니었다. 나름대로 경험에서 나온 지혜의 결정체였다.

흙이야말로 우리의 기후 풍토에서 가장 알맞은 건축재였다.

흙은 여름에는 남태평양의 뜨거운 열대 더위를 막아주고, 겨울에는 시베리아의 차가운 한대 추위를 막아주는 이상적인 건축자재였다. 흙은 사계절 쾌적한 온도를 유지하고, 여름철의 습기를 흡수했다가 건조한 계절에 뿜어내 준다. 또 흙 미립자 틈 속으로 바람도 들여 환풍도 해준다.

한 마디로 흙은 여름은 시원하게, 겨울은 따뜻하게 하는 이상적인 건축자재이다. 뿐만 아니라 흙은 인체의 독을 제거하는 등 탁월한 약성을 가지고 있다. 그런 약성의 황토 속에서 생활함으로써 건강도 도모하였다.

그런데 점차 흙이 주생활의 중심에서 벗어나더니 이제는 그 모습을 찾기 힘든 지경이 되었다. 도시 농촌 할 것 없이 모두 시멘트로 집을 지어 살고 있다. 그것이 흙보다 더 인간의 주거환경에 이로운 건축자재여서가 아니다. 단지 흙집을 가난의 상징으로 여기는 편견 때문이다. 그래서 한편으로 부와 편리함의 상징으로 흙 대신 시멘트를 선택한 것이다.

그러니 현재로서는 흙이 주생활의 원천이라고 말할 수는 없다. 하지만 흙이 우리 고유의 주생활의 근간이어서라기보다는 인체에 이로운 요소라는 점에서 흙집 부활을 주장하고자 한다. 그래서 흙이 우리의 의식주 생활에 밀착됨으로써 생명의 원천으로서 제자리를 찾게 하고자 한다. 그것이 우리의 생명을 건강하게 유지시켜 나가는 길이라고 보기 때문이다.

황토집에서 병을 고친 사람들

진(晋)나라 때 이야기다.

어느 날, 한 젊은이가 한적한 길을 걷고 있었다. 사람이 많이 다닌 흔적도 없는 외진 곳이었다. 그런데 이 젊은이가 어느 순간 땅 속 깊은 굴로 추락하였다. 아마도 땅 속과 통하는 길이었던 모양이다.

사람들은 그 굴의 깊이가 어느 정도인지 가늠할 수 없어서 구조할 엄두가 나지 않았다. 그래서 굶어죽지나 말라고 음식물을 굴 속에 던져주는 게 고작이었다. 그러다가 세월이 흘러 그 젊은이를 아는 사람들이 죽어감에 따라 그마저도 하지 않았다.

그러면 그 젊은이는 어떻게 되었을까.

젊은이는 굴 속에서 길을 더듬어 나가기 시작했다. 그리고는 급기야 땅 속에서 어느 마을에 이르렀다. 그런데 그 마을 사람들은 3백여 년을 늙지도 않고 살아온 사람들이었다. 또 그곳에서는 과일이며 야채도 몇백 년을 썩지 않는 것이었다.

알고 보니 그 마을은 모두가 흙투성이였다. 집 밖으로 나와도 흙이요, 집 안으로 들어가도 흙이었다. 집 자체가 흙이었던 것이다. 그것은 땅 속은 춥고 더운 밖의 공기와는 상관없이 상온을 유지하기 때문이었다.

과일이나 야채는 온도와 습도에 민감하여 쉽게 썩기 때문에 보관에 힘이 드는 것들이다. 그런데 섭씨 13도 내외, 습도 80~85퍼센트만 보장해주면 썩지 않는다. 바로 이 이상적인 온도층이 지하 3~5미터이다.

그러니까 이 이야기는 단순히 옛날 이야기이기는 하지만 얼마간은 근거가 있는 이야기였던 것이다.

바로 이 이상적이고 쾌적한 지하 공간을 땅 위에 재현시켜 놓은 것이 황토집이다. 따라서 황토집에 산 사람들의 무병장수, 혹은 질병 치료에 대한 이야기는 우리나라에서도 전해져 오고 있다.

고려시대 고종 28년에 나온 이규보의 『동국이상국집(東國李相國集)』 제21권에 나오는 이야기다.

이상국은 자기 아들이 집 후원에다 마치 분묘 같은 모양으로 토실(土室)을 지은 것을 보고 이상하게 여겼다. 그래서 왜 집안에다 분묘를 지었느냐고 물었다. 그러자 아들이 대답했다.

"이것은 분묘가 아니라 흙집입니다. 이 집은 겨울철에는 화초와 호박을 얼지 않도록 보관하는 데 좋습니다. 또 땅 속 깊이 파서 만든 집이기 때문에 이 안에서 아녀자들이 길쌈하기 좋습니다. 아무리 매서운 추위가 몰아치는 날이라도 이 안에 들어가 있으면 흙의 온기가 마치 봄날 같아 손이 얼어터지지 않으니 여러 모로 좋습니다."

이 기록으로 보자면 고려시대에 황토집이 지어졌음을 짐작할 수 있다. 그리고 황토집이 겨울철 추위를 막고 여름철 더위를 피하는 적합한 집으로 인식되었다는 것을 알 수 있다.

뿐만 아니라 황토집은 병자들의 병을 다스리는 곳으로 활용되었다.

조선 중기의 학자인 이규경이 남긴 문집에 그 기록이 있다.

이에 따르면, 고려 중기에 고관들이 한두 칸씩의 황토집을 만들었다고 한다. 나이가 많은 재상이나 병자들이 휴식을 취하고 병을 다스리는 곳으로 황토집을 이용했다고 한다. 황토집을 만들어서 방바닥에 소나무 판자를 깔고 화로를 들여놓아 겨울을 보내기도 했다는 것이다. 그 때 온돌의 연료로는 연기가 잘 나지 않는 말린 말똥이 쓰였다는 내용도 있다.

한편 조선시대에는 궁중에 임금을 위한 황토방을 따로 마련했다고 한다. 이재우 낭청내관에 따르면, 광해군 때 대궐 안 어수당(魚水堂) 부근에 세 평 정도의 황토 밀실을 지어놓았다는 것이다.

그런데 그 유래가 재미있다. 광해군은 술래잡기를 좋아했던 모양이다. 광해군이 궁중 아무 데나 숨어서 자신을 찾아보라고 하는 바람에 궁중 내시들이 애를 먹었다. 결국 광해군의 술래놀이를 위해 궁중에 초가 지붕의 황토방을 꾸몄다. 광해군은 늘 이 황토방에서 놀았는데, 어느 새 지병인 종기 등이 다 나은 것을 알았다. 그 때부터 황토방이 광해군의 건강을 위한 휴게소로 사용되었다고 한다.

이런 재미있는 이야기는 또 있다. 강화도령 철종이 임금이 된 후의 일이다. 고향에 두고 온 첫사랑이 그리워 상사병에 시달리자 내시들이 황토방 밀실을 만들어 요양시켰다 한다. 실제로 민간에서도 상사병을 앓고 있는 사람에게는 황토를 은단처럼 작게 만들어서 먹였다.

조선시대 말, 외세 침략과 민란 등으로 심사가 어지럽던 철종과 고종은 하루 종일 해가 비치는 황토방에 앉아 마음을 다스렸다고 한다.

이 같은 궁중의 황토요법은 곧 민간에게도 전해졌다. 황달에 걸린 사람들, 화병에 걸린 사람들도 황토방을 지어놓고 기거하는 것으로 병을 다스렸다고 한다. 그러니까 황토방이 일종의 휴양소로서 역할을 했다는 것이다.

근래에 이르러서는 제주 파라다이스 호텔이 바로 황토방의 그런 역사를 활용하여 눈길을 끌었다. 이 호텔은 스칸디나비아식, 영국식, 한국식 객실을 따로 마련했다. 한국식이란 다름아닌 황토방으로, 네 개의 방을 꾸며 우리나라 사람들에게뿐만 아니라 외국인들에게도 호평을 받았다고 한다.

내가 직접 본 사람으로는 경주에 사는 최차란 여사를 들 수 있다. 최차란 여사라면 경주 일대의 마사황토로 일본이 국보처럼 자랑하는 정호다완(井戶茶碗)의 원형인 구정(九井) 사발을 재현한 이로 이름 높은 분이다.

지금은 일흔이 넘은 연세에도 누구 못지않은 혈색을 자랑하는 분이지만, 예전에 폐결핵을 앓았고 자궁암 수술을 받는 등 건강이 극도로 좋지 않았던 분이다. 그런 그가 늘 황토를 만지며 옹기 제작에 전념하다가 마침내 황토의 신비를 터득하였던 것이다.

그는 집에 직접 황토방을 지었다. 방바닥에 돗자리를 깔고, 그 밑에는 쑥을 넣은 뒤 군불을 때고 밤새도록 땀을 빼기를 계속했다. 그러자 수술 후유증으로 인한 출혈, 가래와 담이 사라졌다고 한다. 지금은 아예 황토방을 지어놓고, 그 자신뿐만 아니라 병을 얻어 찾아온 휴양객들에게도 쉼터를 제공하고 있다.

또 어디에선가는 건축가 김수근 씨의 이야기를 읽은 적이 있다. 그는 한옥생활이 하고 싶어서 한옥 한 채를 사 황토방을 꾸몄다고 한다. 그리고 그 방에서 자면서부터는 유달리 몸이 편안하고 상쾌한 상태를 느낄 수 있었다는 이야기였다.

이들 외에도 황토집에서 건강을 지킨다는 이들은 많다. 심지어는 우리 동네만 해도 그렇다. 우리 동네에는 아직 황토집 흔적들이 많이 남아 있다. 겉으로 보기에는 시멘트 벽인 것 같지만 사실은 예전 황토집에 시멘트를 칠한 집들이 제법 있다. 그런데 그 집에 사는 분들이 이야기하기를, 자고 나서 개운한 기분이 예전 같지 않다는 것이다. 몸 어딘가가 찌뿌드드한 느낌이 드는 것이, 예전에 황토집에서 자던 것과는 확실히 다르다는 설명이다.

이 정도면 황토집이 실제로 우리 인간에게 얼마나 좋은 집인지 이해할 수 있지 않을까. 바로 이런 황토집에서 살자는 게 내 주장이다.

황토가 살리는 생명체들

조선시대 실학자 홍만선이 지은 『산림경제(山林經濟)』는 농촌생활에 필요한 일종의 가정보감(家庭寶鑑)이다. 그 가운데는 흙의 쓰임새에 대한 내용이 있다. 그것은 흙이 사람뿐만 아니라 식물이나 다른 동물의 생명을 보존하는 데 얼마나 중요한 역할을 하는지를 이해할 수 있게 해준다.

그 하나의 예가 복숭아 씨를 감싸주는 흙에 관한 것이다. 복숭아 씨를 황토로 싸 발랐다가 땅에 심으면 싹이 아주 건강하게 자라고 과실도 풍성해진다고 했다.

목양(牧養)편의 소, 말 기르는 법에 관한 내용도 있다.

'소똥에 피가 섞여 나올 때는 부엌 한복판의 황토 두 냥을 술 한 되에 타서 끓여 식힌 뒤에 먹인다.'

'말의 충조(蟲璪 : 기생충)를 치료하는 데는 증상이 심할 경우, 정력자(두루미냉이)를 자줏빛이 나도록 볶은 다음 황토와 같이 섞어 찧은 후 양을 한 홉 되게 한다. 상백피 한줌과 씨를 빼버린 대추 스무 개를 물 두 되에 넣고 한 되 정도가 될 때까지 달여서 찌꺼기를 버린다. 여기에 준비한 정력자를 넣어 골

고루 섞어서 말의 체온이 알맞을 때 목구멍에 부어넣는다.'

이처럼 황토는 동물이 생존하는 데 중요한 요소였다. 그것은 동물이 스스로 황토를 이용한 생존방법을 보여주는 데서도 확인할 수 있다. 즉, 질병에 걸리거나 상처를 입은 경우 동물이 스스로 황토를 이용해 생명을 건지는 모습을 볼 수 있다.

예전에 우리 집에서는 가축을 많이 키웠다. 마당을 중심으로 마루 밑에서는 개가 터를 잡고 살았고, 변소 옆에는 닭장이 있었다. 변소에 볼일을 보러 다닐 때마다 둥우리를 살펴 달걀을 꺼내오면 개가 따라 나서며 짖어대곤 했다. 소와 돼지는 변소와 잇댄 집에서 살았다. 그런데 좀 볕이 난다 싶으면 돼지만 놓아두고 이 짐승들을 다 마당에 풀어놓곤 했다. 일종의 일광욕 시간이었던 셈이다.

그 때 보면 닭 가운데 좀 건강하지 못하다 싶은 것들이 자꾸만 마당 흙을 파고 주둥이를 묻는 모습을 볼 수 있었다. 개도 마찬가지였다. 누런 개가 마당을 뒹굴곤 했다. 며칠 그러는가 싶으면 어느 새 건강해서 온 마당을 휘젓고 다녔다. 그것이 다 제 몸을 다스리는 건강법이었던 것이다.

이것은 황토의 약성을 활용한 본능적인 움직임이었다. 황토는 제독, 항균작용을 한다. 뿐만 아니라 지혈제이며 응고제이다. 따라서 황토를 몸에 댐으로써 몸 속에 있는 균을 죽이고, 땅의 기운을 받아 건강을 회복한 것이다.

우리 선조들은 그 같은 모습을 통해 민간요법을 만들기도 했다. 예를 들면, 개가 병에 걸렸을 때는 개 코를 땅에 대게 하고 물에 흠뻑 젖은 가마니를 덮어 주었다. 또 나무가 시들시들 죽어가면 선명한 색을 가진 황토를 구해다가 나무 밑동을 덮어주기도 했다. 이것은 흙의 기운이 생명을 살릴 수 있다는 믿음에서 나온 것이다.

황토집의 역사

우리나라의 전통 가옥은 크게 기와집과 초가집으로 나눌 수 있다. 기와집이 주로 지배계층이 살던 가옥 형식인 데 비하여 초가집은 서민들이 살던 집이다. 그러나 조선 말, 서양 문물이 들어오면서부터 우리의 가옥 양식도 기와나 초가 대신 벽돌, 콘크리트 집으로 바뀌어 갔다.

초가집의 역사는 삼한시대로 거슬러올라 간다. 『삼국지』 마한전(馬韓傳)에 '거처는 초가집, 흙벽 방'이라는 기록이 나온다. 이 기록으로 보자면, 삼한시대에 이미 흙을 재료로 해서 집을 짓고 기거했음을 알 수 있다.

대개 가옥의 형식은 그 지역의 기후와 밀접한 관련이 있다. 우리나라는 추운 겨울이 길기 때문에 벽을 두텁게 하여 추위를 차단할 필요가 있었다. 햇볕이 잘 드는 남향을 선호한 것도, 온돌이라는 우리나라 특유의 난방 장치를 개발한 것도, 창과 문을 적게 한 것도 그런 기후 때문이다. 마찬가지로 흙이 건축물로 이용된 것도 기후에 따른 자연스러운 결과였다.

물론 추운 겨울, 긴 겨울만 생각하면 흙보다는 벽돌이나 돌이 더 좋은 건축재이다. 벽돌이나 돌은 건축재 가운데 집열 효과가 가장 크기 때문이다. 즉, 햇볕을 흡수하면 오랫동안 따뜻하고, 그 열을 방안에 지속적으로 전도한다.

하지만 우리나라는 무더운 여름 또한 겨울 못지않게 길다. 그 여름에 집열 효율이 큰 벽돌이나 콘크리트로 집을 지었다면 견디기 어려웠을 것이다.

따라서 우리나라는 겨울에는 따뜻하고 여름에는 쾌적한 실내 온도를 유지할 건축재가 필요했다. 그에 안성맞춤이었던 것이 흙이다.

흙은 냉기나 열기를 고루 차단하는 데 더없이 좋은 건축재이다. 여름에는 아무리 뜨거운 햇볕이 쪼여도 그 열기가 내벽까지 전도되지 않고, 겨울에는 아무리 차가운 냉기가 외벽을 냉각시키더라도 그 냉기가 내벽까지 전도되지 않는다.

흙은 이처럼 열 차단 효과만 있는 게 아니다.

우리나라는 몬순지대에 속해 비가 잦고, 따라서 습도의 진폭이 큰 편이다. 사람이 가장 쾌적하다고 느끼는 습도는 64퍼센트라고 한다. 그런데 우리나라의 경우, 장마철이면 습도가 90퍼센트까지 올라간다. 따라서 습도 조절이 가능한 건축재가 필요하다. 그것이 바로 흙이다.

흙은 습도가 높을 때는 습기를 흡수해서 습도를 낮추어주고, 습도가 낮아지면 머금었던 습기를 뿜어주어 쾌적한 습도를 유지해준다. 그래서 사계절 내내 쾌적한 환경을 제공한다. 요즈음 콘크리트나 벽돌로 지은 집이 여름이면 습기가 차서 눅눅해지는 것을 볼 수 있다. 옛날에 흙집에서 살던 때에는 볼 수 없던 현상이다.

흙은 통풍 효과가 뛰어나다. 벽돌이나 콘크리트는 통풍이 되지 않지만 흙은 미립자 틈틈이 통풍이 된다. 겨울에 찬바람을 막기 위해 창을 작게 하였어도 숨이 막히지 않았던 것도 흙의 환기작용 때문이었다.

또한 흙은 주변에서 쉽게 구할 수 있는 건축재였다. 적은 비용으로 집어 지어야 하는 서민의 입장에서는 흙이 가장 좋은 대상이었다. 그저 눈에 보이는 대로 흙을 모아 이겨서 바르고, 뭉쳐서 벽을 쌓으면 그만이었던 것이다.

한편 초가 지붕을 이었던 것도 기후에 따른 이유, 구하기 쉽다는 이유 때문이었다. 초가는 우선 가볍기 때문에 뼈대가 굵지 않아도 된다. 또 단열이 잘 되기 때문에 여름에는 시원하고 겨울에는 따뜻하다.

더욱이 농업국가여서 구하기도 쉽다. 우리 조상들은 알곡을 털어내고 남은 볏짚을 버리지 않고 이처럼 활용방법을 찾아낸 것이다. 초가집이 서민들에게 오랫동안 사랑받는 가옥이었던 것도 이처럼 경제적인 효율성 때문이었을 것이다.

그러나 현대에 이르러 초가집이 사라져 가는 데는 몇 가지 이유가 있다. 누누이 이야기한 대로 그 외형을 누추하다고 여기기 시작했다는 점이다. 그도 그럴 것이 서민들이 살던 집이니 화려할 것이 없었다. 그것은 곧 가난의 상징처럼 여겨졌고, 하루빨리 제거되어야 할 대상이었다.

또 다른 이유는 건축 자재의 문제이다. 흙이나 볏짚이 우리 기후에 알맞고 경제적인 건축재라는 장점이 있는 반면에 지속성이나 시공상의 어려움 등의 단점도 있기 때문이었다. 즉, 볏짚은 화재에 약하고 썩기 쉬워서 1~2년 만에 갈아 씌워야 한다. 또 흙은 고층으로 쌓는 데는 어려움이 있다.

따라서 현재 황토집 부활을 주장하면서 한편으로는 이러한 단점을 극복하고자 노력하고 있다. 그러나 건축학이 발달한 만큼 그러한 문제는 곧 극복될 수 있으리라 믿는다.

현재 곳곳에서 짓고 있는 황토집이 소규모인 것도 이런 까닭이다. 하지만 무엇보다도 건강을 위협받고 있는 현대인에게 가장 적합한 주거 환경이라는 점만은 자신 있게 주장할 수 있다.

황토집엔 반드시 지푸라기가…

황토집과 지푸라기만큼 조화를 이루는 짝도 없다. 누런 토벽에 노릇한 지푸라기 지붕이 어우러져 내는 멋이란 형용하기 어렵다. 그 얼마나 소박하고 정겨운지. 그곳에는 정이 듬뿍 들어 있는 듯 보인다. 이것이 바로 우리 선조들의 미적 감각이었을 것이다.

하지만 다른 예가 다 그렇듯이 황토집에 지푸라기는 결코 미적 감각만을 고려한 것이 아니다. 오히려 과학적인 지식과 실용성을 고려한 짜맞춤이었을 것이다.

황토벽은 흙에 지푸라기를 썰어넣어 함께 짓이겨 바른 것이다. 이것은 흙 속에 지푸라기가 들어감으로써 신축작용을 하기 때문이다. 그리고 서로 엉기게 해서 흡착력을 크게 한다. 황토벽이 오랜 세월이 지나도 크게 부서지지 않는 것은 이처럼 지푸라기가 들어 있기 때문이다.

흙에 지푸라기를 썰어넣는 또 하나의 이유는 황토벽에 곰팡이가 생기지 않도록 하기 위한 것이었다. 지푸라기에 있는 균이 흙 속에 들어가 습기를 빨아들이는 작용을 하기 때문인 듯하다. 그래서인지 실제로 황토집에서는 아무리 장마가 길어도 곰팡이가 생기는 법이 없다. 벽의 습도가 사시사철 고르기만 하다.

한편 지푸라기는 황토집에 살던 선조들에게 중요한 생활 도구였다.

우선 김장을 하고 독을 묻을 때 가장자리에 지푸라기로 띠를 둘렀다. 지푸라기에 있는 균이 김치나 장 속에 들어가 발효시키는 데 촉진작용을 하기 때문이다. 메주를 띄울 때 지푸라기로 끈을 매놓는 것도 이런 이유 때문이다.

또 지푸라기로 띠를 둘러매 놓음으로써 자칫 흙이나 모래가 독 안으로 들어가는 것을 막았다. 그리고 한겨울에도 보온 효과를 가져와 독이 깨지지 않도록 했다.

그 밖에도 지푸라기는 절대적인 생활 필수품이었다. 짚신만 해도 그렇다. 누누이 강조했듯이 우리 인체는 흙과 맞닿을수록 좋다. 흙이 인체 내 독소를 빨아들이기 때문이다. 따라서 가능하다면 맨발로 흙 위를 걷는 게 좋다. 하지만 상해로부터 발을 보호하기 위해, 혹은 보온을 위해 신발은 필요했다. 우리 선조들은 그 신발 재료로 지푸라기를 이용했다.

지푸라기가 흔해서 쉽게 구할 수 있었기 때문이다. 하지만 지푸라기에 있는 균이 일산화탄소를 흡수한다는 것도 중요한 이유였다. 즉, 짚신을 신음으로써 우리가 뱉어내는 일산화탄소를 빨아들여 건강을 유지시켰다는 점이다.

지푸라기는 곡물을 보관하는 용기로도 두루 쓰였다. 지금은 농촌에서조차 자취를 감춘 가마니도 지푸라기로 만든 것이다. 또 짚독도 있다. 이것은 아예 뚜껑까지 지푸라기로 엮어 덮었던 그릇이다.

이처럼 지푸라기가 곡물을 보관하는 용기로 쓰일 수 있었던 것은 통기성 때문이다. 지푸라기는 습기가 차지 않아 곡물을 보관하기에 안성맞춤이었다. 요즘 쓰고 있는 쌀독이나 비닐 포대에서 얼마 지나지 않아 벌레가 스는 것과는 대조적이다.

예전에 있었던 지푸라기 계란 꾸러미도 여유 있는 멋스러움뿐만 아니라 이와 같은 이치에서 나온 용기이다.

우리 선조들은 이처럼 지푸라기를 생활용품으로 쓰면서도그 귀중함을 잃지 않았다. 그것은 지푸라기에 대한 민간신앙을 통해 엿볼 수 있다.

예를 들면, 집을 지키는 성주를 모실 때 그에 지푸라기 몇 개를 꽂아 모셨다. 또 그 집의 복을 지켜준다는 터줏대감을 모실 때도 그랬다. 추수가 끝나면 햇짚으로 정성스럽게 엮어 모시고 고사를 지냈다.

지푸라기가 신성시되었던 증거로는 산모의 산욕(産褥)으로 깔았다는 점을 들 수 있다. 산모가 진통을 시작하면 먼저 마당에 나가 짚가리에서 가장 싱싱하고 정갈한 짚을 빼어다가 깔아 놓았다. 이것을 삼신짚이라 하는데, 지푸라기가 산모의 출산을 돕는 힘이 있다고 믿었다는 것이다.

황토집엔, 우리 삶엔 지푸라기가 가까이 자리하고 있었던 것이다.

옛날에는 황토집을 이렇게 지었다

옛날에는 누구네가 새로 집을 짓는다 하면 온 동네 사람들이 바빴다. 물론 새로 집을 짓는 일이 지금처럼 흔했던 것은 아니다. 몇 대가 한 집에서 살다 보니 집을 고치고 늘리는 정도였지 새로 지을 것까지 없었던 까닭이다.

그래도 분가해야 할 처지가 되면 새로 집을 지어야 하는 경우가 생기곤 했다.

계절은 주로 봄이었다. 흙이 여름을 지내고 나면 쉬기 때문이라고 한다. 즉, 쉰 흙은 제대로 독을 빨아들이지도 못한다고 한다. 그래서 봄철에 막 파낸 흙으로 집을 지었다.

우선 공사하는 단계마다 어느 날로 해야 할 것인지를 보는 택일을 했다. 개토(開土)하는 날, 터 닦는 날, 주추를 놓는 날, 기둥을 세우는 날, 마룻대를 올리는 날, 입주하는 날을 각각 받았다. 그리고 지신(地神), 택신(宅神)을 노하지 않게 하기 위해 고사를 지냈다.

예를 들면, 개토(開土)하는 날은 먼저 지신(地神)에게 고사를 지냈다. 땅을 파기 전에 사방에 술 한잔씩을 땅에 붓는데, 지방에 따라서는 소금을 넣기도 한다. 소금이 부정을 물리친다는 생각에서였다.

여기서는 집 짓는 과정 가운데 뼈대를 갖추어 나가는 몇 개 과정만 설명해 본다. 왜냐하면 집 짓는 과정이 지방마다 다소 차이가 있어 일정하게 설명할 수 없기 때문이다.

단지 옛날 집의 모습을 가늠할 수 있는 근거가 필요하리라 생각되어 몇 개 과정을 간략하게 정리해 본다.

터 닦기

집터는 지관을 데려다가 보았으며, 대개는 정남북 방향으로, 앞에 산이 있으면 오목한 곳으로 잡았다. 집터의 높은 자리는 괭이와 삽으로 깍아내고, 낮은 자리는 메워서 다진다. 집터의 높이는 지면에서 한자 정도 높게 했다. 집이 높아서 햇볕이 집안 깊숙이 들어올 수 있도록 배려한 것이다.

정초(定礎)

다진 흙 위에 주추를 놓는 일이다. 흙과 돌을 섞어 놓는데, 최대한 빈틈이 나지 않도록 놓는다.

입주(立柱)

기둥을 세우는 일이다. 이 기둥 재목을 마련하고 가공하는 일을 바심이라고 한다. 조선시대에는 일반 서민의 집에 네모기둥을 원칙으로 하고 둥근 기둥은 쓸 수 없게 했다.

기둥의 굵기는 집의 규모에 따라 사목집, 오목집, 육목집, 칠목집으로 구분된다. 대부분 기둥머리를 기준으로 기둥 굵기가 여섯 치인 육목집을 중심으로 해서 여기에 한 치를 더 넣거나 빼거나 해서 썼다.

기둥머리 맞춤

기둥머리에는 지붕의 하중을 담당하는 보, 서까래를 받는 도리가 얹혀진다. 이 보와 도리가 서로 강하게 잘 맞춰져야 집이 비바람에 쏠린다든가 또는 지붕의 하중을 이기지 못하고 뒤틀리는 일이 없다.

각 지방이나 집에 따라서 기둥머리 맞춤은 다양한 방법이 동원되었다.

벽체 만들기

기둥에 구멍을 뚫어 인방(引枋)을 꿰고, 꽂이를 박아 고정시킨다. 이것을 위에서부터 상중하로 보내는데, 상방·중방·하방이라 부른다.

이 뼈대 사이의 터진 부분만을 흙으로 바른 것을 토벽이라 한다. 이 때 상·중·하방 사이에 대나무, 소나무 등의 나뭇가지로 힘살을 박아 넣는다. 힘살이 세워지면 가로로 외를 엮는데, 외는 겨릅이나 반으로 쪼갠 대 또는 싸리나무, 수수깡을 쓴다. 그리고 칡넝쿨 혹은 댕댕이나 새끼를 끊지 않고 연속해서 힘살을 묶어 나간다.

외 엮는 날은 동네 사람들이 와서 제각기 싸리나무나 수수깡을 엮어준다. 그리고 함께 밥도 먹고 술도 먹으며 집 형체가 드러나는 것을 축하해준다.

처음 치는 초벽은 흙을 질게 한다. 이 때 지푸라기를 썰어넣어 함께 짓이긴다. 이것이 초벽이다.

재벽은 사래에 쳐낸 흙을 쓰며, 지푸라기는 썰어넣지 않고 짓이겨 바른다. 세 번째 바르는 것을 새벽이라 하는데, 역시 사래에 쳐서 밀가루 풀과 모래를 반씩 섞어 짓이겨 바른다.

방바닥하기

방바닥 흙을 바를 때는 10월, 11월에 딴 탱자를 흙과 같이 비벼서 쏟아붓는다. 그러면 방바닥은 탱자 때문에 울퉁불퉁한 모양이 된다. 이것을 대패로 반듯하게 밀어내면 평면이 되는데, 탱자 냄새가 은근히 퍼져나가 방안을 향긋하게 해준다.

지붕 만들기

지붕의 모양은 지역에 따라 다소 다른데, 대체로 배집 · 우산각집 · 학각집으로 나뉜다. 이 가운데 우산각집이 가장 많이 볼 수 있는 것으로, 지붕의 평면이 네 개의 면으로 구성되어 앞뒤 두 면은 사다리꼴이 되고 좌우면은 삼각형 모양이 된다.

배집은 지붕의 평면이 두 개의 긴 네모꼴로 이루어진 '왈(曰)' 자 모양의 집이다. 우리나라에서는 흔치 않으며, 간혹 헛간 등 곁채를 배집으로 하는 경우가 있다. 학각집은 배집과 우산각집이 합쳐진 모양이다. 외관미가 좋아 기와집에서 많이 쓰였다.

한편 이엉을 얹는 방법은 비늘이엉, 사슬이엉, 흐른이엉 등이 있으나 일반적으로 사슬이엉을 가장 많이 썼다.

사슬이엉은 짚 뿌리 쪽이 밖으로 노출되지 않아 지붕이 매끄럽게 되는 모양이다. 이엉은 볏짚을 나란히 놓고 그 끝이 흩어지지 않도록 한 주먹씩 묶고 엮은 짚을 말한다. 이것을 일정한 크기로 수십 개 만들어 지붕 위에 올려놓고 지붕을 인다.

이엉을 올리고 용마름을 덮으면 이엉이 바람에 날리지 않도록 새끼로 얼개를 친다. 이것을 '고삿 맨다' 하며, 안으로 들어가는 고삿을 속고삿, 밖으로 드러나는 고삿을 겉고삿이라 한다.

얼개를 묶는 방법으로는 고른줄매기 방식이 가장 많이 쓰였다. 새끼줄은 지붕의 가로 쪽으로 먼저 치는데, 이것을 장매라 하였다. 다음은 세로 쪽으로 치는데, 앞쪽에서 뒤쪽까지 한바퀴 돌려 묶는다. 이것은 밤얽이라 하였다. 마지막으로 동매라 하여 새끼 두 가닥으로 가로, 세로 줄을 누르면서 앞뒤의 지새미대 두 군데 정도에 묶는다.

김정덕식 황토집 짓기

황토집 짓기는 나의 오랜 숙원 사업이었다. 무슨 이름을 날리자는 것도, 돈을 벌자는 것도 아니다. 그저 점점 나빠지는 생활 환경에서 그나마 우리의 건강을 지켜 나갈 수 있는 주택 환경을 마련해 보자는 생각뿐이었다. 하지만 생각만큼 실행에 옮기는 일은 쉽지 않았다.

무엇보다 황토집을 지을 줄 아는 기술자가 없다는 점이었다. 그러니 내가 그 기술을 먼저 연구해서 알아두어야 했다. 그래서 '황토방 사람들'이라는 모임도 만들었다. 혼자 공부하는 것보다는 여럿이 함께 함으로써 더 큰 수확을 얻을 수 있으리라는 생각에서였다.

한편으로는 혹시 황토집에 대해 알고 있는 사람이 있을까 해서 대학교 건축학과 교수도 만나고 농학과 교수도 만났다. 그러나 별반 소득이 없었다. 한때 우리의 주거문화였던 황토집이 이젠 근거조차 사라져버린 안타까운 현실만 실감할 뿐이었다.

또 나와 뜻을 같이해서 함께 황토집을 짓겠다고 나서는 사람들을 찾아다녔다. 그러다가 예전에 활동했던 자연건강식 모임인 '정농회'에 다시 나가서 황토집을 짓자고 주장했다. 우리가 진정으로 건강을 생각한다면 먹는 음식뿐만 아니라 무엇을 입고, 어디에서 자느냐를 함께 생각해야 한다는 주장이었다.

그 말에 많은 분들이 공감했다. 그리고 즉시로 세 명이 황토집 짓기에 참여하겠다고 결정했다. 그런데 그분들 역시 실제로 황토집을 어떻게 지어야 하는지에 대해서는 문외한이었다. 그렇다면 그나마 황토집에 관심을 갖고 연구해 온 내가 먼저 나서야 할 것 같았다. 결국 내가 팔을 걷어붙이고 나서기로 했다.

현재 살고 있는 황토집은 외벽에 시멘트를 입힌 집이다. 그러니까 내벽은 황토를 짓이겨 만들었지만 겉 모양새는 시멘트를 덧칠해 놓은 집이다. 그나마 황토의 기운은 받고 살고 있는 셈이니 만족할 만하다.

그러나 나는 예전의 황토집을 재현해내고 싶었다. 시멘트 냄새를 완전히 없앤 순수 황토집 말이다. 벽은 황토벽돌 그대로의 울퉁불퉁한 모습이 드러나고, 그 위에 초가 지붕을 얹은 황토집을 꿈꾸는 것이다. 그 처마 밑에는 제비가 날아들며 둥지를 틀고, 머지않아 제비 새끼들이 노란 입을 벌리며 모여 있는 풍경이 있는 집인 것이다.

그리고 집을 짓기 시작했다.

현재 살고 있는 집 맞은 편 산 아래를 집터로 했다. 면적은 8평 크기에 부엌이 딸린 작은 집이다. 이 작은 집이 완성되면 비로소 그 옆에 큰 황토집을 지을 계획이다. 이미 땅도 함께 다져놓은 상태이다. 그러니까 이 작은 집은 앞으로 황토집 부활을 위한 모델하우스가 되는 셈이다. 그래서 그 공사과정을 꼼꼼하게 적어놓았다. 앞으로 황토집을 짓자면 이 기록이 소중한 자료로 쓰일 것이기 때문이다.

집 짓는 사람 구하기

농촌에서도 일손 구하기가 어렵다는 것은 이미 알려진 사실이다. 힘깨나 쓸 만한 젊은 사람들이 모두 도시로 빠져나가다 보니 농사지을 일꾼이 없다. 그러다 보니 품삯이 작년 다르고 올해 다르게 오른다.

작년 농사철만 해도 남자는 하루 품삯이 3만 원에서 5만 원이었다. 부녀자들은 2만 5천 원에서 3만 원이고, 그래도 사람이 없다보니 심지어는 80세 할머니도 일꾼으로 나올 지경이다. 그렇게라도 사람을 모을 수 있으면 다행이다.

이런 지경이고 보니 집 짓기에 동원할 일꾼을 찾는 것도 신중하게 생각해야 했다. 예전에는 동네 사람들이 모두 팔 걷어붙이고 나와서 함께 거들어 집을 지었다. 그러나 지금은 상상도 할 수 없는 일이다. 게다가 집 짓는 일이란 기술을 필요로 하는 일이다. 그러니 경험자를 구해야 하는 것이다. 그나마 시골이니 그런 사람을 찾을 수 있었던 것이다.

마침 내가 이곳에 정착하던 해부터 인사를 나누고 사는 아저씨 한분이 예전에 집을 지어본 분이었다. 그분은 손끝도 야물고 성실하다 하여 동네에서도 칭찬이 자자한 분이었다. 그분에게 도움을 청하니 순순히 응해주었다. 그렇게 해서 기술자를 구했고, 그 보조로는 식구처럼 지내는 친척 부부가 함께 하기로 했다. 이 친척 역시 일 잘하기로 소문난 일꾼이어서 내 마음을 편안하게 해주었다.

이른바 제작자는 내가 되고 기술 책임자 한 사람, 보조 일꾼으로는 친척 부부와 아들 세 사람이 도맡아서 일을 하기로 했다. 그리고 며느리는 식사 당번이 되었다.

드디어 황토집 짓기 출발선에 도달했다. 그러자 더욱 잠이 오지 않았다. 한편으로는 흥분 때문에, 한편으로는 걱정 때문에.

어쨌든 집 짓기는 시작되었다. 집터는 현재 집 뒤곁 대나무밭 아래로 잡았다. 뒷곁이 대나무밭이고, 앞은 들판으로 시원하게 뚫려 있으니 적당한 곳이다. 또 지반이 높은 편이어서 볕도 잘 들 것이었다.

흙 구하기

요즘 도시 사람들은 온종일 흙 한 번 밟지 않고 하루를 보낸다. 그도 그럴 것이 살고 있는 집은 아파트이거나 단독주택으로 시멘트 바닥이고, 문 밖을 나서면 길이고 건물이고 간에 흙 밟을 틈이 없기 때문이다. 모두가 시멘트로 뒤덮여 있는 것이다. 그에 비하면 시골은 흙 천지니 딱히 흙 구하기가 어렵지 않을 듯 보인다.

그러나 정작 집을 지을 만한 황토를 구하기는 쉽지 않다. 농사 짓는 땅은 농약이나 비료에 절어 산화되어 있다. 그리고 밭이나 길도 제초제를 뿌려놓아 흙이 건강할 리 없는 것이다.

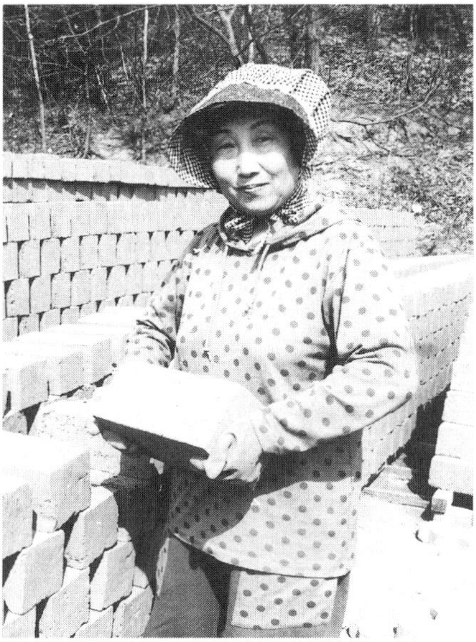

건강한 흙을 찾기가 시골에서도 쉽지 않다. 손으로 움켜쥐어 보아 떡고물처럼 보드랍고, 푹신푹신하며, 탄력 있는 황토를 만나기가 어렵다. 언뜻 보아 흙이 좋을 듯싶어 파보면 돌 부스러기가 나오고, 그야말로 관측할 수 없는 노릇이다.

결국 유관순 추모각 부근에서 좋은 흙을 발견하였다. 흥정 끝에 15톤 트럭 한 차에 2만 5천 원씩 스무 트럭 분을 사왔다. 그것도 과적 금지라 하여 됫박 깍듯 야박하게 팔았다.

이것은 그나마 4킬로미터 거리에 한한 가격이고, 그보다 먼 거리는 가격이 몇 배 더 높아진다고 한다.

흙벽돌 찍는 기계

옛날에는 흙벽돌을 손으로 메주를 만들 듯 매만져서 만들었다. 그러다가 기술이 발달하여 흙벽돌 찍는 기계가 나왔다. 지금부터 10여 년 전만 해도 농가마다 구석에 그 흙벽돌 찍는 기계가 나뒹굴었다고 한다. 그런데 점차 황토집이 사라지면서 쓸모 없게 되자 비누나 강냉이를 받고 고물상에 내주었다.

그러니 그것들을 찾는다 해도 쓸모 없긴 마찬가지일 터였다. 그래도 흙벽돌 찍는 기계를 찾는다는 소문을 여기저기 내놓았다. 그랬더니 몇 곳에서 연락이 왔다. 그러나 애써 찾아가 보면 녹이 슬어 작동이 불가능한 것들뿐이었다. 어디 박물관에나 있어야 마땅할 것들이었다.

그러다 마침내 그 중 쓸 만한 것을 찾아 가져왔다. 그런데 그것으로 벽돌을 찍어내기란 또 만만치가 않았다. 흙을 퍼넣고 수압으로 하나하나 찍어내야 하는 것이었다. 수천 장의 벽돌을 찍어야 하는데, 도대체 그 기계로는 벽돌 찍는 데만도 몇 달이 걸릴 지경이었다.

그래서 우리 나름대로 위아래가 터진 상자 모양의 용기를 만들었다. 흙을 개어 그 속에 짚을 썰어넣고 밟아 꾹 눌러 모양을 만든 후 용기를 빼내면 그런대로 벽돌 모양이 만들어졌다. 이것은 옛날 방식을 응용한 것인데, 짚을 썰어넣음으로써 흙벽돌이 견고해지는 원리를 이용한 것이다.

그러나 이 역시 수작업이기는 마찬가지였다. 공사 인부가 많

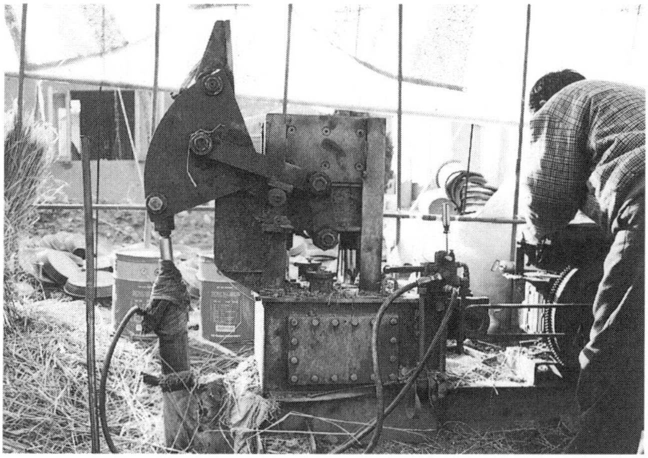

※ 아들이 첫번째 제작한 벽돌 찍는 기계(두 덩어리씩 튀어나온다.)

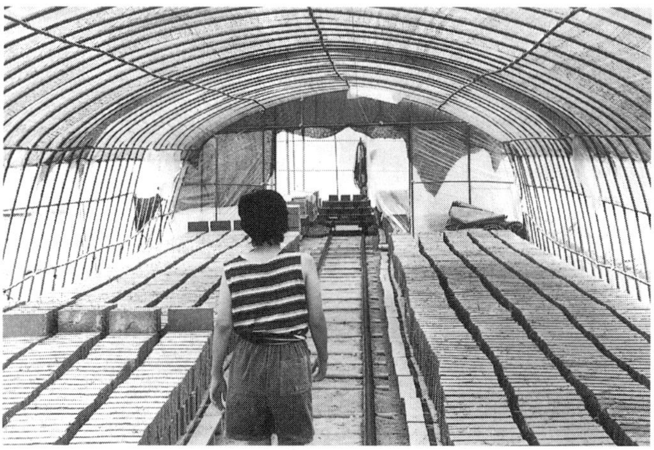

※ 흙벽돌 말리는 광경

지 않은 마당에 벽돌 찍기에 시간을 다 써버릴 수는 없는 노릇이었다.

사실 아들은 처음에는 나의 황토집 짓기에 그다지 적극적이지 않았다. 어머니가 하신다니 그저 구경삼아 도와줄 뿐이었다. 그런데 벽돌 찍는 기계 때문에 내가 안타까워하자 아들이 먼저 발 벗고 나섰다.

우리는 이 참에 흙벽돌 찍는 기계를 제작해 보기로 했다. 어차피 앞으로 황토집 짓기가 대중화되면 꼭 필요할 터이니 우리가 만들어놓자는 것이었다.

우선 아들과 연탄 공장 견학을 했다. 그 원리가 같지 않겠느냐는 게 내 생각이었다. 그리고는 기계 제작소를 찾아갔다. 그런데 그 반응이 신통치가 않았다. 그도 그럴 것이 그 기계 제작소는 블록을 찍는 기계라 하더라도 특정의 기술이 필요한 기계만 주문 제작한다는 것이었다. 또 주문량이 많아서 우리처럼 달랑 한 대 주문하는 기계는 만들어 줄 수 없다는 것이었다.

아들은 아들대로 찾아다니고 나는 나대로 찾아다니며 매달리다시피 하여 결국 기계를 제작해주겠노라는 약속을 받아냈다. 그러고도 두 달이 지나서야 기계가 우리 집 마당에 도착되었다.

기계는 즉시 여덟 그루 포도나무가 있던 하우스 안으로 옮겨졌다. 그리고 시험 가동에 들어갔다. 네모진 용기에 반죽한 흙을 넣고 자동차의 기어를 넣듯 한 번, 두 번, 세 번 조작하면 아름답고 견고한 흙벽돌 두 장이 동시에 툭하고 튀어나왔다.

그 첫 느낌을 뭐라 설명할 수 있을까. 맨 처음 손주를 안아보며 저절로 내뱉던 "아이고, 내 새끼!" 하는 말이 절로 나왔다면 이해할 수 있을까.

흙 반죽

흙 반죽은 숙련된 기술을 필요로 하는 일이다. 그것은 마치 모든 밀가루 음식이 그 반죽이 어떠하냐에 따라 달라지는 것과 같은 이치이다. 그러니까 밀가루가 좋으냐 좋지 않으냐는 그 다음 문제이다.

마찬가지로 흙벽돌도 흙이 좋고 나쁨보다는 반죽에 따라 벽돌이 제대로 나오고 안 나오고 했다. 우리 역시 초보자인지라 몇 번의 실패를 거듭한 끝에야 그 기술을 터득했다.

마당 한구석에 웅덩이를 파놓았다. 그 속에 황토를 집어넣고 물을 넣어가며 포크레인으로 반죽을 했다. 반죽은 손으로 쥐어 보아 쥔 모양대로 나올 정도 되면(송편 빚듯이 된 반죽) 그 위에 가마니를 덮어 하룻밤을 숙성시켰다.

반죽해서 곧바로 찍어낸 흙벽돌과 이처럼 하룻밤을 재워둔 후 찍어낸 흙벽돌은 하늘과 땅만큼이나 차이가 났다. 당연히 하룻밤 재워서 찍어낸 벽돌이 더 견고하고 매끈했다.

이렇게 찍어낸 벽돌은 비닐하우스 안으로 옮겨졌다. 아직 2월인지라, 혹시 얼어버릴까 염려되어서였다. 비닐 하우스에서 3~4일 굳힌 후에야 비로소 밖으로 내서 쌓아놓았다. 벽돌을 쌓는 방법은 담을 쌓듯이 엇갈려 쌓는다. 대신 벽돌과 벽돌 사이는 7센티미터 정도 간격을 두었다. 바람이 통하여 잘 마르게 하기 위해서이다.

벽돌 1천여 장을 그렇게 쌓아놓으니 흡사 집 몇 채가 그새 완성된 기분이 들었다.

벽돌이 잘 마르게 하기 위해 3일에 한 번씩은 뒤집어주었다. 벽돌의 네 면이 골고루 위로 올라오도록 했다. 한 번씩 뒤집을 때마다 허리에 힘이 바짝 들만큼 무거웠다. 벽돌 한 장의 무게만도 7킬로그램이니 당연한 일이다. 그래도 그 일이 귀찮거나 번거롭게 여겨지지 않았다. 힘들다는 생각은 더욱 없었다. 오히려 그 흙벽돌 하나하나가 내가 접던 색종이처럼 아름다워 입을 맞출 정도였다.

나에게 그 벽돌은 단순히 건축재가 아니었다. 그 자체가 훌륭한 예술품이었다. 꾸밈새 하나 없는 자연 그대로의 예술품이었다.

잠깐 다른 이야기 하나. 나는 흙벽돌을 찍기 시작하면서 날마다 흙으로 세수를 했다. 반죽한 흙을 송편만큼 가지고 와서 물에 풀어 세수를 했다. 다시 헹굴 필요 없이 그대로 잔다. 로션 한 방울 안 발라도 아침에 일어나면 내 얼굴은 팽팽하고 반짝반짝 윤이 난다.

그래서인가. 나이를 잘 맞춘다는 아이들이 나더러 아주머니라고 부른다. 그저 시력이 나빠진 사람들이나 할머니라고 부를까.

지붕 이엉 엮기

요새는 지푸라기를 구하기가 쉽지 않고, 또 1~2년마다 한 번씩 다시 해야 한다는 번거로움이 있기는 하다. 때문에 주위에서는 기와 지붕으로 하자는 의견도 있었다. 그렇더라도 나는 초가 지붕을 고집하였다. 황토집에는 초가 지붕이 어울리는 그림이기 때문이다.

지푸라기를 구하는 일 역시 쉽지 않았다. 요즘은 농기계로 벼를 베고, 볏단도 기계가 뚤뚤 말아 묶어버리기 때문에 지푸라기가 상해서 힘이 없다. 또 볏단이 동강난 상태가 대부분이다.

우리는 낫으로 벤 볏단을 구하기로 하고 수소문을 했다. 곧 이웃 동네에서 우리가 원하는 볏단을 구했다. 논 2백 평에서 난 지푸라기를 경운기로 네 번 실어왔다.

모처럼 화창한 볕이 마당 가득 찬 날, 볏단이 마당에 잔뜩 쌓였다.

이튿날부터 이엉 엮기가 시작되었다. 먼저 지푸라기를 마당에 골고루 펴 널었다. 그 위에 물을 뿌려 촉촉하게 하였다. 마른 채로 이엉을 엮으면 지푸라기가 부서지기 때문이다. 물을 머금게 한 상태로 하룻밤을 재워두었다.

다시 날이 밝자 본격적으로 이엉 엮기에 들어갔다. 먼저 이엉을 엮어나갈 띠로 쓰기 위해 지푸라기를 한줌씩 갈라서 머리를 묶었다. 그리고 또 지푸라기를 한줌씩 잡아서 머리 쪽을 띠로 엇갈려 묶고, 다시 한줌을 잡아서 넣어 띠로 엇갈려 묶었다.

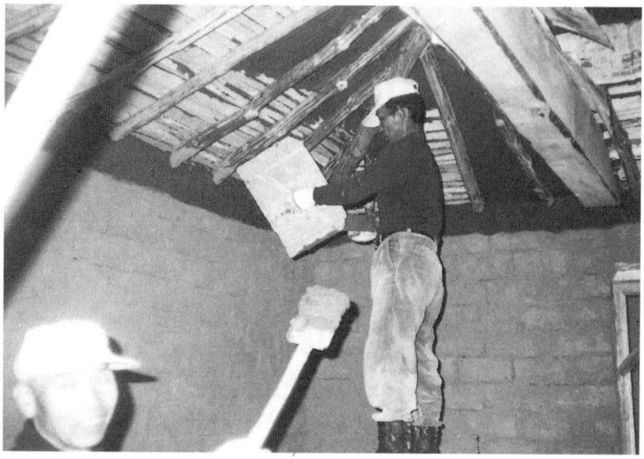

※ 새 받는 모습

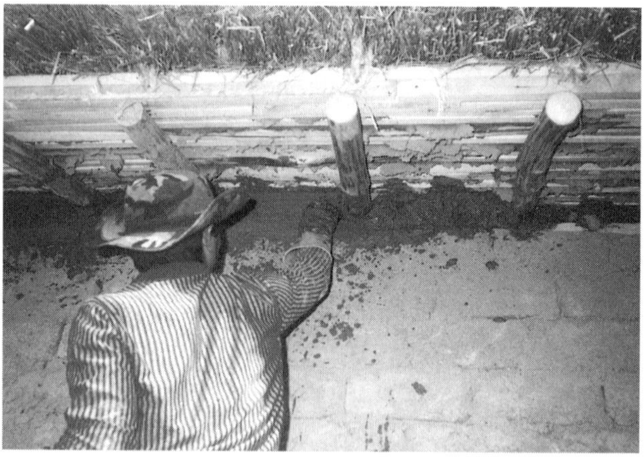

※ 이엉을 얹고 석가래 밑에서 새 받는 광경

이렇게 엮은 이엉을 둘둘 말아서 세워두었다. 그리고 용마루를 틀어서 함께 세워놓으니 마음이 뿌듯해졌다.

한편 지붕을 하려면 서까래가 있어야 했는데, 제재소에는 결을 탄 각목뿐이었다. 할 수 없이 벌목 허가가 난 지역을 탐색하여 서까래로 쓸 만한 소나무를 구했다. 지성이면 감천이라고, 집에서 멀지 않은 동면산에서 나무를 베어 사왔다.

흙벽 쌓기

흙벽을 쌓기 위해서는 기초를 잘 다져야 한다. 기초는 터를 닦아서 집의 크기를 정한 후 다진다. 기초는 지하 1미터 정도 깊이에 폭 70센티미터를 파고 진흙과 돌을 섞어 반죽한 것을 넣는다. 이 때 굳히면서 다져 나가기 때문에 시간이 다소 걸리지만, 기초 쌓는 일이 중요하므로 반드시 다지면서 해야 한다.

기초를 지면까지 쌓아올린 다음에는 굵은 돌을 놓고, 침수를 막기 위해 시멘트로 평행이 되게 다진다. 그 위에 비닐을 깐 후 흙벽돌을 쌓기 시작한다. 이 때 비닐을 먼저 까는 이유는 흙이 물에 약해 침수의 우려가 있기 때문에 그것을 막기 위한 것이다.

흙벽돌 쌓기를 시작한 지 4일 만에 벽돌쌓기가 끝난다. 가로 30센티미터, 폭 15센티미터, 높이 13센티미터로 들어간 흙벽돌만도 1천2백 장 정도, 흙벽돌을 쌓을 때는 매지를 넣는다. 매지는 체로 친 흙을 반죽하여 벽돌과 벽돌 사이에 채우는 것을 말한다.

한편 흙벽돌 쌓기에 시간이 걸린 것은 문짝을 달면서 쌓아야 했기 때문이다. 흙벽돌을 쌓다가 문이 날 곳에 짜 온 문짝을 올려놓는다. 문짝은 수평이 잘 맞도록 문짝 양쪽에 버팀목으로 잡아둔다. 그리고 문짝을 놓을 때는 위쪽으로 2센티미터 정도 간격을 두고, 그 위에 폭 9센티미터 정도의 나무를 끼워놓는다. 이것은 문이 위에 쌓을 흙벽돌 무게에 눌리지 않도록 하기 위해서이다. 문짝과 나무 사이의 간격은 지붕을 얹고 벽을 칠 때 함께 흙으로 채우게 된다.

흙벽돌 쌓기가 끝나면 비가 올 때를 대비해서 덮어둘 것을 마련해 두어야 한다. 지붕을 얹고 나서 맞는 비는 괜찮지만, 흙벽돌만 쌓아놓은 상태에서 비를 맞으면 자칫 흙벽돌이 부서질 수 있기 때문이다.

지붕 얹기

흙벽돌을 다 쌓으면 높이 3미터 정도의 평구자로 사방의 수평을 맞춘 다음 들보를 두 개 올린다. 이 들보는 지붕에 오르는 흙과 서까래를 이길 수 있는 힘받이가 된다. 그리고 약식이나마 상량식을 했다.

이제 대들보를 놓고 규격을 맞추어 양쪽으로 서까래를 놓았다. 이 나무들은 모두 소나무로, 벌목하는 곳에서 사다가 껍질을 벗겨둔 채 놓아두었다 쓴다. 귀서까래 네 개, 서까래 쉰네 개가 들었다.

그 다음이 큰일이었다. 원래 서까래 사이사이에는 수수깡을 엮어 질러놓는 것이 제일 좋다. 그러나 수수깡을 구할 수 없어서 쭉정이 나무 켠 것을 2.5톤으로 한 차 분량을 사다가 가는 것으로 골라서 지붕을 덮듯이 끈으로 이어나갔다.

그 위에 약간 질척하게 반죽한 흙을 위에서 내려치듯이 덮어 반 자 두께로 바른다. 이렇게 하는 이유는 지붕 안쪽에서 새 칠 때 흙이 묻어야 잘 굳기 때문이다. 새 치는 일은 안에서 천장 도배하듯이 섬세하게 발라야 한다. 그런데 이 일은 내 몫이 되었다. 일꾼들이 지붕에서 흙일하는 내 모습을 보고 적당한 일꾼이라고 치켜세우는 바람에 얼결에 도맡게 되었다.

지붕에 덮어 바른 흙은 하룻밤이 지나니 촉촉하게 말라 있었다. 그 위에 이엉 엮을 때 훑어놓은 허섭 지푸라기들을 올려 흙이 보이지 않도록 덮는다. 그리고 엮어놓은 이엉을 지붕 끝 추녀에 맞추어 한바퀴 돌려덮고 새끼줄로 짜깁기하듯이 묶어놓는다. 그 위를 두 번째 줄부터 이어나간다. 이 때 이엉을 조금씩 잡아당겨 새끼줄과 묶어놓는다. 마지막으로 용새를 올려놓고, 바람에 날리지 않도록 새끼줄로 지붕 전체를 엮는다. 마침내 추녀 쪽 지푸라기를 잘 다듬어 놓으면 예쁜 초가지붕이 완성된다.

지붕에 든 이엉은 10미터로 엮어놓은 것이 서른다섯 개 들었다. 이렇게 많은 지푸라기를 만지다 보니 면장갑 끝에 구멍이 나서 여러 번 갈아끼며 일해야 했다.

하지만 어떤가. 비록 손끝이 다 갈라져 헤어질지언정, 푹신한 지붕 위에서 춤이라도 덩실덩실 추고 싶은 마음뿐인 것을.

상량식(上樑式)

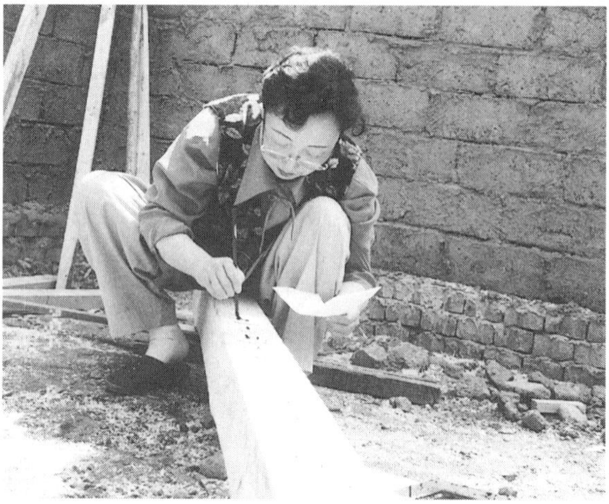

※ 대들보에 건축 연월일 기입

상량이란 종도리를 올리는 것을 말한다. 옛날에는 택일하여 상량을 하였다고 하지만 나는 그저 집 짓는 시간 그대로 했다. 상량문을 어찌 써야 할지 몰라 홍문화 박사에게 의뢰했더니 상량식 날 한지에 글귀를 적어왔다. 그러나 굳이 원칙대로 할 게 뭐 있을까 싶어 적어온 글에 내가 좋아하는 '元亨利貞'을 넣어 적기로 했다.

상량에 글을 적을 때는 양쪽 끝 글씨인 '龍'자와 '龜'자가 서로 마주보게 써야 한다. '龍'자 다음에는 '올해'를 뜻하는 '太世'를 쓰고 상량하는 날을 적는다. 그리고 자리를 잡아서 '상량'을 한다는 의미로 '星祚上樑'을 쓰고, 그 상량이 어떤 이

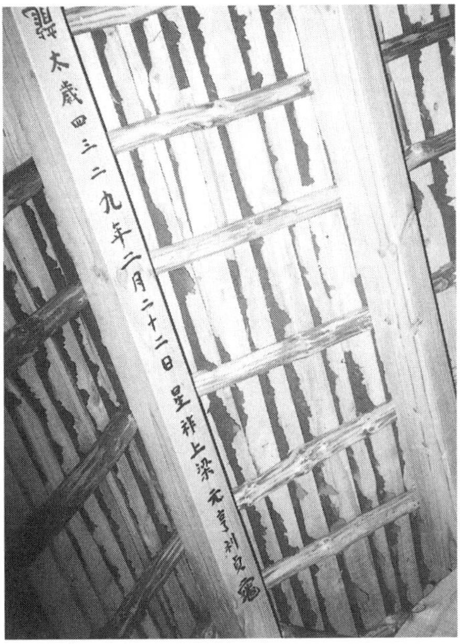

※ 첫번째 지은
우리집 상량

치대로 올려지기를 기원하는지 그 마음을 적으면 된다.

龍太世 四三二九年 二月二十二日 星祚上樑元亨利貞龜.

(올해 4329년 2월 22일 원형이정의 이치대로 자리를 잡아서 상량을 올립니다.)

먹을 갈아 종도리에 정성을 다해 썼다. 그리고는 간략하게 고사를 지냈다. 고사라고는 하지만 시루떡에 막걸리, 과일 몇 개 놓은 단출한 상이었다.

그래도 상량식을 하니 모처럼 일하는 이들이 떡과 막걸리를 나누어 먹으며 쉴 수 있어 좋았다.

구들 놓기

우리 주거의 특징은 '온돌'에 있다. 한번 불을 때서 그 온기로 온 방을 데우는 방식이다. 따라서 온 방을 골고루 데울 수 있도록 구들을 잘 놓아야 한다. 때문에 구들을 잘 놓는 사람은 멀리서부터 초빙받는 등 기술자로 대접받았다.

불을 때는 아궁이는 부엌보다 한 단 낮게 만들다. 아궁이에서 방안까지 길게 파고 들어가는 길을 불목이라고 한다. 불목은 아궁이보다 한 자 정도 깊게 파서 만들고, 그 끝에 가서는 불이 옆으로 퍼질 수 있도록 가로로 길을 만든다. 즉, 각각의 불목의 끝은 이 가로 길에 닿게 만든다.

이 가로 홈은 불목보다 깊이 판다. 굴뚝을 통해 찬바람이 내려와도 불목을 통해 들어온 따뜻한 기온보다 아래에 깔려서 온기를 지속시킬 수 있도록 하기 위해서이다.

구들로 놓는 돌은 수성암을 쓴다. 예전에는 아무 산에나 가서 채취했지만 지금은 돈을 주고 사야 한다. 따라서 요즘에는 슬레이트를 벽돌로 괴어 받치고 그 위에 시멘트 모르타르를 올려서 방구들을 놓는다. 하지만 나는 멀리까지 가서 수성암을 사다 구들을 놓았다.

옛날에는 구들을 놓기 전, 바닥을 다질 때 소금 두서너 가마를 흙에 묻고 구들을 놓았다고 한다. 특히 절방을 지을 때는 대부분 이 방법을 썼다고 한다. 이렇게 하는 이유는 한번 불을 때면 그 온기가 한 달이 가기 때문이었다고 한다. 혹은 소금 대신

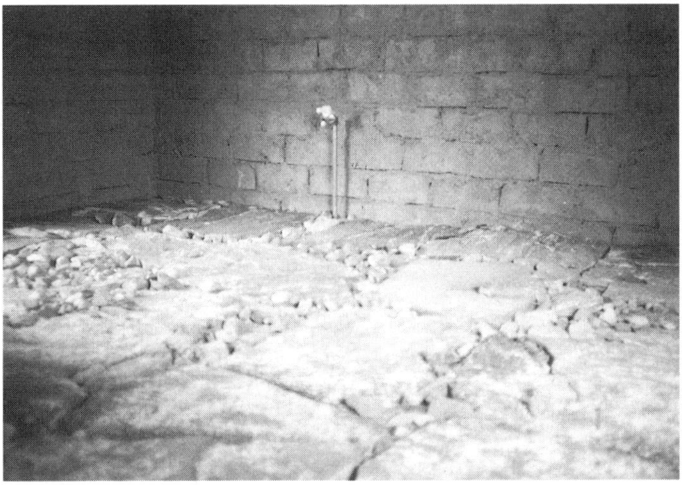

※ 구들 깔고 자갈로 메우는 작업

숯을 묻기도 했다고 한다. 역시 자장(磁場)이 강한 일류 집터가 된다고 믿었기 때문이다.

하지만 나는 『규합총서』에 나온 방법을 쓰기로 했다. 서까래 깎을 때 나온 소나무 껍질을 빻아서 채로 거르면 가루가 된다. 이 가루에 맥반석, 흙을 넣어 반죽해서 깔기로 한 것이다. 이렇게 해두면 색도 예쁘려니와 바닥이 갈라지지 않는다고 한다.

한편 굴뚝 바로 밑부분에 항아리를 묻어놓는다. 이것은 굴뚝을 통해 다 나가지 못한 증기가 흘러 떨어져 고이도록 놓아둔 것이다. 이렇게 고인 물을 목초액(木草液)이라 한다. 이 목초액을 떠내기 위해 굴뚝 밑 쪽으로 구멍을 낸다.

이 목초액은 농가에서 좋은 천연 비료 역할을 한다. 밭의 채소를 가꿀 때도 이 목초액을 떠다 비료로 쓰곤 하였다고 한다.

벽치기

흙벽돌을 쌓아올린 상태로 놓아두면 벽돌 모양이 그대로 드러난 벽이 된다. 그러나 방한을 위해서는 흙벽돌 위에 엷게 벽을 다시 발라주어야 한다. 이것을 벽치기라고 한다.

벽치기 흙은 고운 흙을 갠 물에 모래를 반 이상 되게 넣어 버무려서 쓴다. 모래를 넣어 쓰는 이유는 벽이 갈라지지 않도록 하기 위해서이다. 벽을 칠할 때는 흘러 떨어지지 않을 정도로 반죽해서 바르면 된다.

하지만 나는 흙벽돌 모양이 너무 예뻐서 벽치기를 하지 않기로 했다. 대신 앉은 키 높이만큼만 닥종이로 도배를 해서 혹시 옷이 더러워지는 것만 막기로 했다.

가마솥 걸기

10여 년 전부터 여행을 다니며 눈에 띄는 대로 가마솥을 사두었는데, 그 가마솥을 이제야 제대로 써먹게 되었다.

가마솥도 지방에 따라 그 모양이 조금씩 다르다. 주로 내가 사들인 남쪽 지방의 가마솥은 입이 넓고 뚜껑도 큰 편이다. 가마솥은 어떤 것을 사느냐보다 어떻게 길들여 예쁜 솥으로 다듬느냐가 중요하다.

예로부터 부엌에 들어가 보아 가마솥이 얼마나 반질반질하느냐에 따라 그 집 아낙의 살림 솜씨를 가늠했던 것만 보아도 가마솥 다듬기가 얼마나 큰일이었는지를 짐작할 수 있다.

가마솥을 걸고 불을 때면 가마솥 밑부분에 검댕이 달라붙는다. 그 검댕을 긁어서 면으로 된 천에 묻혀 들기름이나 피마자유(요즘은 식용유로도 한다)를 한두 방울 떨어뜨려 솥이 뜨겁게 달구어졌을 때 문지른 다음 마른 수건으로 다시 닦아주면 반질반질 까맣게 윤이 난다.

이렇게 길들여진 가마솥으로 밥을 하면 차지고 맛도 좋다. 특히 밑에 검정콩이라도 넣어 함께 밥을 지으면 그 밥맛이 어찌나 좋은지 모른다. 밥을 푼 다음에는 누룽지에 물을 흩뿌리고 불을 때주면 누릇누릇한 눌은 밥이 된다. 그 눌은 밥을 득득 긁어 대접에 퍼놓으면 수저 싸움이 일어날 정도다.

여름이면 그 가마솥에다 꽁보리밥에 통감자를 넣고 푹 퍼지

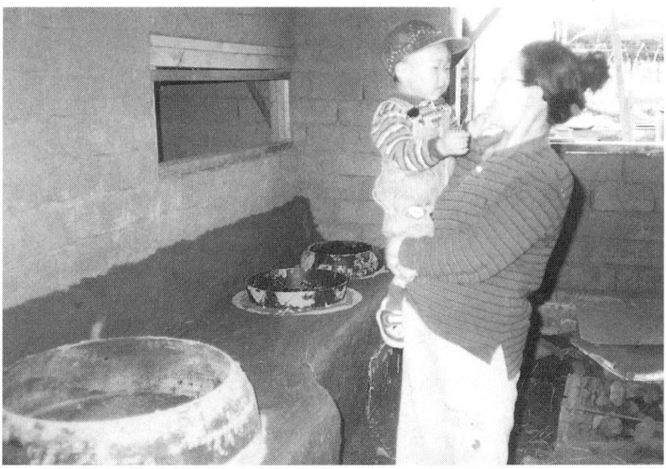

※ 부뚜막 걸기

게 뜸을 들여 퍼놓는다. 그리고 고추장에 열무를 넣고 들기름, 깨소금을 넣어 비빈다. 그 맛이 어찌나 좋은지 원수 사이였던 사람들도 숫가락을 함께 넣을 정도이다.

나는 내가 만든 음식을 맛있게 먹는 모습을 볼 때가 가장 행복하다. 이것도 모성애의 일종이려니 하는 생각도 든다.

내가 초가집을 짓는 것도 어쩌면 이런 모성애의 발현이 아닌가 싶다. 나는 내 자식들과 주변 사람들에게 겨울이면 뜨끈뜨끈한 온돌방에 앉히고 막 얼음 속에서 떠낸 동치미에 국수를 말아 먹이고 싶다. 그러면 그들은 뒹굴뒹굴 온돌에 누워 그 동안의 삶의 고단함을 녹여버리고 마냥 여유로운 마음이 될 것이다. 그들을 보며 나 또한 행복해질 것이다.

뒷간 만들기

시골에 살면 가장 불편한 것이 뒷간이다. 더군다나 비위생적이어서 환경문제마저 유발한다. 국가 차원에서 하수도 시설을 관리하고 있지 않기 때문에 제각각으로 아무렇게나 뒷간을 짓는다. 결국 밭이나 들을 하수도로 삼으니 비위생적인 환경이 될 수밖에 없다.

요즘은 시골에 조립식 주택이 인기다. 이곳저곳에서 성행할 정도이다. 그러나 그 역시 뒷간 처리가 잘못되기는 마찬가지다. 여름마다 구더기, 파리 떼가 난리다. 때때로 뒷간 치우는 차가 노래까지 틀어대면서 동네마다 돌아다니며 오물을 치워간다.

그러나 한 번에 5만 원이라니 넉넉지 않은 농가 살림에서 그 역시 호응이 제대로 될 리가 없다.

때문에 뒷간 짓는 문제가 마음에 계속 걸렸다. 정농회 운영위원인 문수환 씨에게 자문을 얻기로 했다. 그리고 그의 말대로 뒷간을 지었다.

그분은 토양미생물 연구가다운 조언을 해주었다. 톱밥에 미생물 발효제를 섞어서 뒷간에 놓아두고 용변을 본 다음에 그것을 한 바가지씩 퍼서 부어놓으라는 것이었다. 그렇게 하면 고약한 냄새도 나지 않고, 발효도 신속하게 되어서 훌륭한 퇴비가 된다. 위생적인 뒷간이 되는 것은 물론이다.

황토집 아이, 용희

내 손자 용희는 참 씩씩하기도 하다. 한겨울에도 제 엄마 등에 업혀 동네를 돌아다니건만 감기 한번 앓지 않는다. 콧물이 흐른다 싶다가도 어느 새 그치고 만다. 제 몸이 건강하니 잘 논다. 그러니 성격도 좋다. 오는 사람이 누구건 간에 잘도 반기고 아는 체하며 넉살을 떤다.

이 씩씩한 녀석을 볼 때마다 마음이 뿌듯하다. 이 녀석이 제 엄마 뱃속에 들어서기 전부터 난 이 녀석 맞을 채비를 했던 사람이다.

며느리는 결혼하고서도 얼굴의 여드름이 가시지 않았다. 피부가 꺼칠꺼칠한 것이 곱지도 않았다. 뿐만 아니라 손발이 냉한 것이 음성 체질이었다. 그래서인지 특별한 까닭도 없이 아이가 들어서지 않았다.

어느 집이고 결혼한 부부 사이에 아이가 생기지 않으면 큰 걱정거리이다. 아이는 제 부모뿐만 아니라 가족 모두에게 큰 축복인데, 그 축복이 내리지 않으니 걱정일 수밖에 없는 것이다.

그래 며느리를 데리고 강원도 춘천 추곡에 있는 박상천 도인

(道人)의 별장으로 갔다. 집으로부터 격리시켜 단식을 해보게 하기 위해서였다. 며느리가 단식에 성공할 수 있도록 나도 덩달아 함께 했다

우리는 단식을 위해 이미 3일 정도 그 준비 과정에 들어간 상태였다. 첫번째 날은 평소 식사의 절반으로, 두 번째 날은 3분의 1로, 세 번째 날은 가벼운 죽 한끼로 예비 단식을 했다.

추곡에 가서 맨 처음 한 일은 관장이었다. 숙변을 제거하기 위해서였다. 단식을 하는 동안에는 생수만 마셨다. 그러면서 하루에 30분 이상씩 가볍게 등산을 했다. 그 단식은 1주일 동안 지속되었다.

집에 와서는 생수 대신 지장수를 마셨다. 그리고 1주일 동안 미음을 묽게 끓여서 하루에 두 번씩 먹었다. 다시 밥을 먹게 되었을 때부터는 자극적인 음식을 먹지 않기 위해 식습관을 바꾸었다.

두어 달이 지나니 며느리 얼굴에 변화가 왔다. 여드름도 없어지고 피부가 눈에 띄게 매끈해졌다. 그러더니 손발 찬 것도 사라졌다.

마침내 임신이 되었다. 그 때부터 나는 며느리 옆에 붙어서 태교를 시켰다. 그리고 함께 풍욕을 하기도 했다.

드디어 내가 열 달을 정성들여 키운 손주가 태어날 때가 되었다. 며느리의 진통이 심상치 않아 서둘러 병원에 데리고 갔다. 순산이었다. 순전히 태교 덕분이었을 것이다.

며느리가 아이를 낳고 여섯 시간 만에 나는 산모와 아이를 집으로 데려왔다. 그것은 처음부터 의사 선생님에게 약속을 받아냈던 일이었다. 이제 아이가 태어났으니 내 방식대로 아이를

키워야 한다고 여겼던 것이다. 뿐만 아니라 나는 며느리가 아이 낳을 때도 옆에서 지켜봤고 아이를 씻기는 데까지도 따라다녔다. 물론 병원에서는 안 된다고 했지만 나는 막무가내였다.

내가 그토록 손자 곁을 떠나지 않은 이유는 결코 아이가 뒤바뀔까봐서가 아니었다. 혹시 아이에게 우유를 먹일까 싶어 감시하느라고 그랬던 것이다. 그렇다고 울음소리 그치자마자 제 엄마 젖을 먹이겠다는 것도 아니었다. 젖을 먹이기 시작한 건 태어난 지 3일이 지나서였다. 그 때까지 아이가 먹은 건 감잎차와 끓인 물이 전부였다. 이처럼 아이를 3일이나 굶기자 제 부모도 불안해서 어쩌지 못하였다.

하지만 나는 확신이 있었다. 대개 산모가 아이를 낳고 나면 3일이 지나야 젖이 도는 법이다. 그것은 아이가 3일 동안 젖을 먹지 않아도 된다는 뜻이다. 그래서 엄마 젖이 돌기 시작하면서부터 젖을 먹이도록 한 것이다. 이 초유에는 아이가 평생을 두고 온갖 질병에 대한 면역성을 키워줄 성분이 있으므로 반드시 먹이도록 했다.

아이는 3일 동안 물만 먹으면서도 새까만 태변을 누었다. 바로 이렇게 해야 아이가 일생 동안 병이 없는 법이다.

한편 태어나자마자 아이를 그대로 발가벗긴 채로 내버려두었다. 병원에서는 씻기고 나서 보드라운 천으로 감싸놓으려 했지만 내가 다 걷어내 버렸다. 그렇게 아이를 두 시간 정도 발가벗긴 채로 버둥거리게 놔두었다. 그것은 아이가 모관운동을 할 수 있게 하기 위해서였다.

원래 모관운동은 어른들을 위한 건강요법의 하나이다. 모관운동이란 누워서 손과 발을 곧게 펴서 수직으로 들었다 내렸다를 반복하는 운동이다. 이 때 발바닥은 되도록 수평으로 해야 하며, 하루에 아침저녁 두 번씩 하되 한 번에 1~2분 정도 한다.

다리를 똑바로 들기가 어려운 사람은 먼저 다리를 80~90도쯤 벌리고 그대로 위로 들어올린다. 최대한 올려진 위치에서 힘을 주어 다리를 곧게 펴고 서서히 똑바로 들어올리는 연습을 하면 된다. 이 때 두 손, 두 발의 간격은 어깨 넓이 정도면 된다. 모관운동이 끝나면 그대로 발을 수직으로 들어올려 마(馬)자를 써보는 연습을 하면 좋다.

모관운동으로 인해 동맥혈이 신체의 각 기관에 흡수되므로 전신의 혈액 순환을 원활하게 해준다. 또 울혈을 제거해주므로 순환 계통의 병을 예방해준다. 뿐만 아니라 기생충이나 세균류가 침입하기 쉬운 손발의 피부 기능을 활발하게 함으로써 그것들을 막아준다.

손자 녀석은 태어나면서 이 모관운동을 시작한 때문인지 씩씩하게 커가고 있다. 덕분에 내 마음도 뿌듯하다.

이 시대에 황토집은 가능한가

나는 황토집을 짓느라 바쁜 와중에도 많은 손님을 맞아야 했다. 내가 황토집을 짓고 있다는 이야기를 듣고 찾아온 손님들 때문이었다. 그들을 보며 느낀 것은 황토집에 대한 일반인의 관심이 내가 생각하는 정도를 넘는다는 것이었다. 그러니까 많은 사람들이 황토집을 짓는 것이 가능하다면 황토집에서 살겠다는 생각을 하고 있다는 것이었다.

또 이 같은 사람들이 공통적으로 궁금해하는 것은 '이 시대에 황토집 짓기가 가능한가' 하는 점이었다. 우리 집을 방문한 분들도 사실은 그 의문에 대한 해답을 직접 확인하고자 온 분들이었다.

일단 나의 '황토집 짓기'를 통해 그 의문은 해소가 되었다고 할 수 있다. 뿐만 아니라 나의 황토집 짓기는 '황토집은 이렇게 짓는다', '황토집에서 산다는 것은 이렇게 좋은 일이다' 하는 점을 직접 확인할 수 있는 사례가 될 수 있으리라 믿는다.

문제는, 그렇다면 도시에서도 황토집 짓기가 가능한가 하는 점이다. 나의 경우처럼 시골에 와서 두루 자연과 어울려 흙 냄새를 맡으며 살 수 있다면 그야말로 금상첨화겠지만 우리 모두가 다 그렇게는 살 수는 없기 때문이다. 더욱이 경제 활동의 역군들인 젊은 세대로서는 어려운 일일 수밖에 없다.

나 역시 이런 안타까움을 해결할 방법을 찾아보고 있는 중이다. 근래에 한 젊은 건축가를 찾아가 이야기를 나누었던 것도 그 방법을 모색하고자 한 것이었다. 그 젊은 건축가는 황토집에 대해 상당히 호의적이었다. 그래서인지 그는 황토집 짓기가 가능할 것이라고 대답했다. 그가 단정적으로 '가능하다'가 아닌 '가능할 것이다'라고 말한 것은 그가 실제로 황토집을 연구하거나 지어본 경험이 없기에 조심스러웠던 것이리라.

어쨌든 그는 조심스러운 태도에도 불구하고 몇 가지 방법들을 제시했다. 그는 현재로서는 주택 전체를 황토집으로 짓기에는 어려움이 있을 것이기에 차선의 방법을 제시했다.

우선은 황토집으로 짓되 외벽을 시멘트로 하고, 내벽을 황토로 할 수 있다는 것이다. 이것은 도시 환경에서 황토집이 낯설 수 있다는 현실을 감안한 방법이다. 이럴 경우 집에서 생활하는 사람들은 황토집에서 살고 있지만 외부 환경과도 조화를 이룰 수 있다는 점에서 현실적인 방법이라고 할 수 있다는 것이다.

혹은 집의 일부 공간만을 황토로 짓는 방법도 있다. 그러니까 황토가 인체에 미치는 건강상의 이점을 얻고 싶지만 편리한 현대식 주택의 이점도 누리고 싶을 경우에 활용해 볼 수 있는 방법이다. 이 때는 안방만 황토로 하는 것이 무난한 방법이 될 수 있다. 아무래도 요즘 추세가 거실 중심의 생활이고, 안방은 부부가 잠만 자는 공간으로 활용되고 있으므로 잠자는 동안 황토의 영향을 받아보자는 것이다.

이 방법은 필요에 따라 안방이 아닌 특별 공간을 따로 만들어 활용할 수도 있다. 예를 들면 특별한 공간을 황토방으로 꾸며서 가족들의 휴식공간, 피로 회복공간으로 활용할 수 있다는 점이다. 이것은 일종의 약방처럼 황토방을 지어놓고 활용하는 예에서도 그 현실성이 높은 방법이다.

내가 우리 집에도 따로 황토방을 지으려 하는 이유는, 이처럼 건강을 회복해야 할 사람들에게 활용할 수 있도록 하고자 함이다.

그리고 이 방법은 당분간 가장 많이 활용될 전망이다. 왜냐하면 이미 우리 황토집을 보고 황토방을 지어달라고 주문해온 경우가 많이 있기 때문이다. 그 대부분은 암이나 기타 질병을 앓고 있는 가족이 있는 사람들이다. 그 밖에도 집안에 노인이 있어서 따로 건강을 위하여 약방을 마련하려는 사람들도 있다. 이런 분들은 굳이 내가 황토집이 왜 좋은가를 설명할 필요도 없다. 왜냐하면 이미 황토집에서 살아본 경험이 있어 황토집이 시멘트집과는 다르게 우리 몸에 얼마나 좋은지를 알고 있기 때문이다.

요즘 도시에서 유행하고 있는 찜질방이 황토방으로 꾸며진 것도 이런 지식을 응용한 것이다. 이처럼 황토집은 단순히 주거 공간으로서 뿐만 아니라 건강을 위한 공간으로 더 의미를 가진 주거 형식인 것이다.

따라서 밀물에 휩쓸리듯 우리의 황토집을 다 헐어버리고 시멘트집을 지어 살던 이들이 다시 황토집에서 살고 싶어하는 것도 황토집에서 살아본 체험이 깨우쳐준 건강 상식에서 나온 것이다. 이 건강 상식이 더 빠르게 전파되리라 기대하는 것도 바로 이런 체험에서 나온 것이기 때문이다.

이제 머지않아 '이 시대에 황토집 짓기가 가능한가' 하는 물음은 어리석은 질문에 지나지 않을 것이라고 확신한다.

2장 황토건강요법

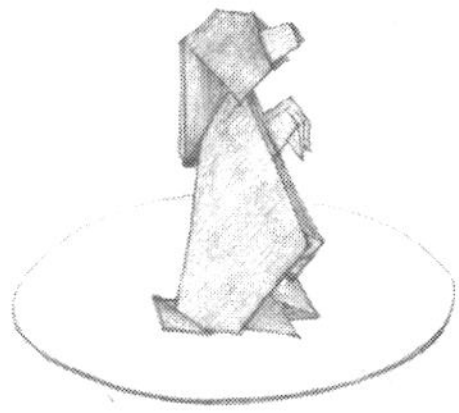

흙과 가까워지는 법

옛날 아낙들은 오래 집 비우는 일이 없었다. 아무리 친정에 갔다 하더라도 이틀을 넘기지 못했다. 섭섭한 친정 어머니가 하룻밤만 더 묵고 갈 것을 간청하면 하는 대답이 있었다.

"집을 못 잊어서요."

이 한 마디면 친정 어머니도 더 잡지 못했다. 당신 역시 '집을 못 잊어서' 어디 가고 싶은 곳도 제대로 가지 못하기 때문이었다.

'집을 못 잊는다'는 것.

요새 젊은 아낙들은 이게 무슨 소리인가 할 듯도 싶다. 말 그대로 집안일이 걱정되어서라는 뜻이다. 아낙네란 집안일에 파묻혀 있는 사람이니 그 생활에서 하루만 벗어나도 우선 불안한 마음이 들고, 닦달할 아녀자 없는 집안 꼴이 걱정되기도 할 것이다.

글쎄, 툭하면 친정 나들이에 능한 요즘 새댁들은 이 마음을 이해할 수 있을는지…. 그러고 보니 나도 어쩔 수 없는 아낙인가.

나도 요즘은 이래저래 하는 일도 많고 모임도 잦아 집 떠나 있는 날이 많다. 그래도 하룻밤 지나면 집을 못 잊어서 돌아가고 싶은 생각이 든다. 이제는 며느리가 있으니 잊어버릴 법도 하지만 며느리는 며느리이고 나는 나 아니겠는가.

그런데 특히나 서울에만 가면 어서 집으로 돌아올 생각을 하게 된다. 어쩐지 몸이 불편해지고, 그러니 자연히 마음까지 편치 않아서 그렇다. 그럴 때는 어서 가방을 싸 집으로 돌아와야 한다.

집에 오면 서둘러 옷을 갈아입고 밭으로 나선다. 특별히 해야 할 밭일이 있어서가 아니다. 어서 가 밭두둑에 털썩 주저앉고 싶어서이다.

서울에서는 흙에 앉을 일이 없다. 흙 구경이 어려운 판에 앉기까지 할 흙이 있을 턱이 없다. 그나마도 서울 사람들은 흙에 앉으려 하지조차 않는다. 혹시라도 흙에 앉으려면 신문지라도 깔고 앉는다.

사람이란 흙에서 태어나서 흙으로 돌아간다. 그러니 사는 동안에도 흙의 기운을 받으며 살아야 한다. 그런데 이런 자연의 이치를 거스르며 살고 있는 것이다.

시골 생활이란 무엇보다도 자연의 이치에 순응하는 삶이다. 그러니 사람 몸에 탈이 날 리 없다.

나는 밭에 나가 옷 입은 채로 두 다리를 쭉 뻗고 앉는다. 땅의 기운을 받고자 함이다. 그렇게 한참을 앉아 있노라면, 혹은 맨손으로 밭두둑을 고르고 있노라면 편치 않았던 몸과 마음이 개운해진다. 여행의 피곤함도 싹 가신다. 나는 이것이 흙의 기운이라고 생각한다.

한 번 들이나 산에 가거든 시험해 보라고 권하고 싶다. 비록 신문지를 깔았을망정 흙에 몸을 대보는 일을 의식적으로라도 해보자. 누워도 보고, 앉아도 보고, 만져도 보자. 그것이 한 번 두 번 쌓이다 보면 스스로 몸에 기운이 생긴다는 것을 느낄 수 있을 것이다. 그러면서 흙에 가까워지는 법이다.

약성이 강한 흙, 황토

민간요법이라고 하면 비과학적인 것이라 하여 무조건 터부시하는 습성이 있다. 하지만 아직 과학과 의학이 발달하기 이전, 우리 민족은 다양한 민간요법을 개발하여 병을 예방하고 치료해 왔다. 물론 그 가운데는 과학적인 상식으로 도저히 납득할 수 없는 내용도 없지 않다. 하지만 그 하나하나의 이치와 원리를 이해하면 이보다 더 과학적인 의료행위가 있었을까 싶은 내용도 적잖다. 그것은 우리나라가 세계 어느 나라보다도 과학과 의학이 더 발전했었다는 증거이기도 하다.

실제로 과학과 의학이 최고로 발달한 요즘에까지 민간요법이 전승되고 있는 것도 그 과학성을 입증하는 것이다.

우리 전래 민간요법의 특징은 자연을 중요한 의료기구로 활용했다는 점이다. 즉 흙, 모래, 나무, 짐승 등이 다양하게 활용되었다. 그 중요한 배경은 우리 민족의 자연숭배 사상에서 찾아진다.

우리 민족은 자연을 인간과 분리된 별도의 세계로 인식하지 않았다. 오히려 자연을 생명을 주고 생명을 키우며 죽은 생명

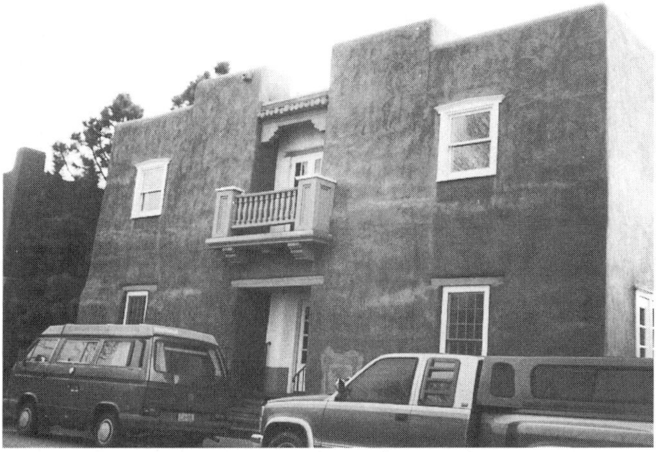

※ 미국 남부 황토집

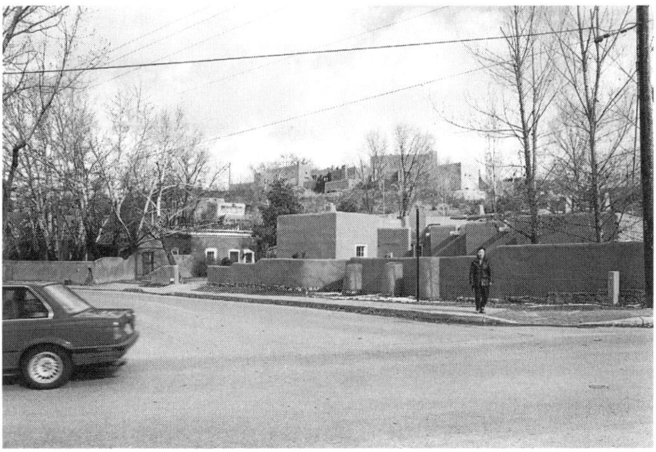

※ 싼타페의 황토마을

을 다시 받아들이는 생명의 근원으로 보았다. 따라서 자연은 그 자체가 인간이 생명을 유지하는 데 절대적인 존재이며, 생명을 유지하도록 도와주는 이로운 존재였다. 그런 인식이 있었기에 우리 민족은 몸의 질병을 다스리는 약재로 자연을 활용하였던 것이다.

황토 민간요법도 이러한 범주에서 이해되어야 한다.

'흙에서 태어나 흙으로 돌아간다'는 사상이 우리를 지배하고 있다. 흙은 생명을 만드는 근원이라는 인식이다. 따라서 전통적으로 흙을 가까이하고 경외하였다. 뿐만 아니라 그 같은 경외의 대상인 흙이 우리가 생명을 유지하는 데 큰 역할을 한다고 믿어왔다. 그래서 질병 치료에 흙을 약재로 활용하였다.

이는 황토 민간요법의 정신적인 배경이다. 이와 함께 황토 민간요법이 다양했던 이유는 황토 자체의 약성 때문이다.

이미 중국 명나라 때의 본초학자 이시진(李時珍)은 그의 저서 『본초강목(本草綱目)』에 황토의 약성에 대해 자세히 정리해 놓았다.

그에 따르면, 흙은 오행의 중심으로 온갖 만물을 생성시킨다고 하였다. 특히 흙은 인간의 신체기관 가운데 코와 위에 깊은 관련이 있으며, 흙을 다른 약재에 넣는 것은 그 약재의 약성을 도와주기 때문이라 하였다.

또한 흙은 청, 황, 적, 백, 흑의 다섯 가지 색이 있으나 그 근본 색은 황색이라 하였다. 그래서 흙을 '황토'라 부른다는 것이다. 이 황토는 다섯 가지 맛을 갖고 있으나 근본 맛은 단맛이고, 독이 없다고 하였다. 황토는 다른 종류의 흙 가운데 약성이 가장 강하다고 하였다. 그래서 약재에 넣는 흙으로 황토가 가장 많이 쓰인다는 것이다.

대부분 약재들은 어느 정도의 독성이 있다. 그런데 그 약재들에 황토를 섞음으로써 독이 약화된다는 것이다. 만약 독성이 없는 약재라 하더라도 황토의 성분이 그 약재의 약성을 높여준다는 것이다.

이 같은 사실은 현대의학에서도 검증되고 있다. 근대 일본 지바(千葉) 의대 연구팀이 모래와 흙 속의 스브리치스균이 일산화탄소를 흡수하여 탄산가스로 바꾼다는 연구 결과를 발표하였다. 이로써 황토 속에 있는 스브리치스균이 인체에서 발생하는 독소를 중화시킨다는 사실이 밝혀진 것이다. 즉, 황토요법의 효능이 의학적으로 증명된 셈이다.

이제부터는 그 황토요법의 다양한 내용을 소개해 보기로 하겠다.

『본초강목』에 나오는 황토 민간요법

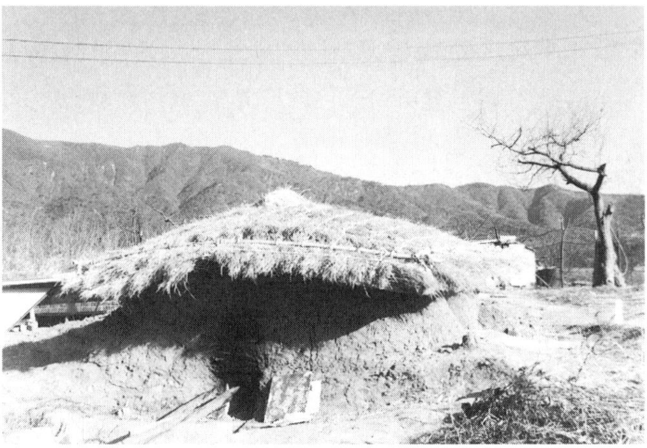

치료를 위한 방

『본초강목』 토부(土部)에는 흙을 61종으로 나누어 그 각각의 약성이 소개되어 있다. 이로써 흙이 얼마나 약성을 가지고 있는지를 실감할 수 있다. 또 옛날에는 흙이 다양한 민간요법으로 사랑받았음을 알 수 있다.

그 가운데 21종만 골라 그 약성을 정리해 보기로 하겠다.

백악(白堊:白土)

이름 그대로 흰색을 띤 흙이다. 백토가 아닌 백악이라 이름 지은 것은, 가장 좋은 흙인 황토에 비해 색이 하얘 나쁜 흙이라고 여겼기 때문이다.

옛날에는 화가들이 그림을 그리는 데 쓰기도 했으며, 카올린질의 점토 성분이 있어서 네모지게 만들어 세탁비누처럼 쓰기도 했다. 백자기 재료로 썼다는 이야기도 있다.

백토는 물론 독은 없지만 약간 쓴맛을 낸다. 따라서 소금물에 담갔다가 가라앉혀서 볕에 말려 쓴다. 이 흙은 부녀자가 한기에 들었을 때, 체증이 오래되어 뱃속에 덩어리가 질 때, 여자의 성기가 헐어서 붓고 아플 때, 불임일 때, 설사일 때, 코피를 멎게 할 때 약재로 쓴다.

감토(甘土)

냄새, 색깔, 기름기 제거에 효능이 있다. 따라서 옷에 기름때가 묻었을 때는 이 감토를 발라 제거한다. 또 독버섯과 같은 독초의 독을 풀어주는 데도 쓰인다. 즉, 독초를 먹었을 때 이 흙을 끓여서 가루로 만들어 먹으면 독성이 제거된다.

적토(赤土)

석회암 지대의 점토로 생각하면 된다. 적토는 따뜻하며, 맛이 달다. 뜨거운 국물 등에 데었을 때 바르면 효과가 뛰어나다.

황토(黃土)

흙의 대표성을 띠는 것으로, 맛이 달고 약성이 가장 뛰어나다. 따라서 다양하게 활용되었다.

흙과 인간은 서로 기(氣)가 통하는 대상이다. 따라서 땅을 잘못 파 지맥을 흐트러뜨려 놓으면 그 사람에게 나쁜 기가 옮겨와 몸에 종기가 생긴다고 한다.

황토는 주로 설사로 인한 냉열적백(冷熱赤白), 뱃속에 뜨거운 독이 있어 통증을 일으키고 하혈이 있을 때의 약재로 쓰인다. 먹는 방법은 황토를 말려서 물 속에 한 되 정도 넣어 끓이되, 3~5회 끓어 넘치게 하여 앙금을 제거하고, 그 물은 다시 데워 먹는다.

또 고기나 채소, 야채 독을 푸는 데도 좋다. 황토 세 되를 물을 붓고 끓여서 맑아진 다음 그 물 한 되를 먹는다.

높은 곳에서 추락하거나 낙마한 경우, 어디에 부딪쳐 기절하여 빈사 상태가 되거나 피가 응고하는 경우에도 황토를 쓴다.

황토 다섯 되를 뜨겁게 해서 천으로 싼 뒤 상처에다 대면 된다.

장창(杖瘡)이 쉽게 아물지 않을 때도 황토를 이용한다. 황토를 말려 가루로 만들어서 어린아이 오줌에 갠다. 여기에 계란 흰자를 풀어 섞어서 상처에 바른다. 이것이 마르면 더운 물로 씻어주고, 다시 바른다. 상처난 곳이 처음에는 푸른색이었지만 이 요법으로 살색을 되찾을 수 있다.

뜨거운 국물에 데었을 때도 쓰이는데, 식초에 황토를 반죽해서 상처에 붙이는 방법이 있다.

한편 어린아이 경풍(驚風)에 더없이 좋은 묘방이다. 아이가 온몸이 검어지면 얼른 눕힌 후 황토 한 사발을 갈아서 오래된 초 한 종발을 넣어 불에 볶는다. 이것을 천으로 싸서 따뜻할 때 다리에 붙인다.

동벽토(東壁土)

토담집 동쪽 벽에서 긁어낸 흙이라 하여 동벽토라 한다. 그 이유는 동쪽 벽은 떠오르는 해의 기운을 가장 많이 받으므로 태양 에너지가 많이 스며 있기 때문이다. 당연히 약성이 강하다. 맛은 달고, 흙이 더운 기를 가진다.

동벽토는 토사곽란, 비위가 냉한 증세에 쓰인다. 동벽토를 가루로 만들어 깨끗한 물에 풀어놓았다가 물이 맑아지면 먹는다.

약을 잘못 먹어 그 독으로 빈사 상태가 되었을 때는 이 물 세 되를 마시게 한다. 그러면 곧바로 깨어날 수 있다. 항문이 빠져나오는 환자에게 동벽토를 갈아 먹여도 좋다.

이 동벽토를 땀띠에 바르면 발진이 금방 가라앉는다. 뿐만 아니라 알레르기, 피부염, 아토피성 피부염 등에 동벽토와 대황을 약간 갈아 자연수에 타 바르면 효험이 크다.

동벽토 요법은 현대에도 해볼 만하다. 오늘날 공해, 배기가스, 담배냄새에 찌들어 있는 현대인들이 이 동벽토를 갈아 자연수에 타 마시면 그 독을 제거할 수 있기 때문이다.

차련토(車輦土)

이름에서 알 수 있듯이 수레바퀴에 묻은 흙을 말한다. 차련토는 누런 고름이 나오는 악창(惡瘡)에 바르면 효험이 있다. 또 길에서 목이 말라 죽게 된 사람에게 이 차련토를 물에 탄 후 맑아진 다음 마시게 하면 살아난다.

한편 갓난아이는 살이 오르지 못하여 피부가 얇고 붉은색이다. 이는 아직 흙의 기운을 얻지 못해서 그런 것인데, 이 때 차련토를 갈아 3일 정도 발라주면 피부가 생긴다.

도중열토(道中熱土)

길 위의 뜨거운 흙을 말한다. 특히 여름철에 더위를 먹거나 심장이 약한 사람에게 약이 된다. 도중열토를 환자의 심장부에 올려놓고 여뀌즙을 부어놓으면 잠시 후 깨어난다.

시문토(市門土)

사람들의 왕래가 많은 성문 아래서 판 흙이다. 임산부는 출산에 즈음해서 이 흙을 가져다가 출산 때 술에 타서 한잔 마신다. 그러면 쉽게 출산할 수 있다고 믿었다.

호한하토(戶限下土)

문지방 주위의 흙을 말한다. 산후통에 이 흙을 4그램 정도 술에 타서 뜨겁게 마신다. 그러면 조금씩 나아진다.

천보봉(千步峯)

집 대문, 특히 평평하지 않고 약간 두둑한 곳의 흙이다. 이곳은 드나드는 사람들의 신발에 묻은 흙이 쌓여서 높아졌다.

똥독 초기 증세의 약재로 쓰인다. 생강을 담근 초에 이 흙을 갈아서 반죽하여 항문에 붙이면 좋다.

주하토(柱下土)

기둥 밑의 흙을 말한다. 옛날 사람들은 갑자기 배가 아프면 토방에 내려가서 기둥 밑의 흙을 팠다. 이 흙을 곱게 가루 내서 한 숟가락 먹으면 배아픈 것이 가라앉았기 때문이다.

소시장상토(燒尸場上土)

화장장에서 떠온 흙으로 검은빛을 띤다. 학질에 이 흙을 찧어서 환을 만들어 귀를 막아주거나 어깨에 붙였다. 이 때 남자는 왼쪽, 여자는 오른쪽에 붙인다.

상근하토(桑根下土)

뽕나무 뿌리에 붙은 흙을 말한다. 악풍(惡風)에 손상되어 살이 곪은 데 붙이는데, 상근하토를 물에 개서 종기에 붙인 다음, 그 위에 뜸을 20～30장 뜨면 그 속에 열기가 들어가 고름을 빼내고 깨끗한 새 살이 돋는다.

호연과토(胡燕窠土)

제비 둥지의 흙을 말한다. 어린아이가 놀라서 열이 많이 날 때, 이 흙에 오줌을 섞어서 끓인 후 그 물로 목욕을 시키면 낫는다.

한편 다리에 종기가 나서 깊어지면 심장에 영향을 미치므로 일찌감치 치료를 해야 한다. 이 때 호연과토를 곱게 갈아서 물에 타 종기 위에 바른다. 그리고 모관운동을 해주면 후환이 없이 낫는다.

토봉과(土蜂窠)

땅벌 둥지의 흙을 말한다. 종기 독이 심할 때, 이 흙을 식초에 개서 붙이면 낫는다. 거미에 물렸을 때도 같은 방법을 쓴다.

한편 아이를 낳을 때, 수난을 돕기 위해 이 흙을 물에 풀어 끓여서 마신다.

강랑전환

쇠똥구리가 굴려서 둥글게 된 흙으로 땅 속에 묻혀 있다. 그 가운데서 오래된 흙일수록 좋다. 상한(傷寒), 황달로 인한 열로 고생할 때 이 흙을 물에 담갔다가 즙을 내서 마신다.

구인니

지렁이가 살고 있는 곳의 흙을 말한다. 오래된 설사에는 이 흙 한 되를 연기가 나지 않을 때까지 볶은 후, 물에 걸러서 맑아진 다음 마신다.

어린아이의 음낭에 종기가 났을 때도 쓰이는데, 구인니를 곱게 간 다음 생감초 즙과 섞어서 바른다. 뱀이나 개에 물려 상처가 나 열독이 생긴 데도 같은 방법을 쓴다.

정저니(井底泥)

우물 밑에 쌓여 있는 흙을 말한다. 임산부가 열병이 나면 이 흙을 심장과 단전에 바른다. 태기(胎氣)를 유지시켜주기 위해서이다.

복룡간(伏龍肝)

부엌 신의 이름이기도 하며, 아궁이 솥 바로 밑의 황토를 말한다.

이 흙은 대개 10년 이상을 부엌 아궁이 속의 화기가 쌓여 저절로 굳어진 황색의 단단한 흙이다. 약으로 쓸 때는 깊이 파서 안쪽에 있는 흙을 물에 담근 후 맑은 물을 쓴다.

이 물은 부인의 어지럼증, 피 섞인 기침 등을 멎게 해준다. 악성 종기에는 식초와 섞어서 바른다.

백자기(白瓷器)

불에 구운 자기로, 깨서 가루를 내어 쓴다. 여성 대하, 어지럼증, 구토 멈추는 약재로 쓴다.

오고와(烏古瓦)

지붕이 오래되어 이끼가 낀 푸른색 기와를 말한다. 따라서 오래된 것일수록 약성이 있다고 본다. 이 기와를 물에 넣고 끓이거나 물에 담가놓았다가 우러난 물을 마시면 소갈(消渴)을 멈추게 한다. 뜨거운 물에 데었을 때에는 이 기와를 가루 내어 바른다.

『향약집성방』에 나오는 황토 민간요법

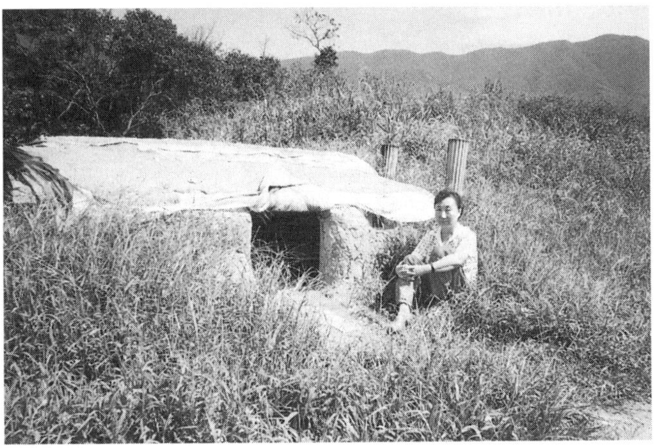

※ 원적외선 치료를 위한 방 (한평 반)

『향약집성방』은 조선 세종 때 간행한 종합 의학사전이며, 자연과학 서적이다. 이 책은 허준이 지은 『동의보감』과 함께 우리 민족의 의학수준을 가늠해 볼 수 있는 뛰어난 저작이다.

『동의보감』과 『향약집성방』에서도 황토의 약성에 대하여 기록하고 있는데, 특히 황토가 부인병과 소아병에 좋다는 것이 공통된 기록이다.

이것은 아마도 여성이 생명을 잉태하고 탄생시키듯이 황토 역시 만물의 생명을 탄생시키는 근본이라고 여기는 데서 나온 것이 아닐까 싶다. 앞서 『본초강목』에서 밝힌 황토 민간요법에서도 부인병과 소아병의 약재로 쓰이는 예들을 볼 수 있었다.

『향약집성방』 토부(土部)에서는 황토질을 중심으로 30여 종의 흙을 약용한다고 적고 있다.

복룡간(伏龍肝)

복룡간은 풍병을 치료하는 데 쓴다. 복룡간 다섯 홉을 부드럽게 가루 내어 한 번에 4그램씩 물에 타서 하루에 4~5회씩 먹는다.

복룡간은 중풍으로 갑자기 말을 못하며, 손발도 쓰지 못하고 몸이 굳어질 때의 약재로도 쓰인다. 복룡간 다섯 홉을 가루 내서 물 한 되에 타서 가라앉힌 후 마신다.

또 돌림병 열독이 전염되지 않게 하는 데도 복룡간을 쓴다. 복룡간 1백20그램을 가루 내어 약전국 한 되와 물 석 잔으로 달여서 그 양이 한잔 반이 되면 찌꺼기는 버리고 물만 세 번에 나누어 마신다.

몸이 차고 소화가 안 될 때에는 복령간 찜질을 한다. 복룡간 한 되에 마늘을 찧어넣고, 식초를 뿌린 뒤 배 위에 대고 찜질을 한다. 이 때 천을 한 겹 펴고 그 위에 바른다. 마르면 다시 반복한다.

식사 후 토하면서 몸에 한기와 열기가 반복될 때에도 복룡간을 쓴다. 재가 묻은 상태의 오래된 복룡간을 부드럽게 가루 내서 한 번에 8~12그램씩 미음에 타서 먹는다.

복룡간은 임산부가 돌림병이나 열병을 앓을 때 유산되지 않게 하는 데도 쓰인다. 방법은 복룡간을 물에 개서 배꼽에 붙인 후 마르면 다시 갈아 붙인다.

적석지(赤石脂)

적석지는 집 안에 있는 흙을 말한다. 이질로 항문이 빠져나왔을 때는 적석지와 복룡간을 쓴다. 적석지와 복룡간을 체에 걸러서 부드럽게 한 다음 한 번에 2그램씩 항문에 바른다.

동벽토(東壁土)

이질을 앓으면서 음식을 먹지 못할 때는 동벽토를 먹는다. 동벽토를 부드럽게 하고, 여기에 귤 껍질 가루 낸 것을 섞어서 생강, 대추를 넣고 달여먹는다.

지나친 약 복용으로 부작용이 있을 때도 동벽토가 효과가 있다. 동벽토를 물에 풀어 한 번에 한잔씩 여러 번 마신다.

어린아이의 항문이 빠져나오려고 할 때도 동벽토를 쓴다. 동벽토를 솥에 넣고 끓이면서 그 김을 쏘이게 한 다음 그 물로 씻어준다.

황토(黃土)

이질을 오래 앓아 진액이 줄어들어 팔다리가 붓고 입이 마를 때는 황토를 먹는다. 겨울철에 나는 과일 한 개를 황토 이긴 것으로 바르듯이 싸서 잿불에 물러질 때까지 굽는다. 그 다음 황토는 떼버리고 과일즙을 짜서 먹는다.

목이나 겨드랑이에 멍울이 생겼을 때도 황토가 좋다. 땅을 파서 쇠똥구리가 굴리다 놓은 것을 황토로 싸듯이 발라서 불에 굽는다. 다 구워졌으면 황토는 떼버리고 가루를 내서 참기름에 갠 후 멍울에 바른다.

다리와 무릎에 하주창(下注瘡)이 생겨 다리를 못 쓰고 아플 때도 황토를 쓴다. 녹두 가루를 돌 그릇에 넣고 볶은 다음, 젖은 황토 위에 놓아서 화독을 빼고 부드럽게 가루 내서 붙인다. 이 때 더운 물로 먼저 아픈 부위를 씻고 붙인다.

한편 부자(附子), 하돈(河豚), 오두(烏頭) 등에 중독되었을 때는 황토벽 흙을 쓴다. 오래된 황토벽 흙을 긁어 뜨거운 물에 풀어서 가라앉힌 다음 맑아진 물을 뜨겁게 해서 마신다.

황토는 산후 혈수증이나 산후에 온몸이 퍼렇게 부을 때도 쓰인다. 마른 옻과 보리, 엿기름을 각각 같은 양으로 부드럽게 가루 낸다. 그리고 사기 단지에 엿기름 가루를 한 겹 펴고 그 위에 옻가루를 한 겹 펴는 식으로 단지를 채운다. 소금물에 이긴 황토로 단지를 싸 바른 다음 불에 굽는다. 단지가 식은 후 내용물을 꺼내 다시 가루 내서 한 번에 8그램씩 뜨겁게 데운 술에 타 마신다. 이 약은 산후의 여러 병에 두루 쓰인다.

황토는 또 어린아이의 머리에 생긴 악창을 치료하는 데도 쓰인다. 약전국을 황토로 싸듯이 발라 잿불에 묻어 익도록 구은 다음 식혀서 가루를 내 볶지 않은 기름(현대에는 올리브유가 좋다)에 개 바른다.

또 장수 비법에도 황토가 큰 역할을 한다. 음력 10월에 홰나무 열매를 따서 항아리에 넣고 약 기운이 새지 않도록 덮은 다음 황토로 싸듯이 발라서 14일 이상 둔다. 그 뒤 열매를 꺼내서 껍질을 벗기고 먹는다. 처음에는 한 개를 먹고, 점차 한 개씩 늘여서 15일을 먹는다. 그 다음에는 반대로 매일 한 개씩 줄여가며 15일 동안 먹는다. 매달 이렇게 먹으면 밤눈이 밝아지고 힘이 나며 오래 살 수 있다.

황토목욕법

황토를 이용한 건강요법 가운데 제일은 황토욕법이라 할 만하다. 황토욕법이 우리나라에서 처음 시도된 것은 70년대 중반쯤 이환종 선생이 주도한 '한마음회'의 배은성 선생 지도에 의해서였다. 그러나 내가 황토욕법을 처음 접한 것은 1965년쯤으로 일본에 있을 때였다.

당시 나는 '녹회'라고 하는 서식 건강회에 가입해 있었다.

녹회는 하다가야에 있는 자연건강의료원 원장인 마부치 씨가 만든 모임이었다. 마부치 선생은 그 모임에서 특히 황토욕법을 강조했는데, 황토욕법은 녹회의 중요행사로 1년에 두 번 정도씩 이루어졌다.

황토욕법은 대개 마부치 선생이 정한 야산에서 했다. 흙을 경사지게 1미터 정도 파고 그 안에 들어가 목만 내놓은 채 흙으로 덮는 것이었다. 이 때 흙 무게가 너무 무겁지 않도록 20센티미터 정도로 덮었다.

얼굴은 바람이나 햇볕을 막기 위해 큰 우산으로 가렸다. 대개 두 시간에서 여섯 시간씩 흙 속에 누워 있었다. 당연히 소변도 흙 속에 드러누운 채로 보아야 했다.

그 때 일로 기억나는 게 있다. 황토욕을 하는 사람들을 시중해주는 사람이 있었는데, 그는 사람들이 목이 마르다고 소리치면 달려와서 컵 안의 물을 빨대로 마실 수 있게 대주곤 했다. 그러다 보면 이 사람 저 사람과 몇 마디씩 하게 되기도 했다.

그런데 그들은 웬만하면 황토욕을 하는 사람들과 말을 하지 않으려 했다. 여러 사람과 이야기를 하다가는 현기증을 일으키게 되기 때문이라는 것이었다. 그러니까 황토욕을 하고 있으면 사람의 몸에서 독이 빠져나오는데, 그 독을 제 몸으로 흡수하면서 어지럼증을 일으키게 된다는 것이었다.

그래서 황토욕을 하는 사람도 함부로 그들에게 말을 걸지 않았다.

이 정도로 황토욕은 사람 몸 안에 든 나쁜 독을 다 흡수하는 기능을 한다. 우리나라에서는 모래찜질을 많이 하는데, 모래찜질은 뼈 건강에 좋다고 한다. 그에 비해서 황토는 내장의 건강에 좋다고 한다.

몸이 나쁜 사람은 황토욕 초기에 몸에 반점이나 두드러기 등이 생기기도 한다. 이른바 명현 현상이라는 것인데, 그 시기가 지나면 몸이 좋아진다.

황토욕은 일종의 몸 대청소이다. 우리 몸도 때때로 대청소가 필요하다. 그래야만 모든 신진대사가 원만하게 이루어져 건강을 유지할 수 있는 것이다.

우리나라에서 황토욕을 하려면 여름철에 하는 것이 특히 좋은데, 지속적으로 1년에 한 번씩만 황토욕을 해도 건강을 유지하는 비결이 될 수 있을 것이다.

현재 황토욕을 할 만한 곳을 꼽기는 어렵다. 여기저기 공해로 오염되었기 때문이다. 만약 병을 얻은 상태라면 야트막한 산에 가서 정갈한 흙 속에 몸을 묻고 있으면 좋다. 그렇지 않은 사람은 서해안 쪽으로 놀러 갈 때 바닷가에서 모래찜질하듯이 흙 속에 드러누워 있으면 좋다.

몸 안의 독기 없애는 황토욕

장마도 거친 듯 하늘은 맑고, 잠자리가 나는 한낮의 무더위는 말 그대로 푹푹 찐다. 하루에도 몇 번씩 물을 끼얹고 부채질을 하고, 얼음을 띄운 미숫가루 한 대접이나 감잎차로 더위를 즐긴다. 냉방장치나 선풍기가 도무지 싫은 필자의 피서 도구란 부채 정도다. 좋기로 말하자면 시원한 황토방을 견줄 수는 없을 것이다.

'黃土房氣味君知否 世事都無一句論' 황토 집의 맛을 그대는 아는가, 세상일 따위는 말할 것이 없다오.

위 문구가 바로 문명의 혜택을 덜 입은 촌스러운 우리집 광경이다.

황토로 몸을 덮고 토욕을 하면 독소가 밖으로 배출돼

목욕은 물로 머리를 감고 몸을 씻는 일이다. 여름에는 땀이

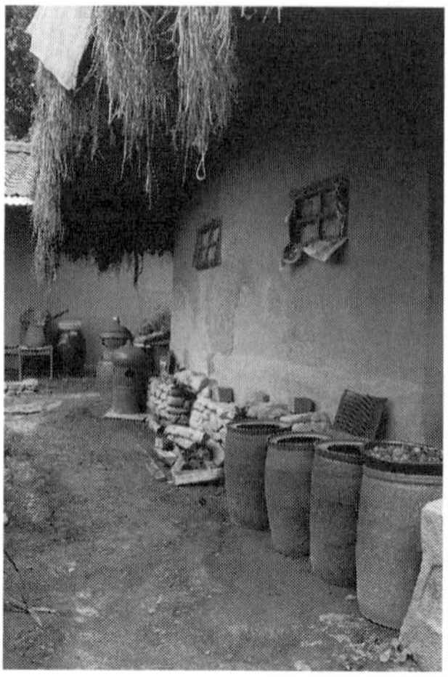

필자의 황토방

끈적거리고 씻지 않으면 냄새가 난다. 그래서 부지런히 씻고 옷도 자주 갈아입는다. 그것은 몸에서 베어 나오는 노폐물 때문이다.

현대 도시생활은 냉방완비가 되어야 영업이 되고, 차를 타면 추울 정도로 에어컨을 틀어 급속 냉각을 시킨다. 여름엔 자연적으로 땀을 흘려야 하는데 그렇질 못하고, 겨울엔 난방으로 인해 추울 사이가 없다. 요즘 사람들 자연히 면역력이 약해질 수밖에 없다.

이러한 현실이다 보니 건강에 관심도는 높아져서 방학이나 휴가를 내어 산을 찾아 삼림욕을 하고, 해변을 찾아 모래밭을 거닐며, 좀더 적극적인 방법으로는 풍욕을 하기도 한다. 풍욕은 병자나 건강한 사람 모두에게 좋고 체질 개선에도 유익한 방법이 될 수 있다.

흙으로 물을 정화시켜 지장수를 마시게 하고 고운 흙으로 (황토, 레몬, 오이, 유카리테스 오일, 밀가루, 죽염, 물 등을 섞어)

전신 마사지를 하고 흙베개를 만들어 베기도 하는 필자의 생활은 지난 몇 년간 각종 매체 기자들에게 정신 없이 수난(?)을 겪기도 했다.

땅은 만물의 어머니만큼이나 위대한 힘을 갖고 있으나, T.V나 광고에서는 땅이 눈에 번쩍 띠는 뉴스라야 하며 만병을 고치는 신통력의 황토이기를 바라기 때문에 그들에게 부담을 가지고 있었던 것이 사실이다.

한때, 필자의 집에 암 환자가 밀려왔는데 대부분이 마치 황토가 암을 고치는 기적의 약인 것처럼 오인했던 사람들이었다.

환상적 미신의 황토가 아니라 진정한 의미의 황토의 신비를 올바로 이해해야 할 것이다.

병을 만든 오랫동안의 폐습을 반성하고 바른길로 양생해 나가는 일환으로 몸에 독소를 배출시키고 산소공급을 시켜주는 풍욕이나 황토욕을 한다면 소뿔을 바로 잡겠다고 나서 소를 죽이는 일만큼은 없을 것이다.

흙 속에는 놀라운 기운이 있다. 흙 속에 효소 중 몇 가지만 들추어 보자.

먼저 카탈라아제(Catalase)이다. 이 효소는 강한 활성력이 있어 생물에게 독소를 제공하는 과산화수소를 제거하며 생물이 살아갈 적절한 토양환경을 만든다. 인체 내에서 대사과정중 과산화지질 같은 독소가 발생하면 노화현상이 온다. 그런데 양질의 황토 속에 몸을 넣고 있으면 흙의 강한 흡수력으로 인해 독소가 중화 희석된다.

디페놀 옥시다아제(Diphenol Oxidsse : 산화환원 효소)는 생체구성성분의 합성에 필요한 에너지를 얻는데 필요한 효소다.

사카라아제(Saccharase)도 보통 흙보다 황토에 활성이 크다. 우리나라에 벼나 보리농사가 잘 되는 곳이 황토가 많은 곳인데, 이런 곳에 많이 함유되어 있다.

오염되지 않는 깨끗한 야산이나 공기 좋은 넓은 들에 약간 경사진 곳을 택한다. 사람이 누울 만큼 땅을 파는데, 돌이나 풀뿌리가 많은 곳보다 푹신푹신한 황토 땅이 이상적이다.

길이 약 2m, 폭 1m, 깊이 5～60cm 정도를 판다. 흙베개도 만들어 누우면 편안한 자세가 되게 한 후 나체로 눕는다. 옷은 한 장도 걸치지 않는 것이 좋은데, 다른 사람의 도움을 받아 누울 때 보자기나 타올로 그곳만 덮었다가 흙이 덮히면 살짝 빼낸다.

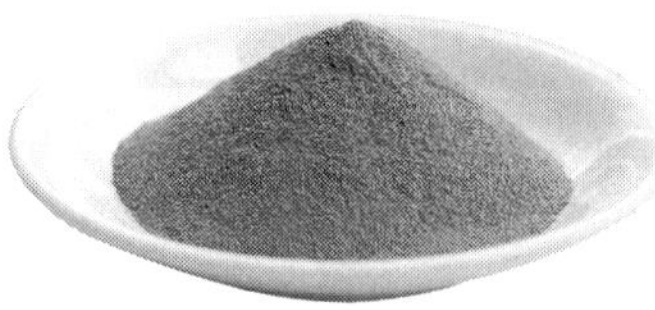

몸 위에 덮는 흙은 약 15cm 전후가 좋다. 조금 덮으면 숨쉬면서 흘러내리거나 갈라질 염려가 있다. 너무 두껍게 덮어 중압감을 느껴서도 안 된다. 햇볕을 가리는 양산으로 얼굴을 그늘지게 하고 간식이나 담배는 금물이다. 생수나 감잎차를 준비하여 구부러진 빨대로 빨아 마시는데, 많이 마시면 좋다. 소변은 그대로 누운 채로 본다.

도와주는 사람이 우산 속에 얼굴을 가깝게 하고 대화를 해서는 안 된다. 누운 자의 독소가 입으로 뿜어 나오기 때문에 단체로 행할 때(3m 간격 요함) 몇 사람을 시중들다가 졸도하는 예가 있기도 하니 조심하여야 한다.

묻혀 있는 시간은 최소 두 시간이나 보통 4~5시간이 이상적이다. 어떤 사람은 스물거린다고 여기저기 긁으라고도 하지만, 사실 그것만큼 시원하고 상쾌한 것은 없다. 잠자면서 음악도 듣는다. 여름철에 두세 번 이 경이로운 토욕(土浴)을 할 수 있다면 참으로 바람직하다고 할 수 있다.

묻혔던 곳에 다시 다른 사람이 하면 안 된다. 독이 많이 나온 자리는 파리가 꼬이며, 만약 가깝게 앵두나무 같은 유실수가 있으면 이 년쯤 열매를 맺지 않는다고도 한다.

토욕 후 피부에 반점처럼 붉게 돋기도 하고 식중독 같은 현상이 일어나기도 하나 염려할 필요는 없다. 내부에 독이 겉으로 나오며 나타나는 현상이다. 아무렇지도 않다고 하여 효과를 의심하지는 말아야 한다. 본인이 자기의 컨디션을 알 수 있기 때문에 부언할 필요는 없는 것이다.

혹 오염된 땅에서 하거나 이 요법에 대한 의구심 때문에 못하는 사람 빼고는 놀라운 성과를 볼 것이다. 시간은 오전 10시경부터 오후 5시까지가 적시다. 이 요법은 반신욕을 할 수도 있고 약한 사람은 한 시간 정도로 끝내고 다음날 시도해 보는 것도 좋을 것이다.

이 토욕법은 필자의 오랜 경험에 의한 것이며, 성인병의 치료와 예방에도 탁월하다.

황토자루 찜질요법

지난 여름, 친구 며느리가 아이를 낳았다. 삼칠일도 지나고 하여 한 번 그네 집에 들렀다. 가서 보니, 며느리는 보이지 않고 친구가 아이 목욕을 시키고 있었다. 며느리는 산후 조리 겸 찜질방에 갔다고 했다.

여름에 아이를 낳으면, 아이도 고생이려니와 산모 고생도 만만치 않다. 아무리 삼복 더위라도 내복을 입어야 하고, 찬물에 머리 한 번 감을 수 없으니 말이다. 그건 여름에 아이를 낳아본 사람만이 알 수 있는 고통이다. 예전엔 그 고통들을 이기지 못하여 산후 조리에 실패하곤 했다.

하지만 그보다는 며느리 입장이라는 것이 오래 자리 보전하고 있을 만한 처지가 못 되어 움직이다 보니 산후 조리라는 걸 제대로 할 수 없었던 것이 대부분 산모들의 실정이었다.

그럼에도 불구하고 옛날 여성들이 요즘 여성들보다 부인병이 적었다는 것은 신기한 사실이 아닐 수 없다. 그런데 그 가장 큰 이유가 바로 황토로 바른 아궁이 앞에 다리를 벌리고 앉아 소나무 장작으로 군불을 때는 일을 일상적으로 반복했기 때문이라는 점이다. 황토에 열을 가하면 흙에서 내뿜는 복사열인 바이오 원적외선이 인체에 깊숙이 침투한다. 이 원적외선이 각종 질환의 원인이 되는 세균의 작용을 약화시키고 혈액 순환이나 세포조직 생성을 촉진하는 것이다.

그나마 황토집에서 살기에 이러한 자연 치유가 가능했다. 그러나 가사노동뿐만 아니라 농사일에까지 참여해야 했던 옛 여인들이 그것만으로 건강을 지킬 수는 없었다.

그런데 요즘은 두루두루 좋아졌다. 시어머니가 애를 보고, 며느리는 산후 조리를 한다고 찜질방에 가다니. 그러나 이건 좋아졌다고 이야기하는 게 아니다. 이제야 만사가 제대로 되었다고 이야기해야 한다. 산후 조리 잘못하면 두고두고 고질병을 얻게 되니 미리 예방하는 것이 현명한 처사다. 그러니 시어머니가 며느리보다 더 산후 조리에 조심을 시켜야 한다.

친구도 딱 그랬다. 그래서 며느리를 찜질방에 보내놓고 아이를 혼자 목욕시키고 있었던 것이다. 친구는 그 찜질방이라는 것이 있어서 여름에 아이 낳은 여자 산후 조리에는 그만이라며, 좋은 세상이라고 했다.

그래서 내 이야기를 해주었다. 나는 아이 둘을 다 여름에 낳았다. 큰 아이는 5월 말, 작은 아이는 6월 중순이니 산후 조리하기가 쉽지 않았다. 더구나 아이를 낳고 돌봐줄 이가 없었다. 아이 낳고 몸을 추스르면서 바로 집안일을 해야 했다.

더욱 치명적이었던 것은 둘째 아이를 낳고 난 다음이었다. 아이를 낳고 닷새가 되는 날이었는데, 시어머니께서 마루에 앉아 다듬이질을 하고 계셨다. 며느리 된 입장이라 그 소리를 듣고 모른 채 누워 있을 수가 없었다. 그래서 마루에 나가 시어머니가 하던 다듬이질을 했다. 바로 그날 밤부터 내 온몸이 쑤시기 시작했다. 결국 그 통증은 몇 십 년을 두고 나를 괴롭혔다.

그런데 마침내 통증을 해소시킬 비법을 발견하였다. 다름아닌 황토자루 찜질이 그것이었다.

황토를 무명 자루에다가 5킬로그램 정도 넣어 아랫목에 묻어두었다. 얼마만큼 시간이 지나 뜨거워지면 꺼내서 팔, 허리, 등 할 것 없이 아픈 곳에 대면 되는데, 아예 베개삼아 베고 눕기도 한다.

팔이 많이 쑤실 때는 그 황토 자루를 팔에다가 대고 하룻밤 잔다. 그러면 다음날 아팠던 곳이 시원한 게 거뜬해진다.

한번 만든 황토 자루는 1주일 정도 쓰고 버린다.

요즘은 감기에 걸렸을 때도 황토 자루 비법을 쓴다. 감기라는 게 주로 몸살을 동반한다. 온몸이 쑤시고 맞은 것처럼 아플 때가 있다. 그럴 때도 황토자루를 만들어 등에 대고 하룻밤 자고 나면 몸이 가벼워진다.

지금은 흙 천지에 사니 손쉽게 할 수 있다. 하지만 서울에 살 때는 미리 흙을 구해놓고 살았다. 그래서 시골에 가거나 어디 산에라도 갈 일이 있으면 사과 궤짝을 들고 갔다. 그 궤짝 가득 흙을 퍼다가 시원한 곳에 놓아두고 아플 때마다 자루에 넣어서 쓰기 위함이었다.

산후 조리를 잘못하여 고생하고 있는 부인이 있거나, 늘 몸이 아프다고 하소연하는 연로한 부모님이 있는 집안에서는 황토 자루 하나쯤 만들어둘 만하다. 때때로 요긴하게 쓰일 테니 말이다.

황토집에서 하는 풍욕

내 나이 예순 셋이다. 하지만 나와 처음 만나 내 나이를 맞추는 사람은 한 사람도 없었다. 10년 아래로 말하는 사람도 적지 않았다. 물론 그 가운데는 듣기 좋으라고 해주는 소리도 있었을 것이다.

하지만 나는 그들의 말을 그대로 믿는다. 왜냐하면 나 스스로도 예순이 넘은 할머니라는 생각을 잊고 살기 때문이다. 그리고 무엇보다도 내 몸이 예순이 넘은 할머니라고 할 만큼 늙지 않았다고 스스로 자부한다.

여전히 몸매가 예쁘다는 소리까지 듣고 사는데, 좀더 적나라하게 말하자면 허리가 예쁘다는 말도 듣는다. 물론 남자한테 듣는 이야기다. 나는 아직도 이런 자신감을 갖고 사는 여자이다.

내 건강법을 말하려다 공연히 내 자랑부터 나왔다. 그러나 이런 자랑은 다름아닌 나만의 건강법에서 비롯된 것이다.

나는 풍욕을 25년째 하고 있다. 풍욕이란 말 그대로 바람요법이다. 우리의 몸은 끊임없이 신진대사를 하고 있다. 신진대사가 원활하기 위해서는 피부 호흡이 잘 되어야 한다. 다시 말해서 노폐물이 피부의 모공을 통해서 몸 밖으로 빠져 나가야 한다는 것이다.

풍욕은 모공의 수축, 이완작용을 이용하는 방법으로서 바로 이 피부 호흡이 잘 되게 하는 요법이다. 이는 체표로부터 요소(尿素)나 기타 노폐물을 발산하고 산소를 공급하게 해준다. 이에 따라 체내에 발생한 일산화탄소가 산화되어 탄산가스가 되므로 건강에 좋다. 따라서 감기 같은 질병에 쉽게 걸리지 않는다.

심지어 이 풍욕을 계속함으로써 암에도 걸리지 않는다는 이야기가 있을 정도이다. 일본에서는 암에 걸린 사람이 하루에 7～11회 정도 풍욕을 하여 마침내 암을 극복했다는 체험담도 많이 전해지고 있다. 처음에는 계란만 하던 암 덩어리가 풍욕을 계속함으로써 어느 새 사라졌다는 것이다.

내가 잠자리에서 일어나는 시간은 5시 30분쯤이다. 일어나면 우선 방문을 활짝 연다. 그리고 포대기를 들고 마당으로 내려선다. 풍욕을 하기 위해서이다. 포대기를 뒤집어쓴 채로 1분간 있는다. 다음은 포대기를 열고 20초 있는다. 다시 포대기를 쓴 채로 1분, 연 채로 30초 있는다. 포대기를 쓰고 있는 시간은 1분으로 하고 열고 있는 시간은 점차 10초씩 늘려서 열한 번 정도 반복한다. 약 25분 정도를 계속하는 것이다.

포대기를 쓰고 있을 때는 가만히 있지만, 열었을 때는 몸의 불편한 곳이나 필요한 부분 운동을 한다.

풍욕은 해가 없을 때, 그러니까 새벽이나 밤에 하는 요법이다. 옷을 입고도 하지만 맨몸으로 하는 게 더 효과적이다.

암 환자는 하루에 6~11회 정도 하면 좋다. 만약에 증세가 심하여 일어나기조차 어렵다면 가족의 도움을 받아 하면 된다. 즉, 누운 채로 이불을 벗었다 덮었다 해주면 된다. 특히 환자의 경우는 일정한 시간을 정해서 규칙적으로 할 수 있도록 해주는 게 좋다.

나는 풍욕을 1년 내내 하지는 않는다. 몸을 많이 움직이지 않는 겨울철에 주로 한다. 몸의 신진대사를 활발하게 할 수 있도록 하기 위해서이다.

풍욕은 특별한 도구나 장소가 필요한 게 아니다. 잠자리에서 일어난 상태로 그냥 할 수 있는 요법이다. 그러니 습관만 들이면 누구든 쉽게 할 수 있다.

특히 나이가 들어가는 사람에게는 아주 좋은 건강법이다. 점점 신진대사가 약해지기 쉬우니 말이다.

도시의 젊은 사람들은 공기도 좋지 않은 데서 늘 앉아 생활하기 십상이다. 그러니 그들 역시 풍욕을 하면 좋다. 다만, 아침 일찍 출근하느라 경황이 없다면 잠자리에 들기 전에라도 하는 게 좋겠다. 아파트에 산다 해도 베란다에 나가서 할 수 있으니 마음 먹기에 달렸다.

오늘 아침부터, 아니면 저녁부터라도 당장 시작해 보기 바란다. 머지않아 탄력 있고 건강한 당신의 몸을 만날 수 있을 것이다.

풍욕은 세포기능에 활력을 준다

우리 몸은 대략 60억 조의 세포 군락을 이루고 있다. 그토록 많은 세포의 군락처인 우리 몸을 감싸고 있는 피부의 모공(한국과 일본 사람은 250만 개, 열대지방인은 280만 개)을 여닫는 방법이 바로 풍욕(風浴)이다. 세포의 기능에 활력을 불어넣어 주는 건강법, '풍욕'을 소개한다.

피부기능 회복시켜 주는 풍욕

지금까지 세계 의학계에 그 유례가 없는 독특한 방법인 '혈액순환 모세관망(毛細管網) 원동력설'은 '모세혈관 운동법', '냉온욕', '풍욕' 등이 있다. 그 중에서도 풍욕은 필자가 30여 년이 넘는 오랜 세월을 몸소 실천하고 있는, 사람들에게 꼭 권하고 싶은 방법이다. 풍욕은 프랑스의 의학자 로-부리 씨가 고안하여 '로-부리요법' 또는 나체요법, 대기요법 등으로 불리는데, 그 방법은 다음과 같다.

공기 유통이 잘 되는 실내에서 나체로 20초간 있다가 곧 담요나 얇은 이불로 몸을 감싸고 1분 정도를 보낸다. 다시 나체로 30초간 있다가 이불을 덮고 1분, 이런 식으로 반복을 거듭하는데, 그 횟수에 따라 시간이 다르므로 〈표 1〉을 참조하면 된다.

〈표 1〉 풍욕 시간표

	나체로 있는 시간	이불로 몸을 감싸는 시간
1회	20초	1분
2회	30초	1분
3회	40초	1분
4회	50초	1분
5회	1분	1분 30초
6회	1분 10초	1분 30초
7회	1분 20초	1분 30초
8회	1분 30초	2분
9회	1분 40초	2분
10회	1분 50초	2분
11회	1분 60초	옷을 입은 채 2~3분간 누워있다 마침

사우나 · 찜질욕 많이 하면 조로증 찾아와

나체가 되어 있는 동안 몸의 굳은 곳이나 피로가 쌓인 곳을 문질러 준다.

풍욕은 피부의 호흡작용을 왕성하게 하고 피부 표면으로 요산을 비롯한 노폐물의 발산을 촉진시킬 뿐만 아니라, 공기 중의 산소를 흡입하여 혈액과 임파액을 깨끗하게 한다. 특히 몸

안에서 발생한 일산화탄소를 산화시켜서 탄산가스로 바꾸어 배설시키기 때문에 체내에 독소 축적을 막는다. 그러므로 감기도 걸리지 않는 저항력이 강한 체질로 개선시켜 준다.

발가벗은 동안 분화구(모공)가 오므라져서 닭살을 이루는데, 이것은 땀구멍을 닫기 때문이다. 이불을 덮으면 피부가 이완돼 모공이 열리면서 내부의 독소가 차 오르고, 발가벗으면 신속한 신경 전달에 의해 일시에 긴장하면서 이 때 체외로 독소가 빠져나간다.

이러한 되풀이를 열한 번 반복하는 동안(약 30분 소요) 몸속에는 대단한 변화가 일어나는 것이다.

나이가 들어감에 따라 따라오는 서글픔 중 하나가 늘어져 가는 피부와 탄력을 잃어만 가는 몸일 것이다. 이 풍욕을 익혀 두고 실천하면 그러한 우울증에서 어렵지 않게 벗어날 수 있는 것이다.

의복으로 피부를 지나치게 감싸면 간장이 약해지고 간액의 분비가 둔해져서 장의 연동이 둔화되어 변비가 생기게 된다. 변비는 장의 마비됨이 원인이 되어 숙변을 정체시켜서 즉각 뇌에 영향을 미쳐 손발의 신경을 마비시킨다.

만병의 근원은 체내의 일산화탄소 축적이라고 할 수 있다. 암의 원인 중 하나인 이 일산화탄소를 녹여 없애는 방법이 바로 풍욕인 것이다.

호흡이 곤란한 환자가 풍욕을 하면 숨쉬기가 한결 수월해지고 간장병, 암, 위궤양, 어린 아이 경기, 젖 토하는 아기들에게 효과가 좋다.

건강한 사람이라도 하루 한번 행할 수 있다면 더할 수 없이 좋고, 보통 해 뜨기 전이나 해가 진 후가 좋다. 병을 치료하는 경우라면 조석에 관계없이 여러 번 행할수록 좋다.

통기성 뛰어난 질 좋고 얇은 옷을 입어야

옷을 입지 않은 야생동물들은 병에 안 걸린다. 피부 기능의 장애는 옷을 지나치게 두껍게 입거나 두툼한 이불을 덮는 데서 기인한다. 되도록 얇게 입는 습관을 들이고 잘 때는 발가벗고 자는 것이 좋다.

여름에 땀을 많이 흘리거나 사우나 찜질방 같은데서 인위적으로 땀을 많이 흘려서 수분과 염분, 비타민 C를 잃게 되는데, 수분을 상실하면 혈액 중에 구아노징이 쌓이게 되어 요독증의 원인을 만든다. 염분의 부족은 발에 신경염을 유발시키고, 비타민 C의 부족은 치조농루를 비롯하여 괴혈병을 만든다.

몸을 깨끗이 하는 것은 좋지만 지나친 사우나나 찜질욕은 조로를 초래하므로 유의해야 한다.

풍욕은 엄청난 효과뿐만 아니라 명현 현상, 즉 건강회복 때문에 오는 반응도 대단히 강하게 나타나기도 한다. 피부가 가려워지기도 하고, 물집과 두드러기 같은 것이 돋기도 하며, 피부 빛깔이 변하거나 미열 등 여러 가지 증상이 나타나기도 한다. 그러나 전혀 염려할 필요가 없다. 그것은 단지 호전반응이기 때문이다.

풍욕할 때 주의할 점

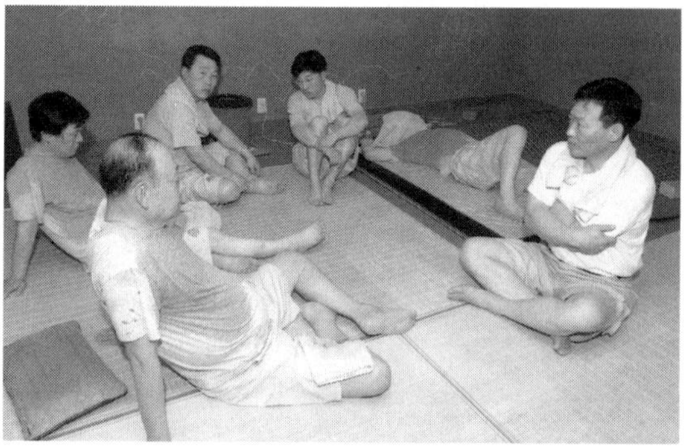

※ 몸을 깨끗이 하는 것은 좋지만 지나친 사우나나 찜질욕은 조로를 초래하므로 유의해야 한다.

- 이불을 덮어 몸을 감쌀 때 땀이 날 정도로 두꺼운 이불은 삼가야 한다.
- 이불 덮는 시간은 약간 길어도 무방하나 나체가 되는 시간은 엄수해야 한다.
- 병자는 타인이 덮었다 베꼈다를 반복하며 몸이 이리저리 공기에 쐴 수 있도록 도와준다. 아기의 경우도 마찬가지다.
- 건강한 사람은 처음부터 끝까지 11회를 행하여도 무방하나 병약자나 아기는 처음엔 70초까지만 벗고 다음 날 다시 80초까지 늘려가는 식으로 하면 된다.
- 식후나 목욕 후에는 40분 이상 시간을 둔다.
- 시작한 후 30일간은 절대로 쉬지 말고 계속할 것이며, 2일 내지 3일 쉬었다가 다시 시작하여 3개월간 시행한다. 고질

병자의 경우, 3개월 시행을 4회 하면 1년이 된다.

※ 여름이나 겨울이나 효과는 같으나 암환자는 1일 6회 내지 11회를 시간표에 따라 시행한다.

일광욕

내가 하는 자연욕 가운데는 일광욕도 있다. 풍욕은 의도적으로 지속하고 있지만 일광욕은 자연스럽게 이루어지는 것이어서 굳이 신경 쓸 필요조차 없다. 왜냐하면 방문을 열고 나서면 그것이 곧 일광욕이 되기 때문이다.

일광욕이란 원래 공기 맑고 깨끗하며 소음이 적은 들판이나 강가, 호숫가, 바닷가, 숲 속 등에서 하는 자연욕이다. 그런데 내가 사는 곳은 도시처럼 건물이 빽빽한 것도 아니어서 사방 어디든 햇볕이 들고 바람이 통한다. 그러니 아무 때고 산책 삼아 나가는 것이 곧 일광욕이 되는 셈이다.

하지만 햇볕이 잘 들지도 않고, 그나마 햇볕 아래 나설 시간조차 없는 사람들은 일부러라도 일광욕을 해야 한다.

일광욕은 피부를 통하여 자외선을 흡수하는 것이다. 따라서 물질대사를 촉진시키고 병에 대한 저항력을 높여준다. 또 적혈구와 혈소판 수를 늘려준다. 뿐만 아니라 피부를 호흡하게 하고 땀이 나게 함으로써 피지 분비를 촉진하며 비타민 D를 만들어준다. 칼슘대사에 참가하여 뼈의 발육을 촉진시켜주는 효과도 있다.

처음에는 10～15분 정도만 하고, 점차 시간을 늘려간다. 최종적으로는 하루에 한 번씩, 30분 정도 하면 된다. 피부 노출 정도는 처음에는 팔다리부터 시작하고 점차 가슴과 등, 허리와 배, 온몸 등으로 넓혀간다.

일광욕은 아침 10시부터 오후 4시 사이에 하는 것이 좋다. 주의할 점은 식사 직후나 공복감이 심한 상태에서는 삼가는 것이 좋다.

도시에 사는 주부들이라면 시장 갈 겸 하루에 한 차례씩 일광욕을 해보는 것도 좋다. 그리고 일요일은 가족이 함께 산책 삼아 동네 한 바퀴 도는 것도 일광욕의 한 방법이 될 것이다.

생수 마시기

지장수를 만들어 마시지 못한다 해도 물 마시는 일에 신경을 썼으면 한다. 그래서 그런 사람들을 위해 일종의 생수요법을 소개해 본다.

우리는 하루에도 몸 밖으로 2천5백 그램의 물을 내보낸다. 그 내용을 보면 폐호흡에 6백 그램, 땀으로 5백 그램, 오줌으로 1천3백 그램, 변으로 1백 그램이다.

따라서 우리가 하루에 필요로 하는 물의 양은 적어도 2천5백 그램이다. 대충 오줌의 색깔이 무색이 되는 정도가 적당한 양이라고 생각하면 된다

물이 우리 몸에 왜 필요한지는 이미 알려져 있는 대로이다. 혈액 순환, 땀 분비, 체온 조절, 생리적인 포도당의 발생, 세포의 신진대사, 모관작용의 촉진, 내장의 세척, 산과 염분의 균형 유지, 독물의 해소, 변비 예방 등이 그것이다.

따라서 물 마시기를 게을리해서는 안 된다. 보통 30분 내지 40분마다 약 30그램씩 마시는 게 좋다. 이것이 습관이 되면 위장병, 십이지장병 등에 걸릴 염려가 없다. 혹은 이미 그 같은 병

에 걸려 있다 해도 치유가 된다. 또 신경통, 류머티즘, 간질도 치유된다.

처음부터 생수 마시기가 익숙하지 않다면 물을 받아놓아 태양열로 데워진 다음 마시도록 한다. 또는 생수에 더운물을 타서 미지근하게 마시는 습관부터 들이도록 한다. 물론 점차 더운물의 양을 줄여야 한다.

숯가루요법

요새는 숯이 희귀하다. 하지만 불과 20여 년 전만 해도 시골에서 숯은 흔하디 흔했다.

옛 선조들의 생활을 탐구하다 보면 참으로 지혜로운 분들이셨다 싶을 때가 있다. 생활에서 쓰여지는 모든 것들을 그저 한 번 쓰고 마는 것으로 끝내지 않았다. 한번 쓴 것도 또 효용 가치가 없을까를 따졌고, 그런 연구를 하다 보니 주변 모든 것들을 인간에게 필요한 것으로 만들었다.

숯만 해도 그렇다. 그것은 연료로 쓰고 남은 것에 불과했다. 그런데 그것을 버리지 않고 인간에게 이롭게 쓸 수 있게 했다. 이보다 더 지혜로운 삶이 있을까. 이런 지혜로움은 오늘날의 우리도 충분히 이어갈 수 있을 것이다.

내가 쓰는 숯요법도 다 이런 전통에서 나온다. 숯요법은 세 가지이다.

첫번째는 숯을 쪄서 쓰는 방법이다

섭씨 2천 도 이상의 온도에서 구운 숯을 10센티미터 간격으로 엮는다. 그것을 폭 20세티미터×길이 30센티미터 정도 크기의 자루에 넣는다. 이 자루를 찜통에 넣어 20분 정도 찐다. 찐 숯을 타월에 싸서 아픈 곳에 대고 잔다.

두통이 있을 때는 목 뒤에 댄다. 유행성 안질환일 때도 조그맣게 만들어서 눈에 올려놓는다.

두 번째는 오일에 반죽해서 쓰는 방법이다.

우선 올리브유에다 숯 가루를 되게 반죽한다. 거기에 유카리테스 오일을 두세 방울 흘려넣고 다시 반죽한다. 이것을 가제에 싸서 안대처럼 쓴다. 그러면 눈에 생긴 웬만한 염증은 없어진다. 특히 여름이면 눈병에 걸리는 경우가 많은데, 이 방법을 쓰면 그만이다.

눈병뿐만이 아니다. 타박상을 입었을 때, 관절이 아플 때, 생채기가 났을 때 등등 아픈 피부에 얹어놓으면 통증이 가라앉는다.

유카리테스 오일은 약재상이나 자연식품 파는 곳에 가면 구할 수 있다.

세 번째는 숯 가루를 그냥 먹는 방법이다.

먹는 숯 가루로는 동쪽으로 뻗은 소나무 가지를 꺾어서 태운 숯을 곱게 빻은 가루가 제일로 좋다고 여겨져 왔다.

이 가루를 장만해서 유리병에 담아둔다. 전염성 독감에 걸려서 아프거나, 장염이나 위염으로 속이 거북할 때 하루에 1~2회 먹으면 통증이 없어진다. 공복이든 식사 후든 상관없이 티스푼으로 반 스푼 정도씩 먹는다. 그냥 먹기 힘들면 물 한 컵에 가라앉혔다가 물만 마셔도 된다. 안질이나 축농증에 걸렸을 경우엔 눈 세척이나 코 세척할 때 효과를 볼 수 있다.

지장수

우리 집에서는 지하수를 쓴다. 마당 한 쪽에 있는 이 샘물은 여름이면 시원하고, 겨울에도 그다지 차갑지 않다. 겨울에도 며느리가 이 물로 손주 녀석 기저귀 빨래를 할 수 있을 정도이다. 물론 물맛도 그만이다.

이런 정도면 도시의 수돗물에 비해 훨씬 좋은 물이어서 그냥 마실 만도 하건만 나는 굳이 지장수를 만들어 쓴다.

지장수란 원래 동황토를 체에 쳐서 맑은 물을 넣고 다섯 시간쯤 두었을 때 흙은 가라앉고 엷은 노란색을 띠게 되는 물이다.

황토는 기를 품은 생명 물질이라는 점 외에도 현대과학에 의해 1그램당 최대 5억 마리의 유용한 미생물이 살고 있다는 사실이 밝혀진 바 있다. 이로 인해 황토는 분해력, 정화력, 질소고정력이 뛰어나다. 황토를 이용한 지장수가 좋다는 것도 이런 원리에서 나온다.

나는 굳이 동황토를 가려 지장수로 쓰지는 않는다. 집 앞에 있는 동산에서 흙을 퍼다가 쓴다.

지장수를 만드는 방법은 간단하다. 항아리에 물 한 말을 붓고 흙 두 되를 넣어 푼다. 처음에는 흙탕물이지만 다섯 시간 정도 지나면 흙은 가라앉는데, 그 물만을 떠서 지장수로 쓰는 것이다.

오히려 수돗물을 먹는 사람들일수록 이 지장수를 꼭 만들어 쓰라고 권하고 싶다. 요즘은 물도 사먹는다지만 지장수를 만들어 먹으면 사먹는 물보다 건강에 훨씬 이롭다. 수돗물 속의 염소가 흙으로 제독되기 때문이다.

나는 지장수를 큰 항아리에 만들어놓고 요모조모로 쓰고 있다.

지장수 마시기

나는 아침에 일어나자마자 한 번, 자기 전에 한 번씩 지장수를 마신다. 특히 아침에는 지장수를 한 컵 정도 마시고 상체를 흔들어준다. 내 나름으로는 위를 흔들어서 지장수로 위를 가시는 기분이 들게 하는 것이다.

일본으로 건너간 직후부터 위장병을 앓아 무척 고생한 적이 있다. 한번 든 위장병은 그 정도가 날마다 더해만 갔다. 더욱이 귀국하고 나자 두루 바뀐 환경이 나에겐 그대로 스트레스로 작용하여 고생이 심했다.

그런데 지장수를 마신 지 2년쯤 지나면서 슬그머니 위장병이 나았다. 게다가 공복 시에 마셔주니 몸이 가벼워지는 느낌이 들었다.

여름에는 아예 병에 담아 냉장고에 넣어두고 마신다. 그리고 어디 놀러 갈 때도 지장수를 담아가서 마신다. 물론 요새 나오는 갈증 해소 음료수보다도 효과가 뛰어나다.

지장수로 밥물 하기, 채소 씻기

요새는 농사짓는 데 농약을 많이 쓴다. 농민의 입장에서는 수확을 많이 해야 한 해 농사비라도 건질 테니 할 수 없는 노릇 같기도 하다. 하지만 쌀에 묻은 그 많은 농약이 우리 몸 속에 쌓인다 생각하면 참 끔찍한 일이 아닐 수 없다.

급기야는 유기 농산물이 성행하기에 이르렀다. 너도나도 농약 안 친 농산물을 먹겠다고 난리들이다.

하지만 우리 주변에서 농약 안 친 먹거리를 구하기란 쉽지 않다. 그러니 다들 불안해한다. 그럴수록 지장수를 쓰는 것이 현명할 듯싶은데도 그걸 모른다. 누누이 강조하지만 지장수는 제독작용을 하기 때문이다.

나는 밥물만큼은 지장수로 한다. 물론 쌀을 씻을 때도 지장수를 쓴다. 농약도 씻어내고 밥맛도 좋다.

채소는 좀더 시간을 두는데, 상추 같은 것도 지장수에 15분 정도 담갔다가 다시 씻는다.

그 밖에 콩나물을 기를 때도 지장수를 쓴다. 지장수로 길러 보니 잔뿌리도 많이 나지 않고 통통하게 자란다. 맛도 더 고소하다.

태열기 있는 신생아 씻기기

어딜 가도 눈에 밟힐 만큼 어서 보고 싶은 손주 녀석이 지난 '94년 4월에 태어났다. 그런데 이 녀석이 태어나자마자 태열기를 보였다.

그래서 줄곧 지장수로 씻겼다. 처음에는 지장수에 볶은 소금을 티스푼으로 한 스푼씩 타서 씻겼다. 대신 비누는 1주일에 한 번 정도만 썼다.

그랬더니 태열기가 싹 가셨다. 그러더니 그 여름에도 땀띠 하나 나지 않고 맨질맨질한 피부로 지냈다. 지금도 손주는 땀띠는 물론 웬만한 피부염 한번 생기지 않는다.

감잎차와 건강

감잎차 만들기

우리 집에는 감나무가 일곱 그루 있다. 감은 한 해 걸러 열리는 숫자가 다르다. 한 해는 가지가 휘어지도록 열려서 보는 이의 눈도 행복하게 해주고 입맛도 다시게 해준다. 그러고 난 이듬해에는 도통 시원치 않게 열린다. 아마도 땅의 기운 탓일 게다. 땅도 한 해 동안 힘을 다하고 나면 그 이듬해에는 기력이 떨어져 힘을 모을 시간이 필요한 모양이다.

이것이 자연의 법칙이니, 우리 인간도 마찬가지다. 그러니 좋은 해였다고 마냥 좋아할 필요도 없을 것이요, 좋지 않은 해였다고 기운 빠져 있을 필요도 없는 일이다. 세상의 기운을 매해 똑같이 받을 수는 없는 일일 테니 말이다.

어쨌든 감은 해거리로 열린다지만 감잎만큼은 늘 풍성하다. 그 풍성한 감잎을 잘 거두었다가 이듬해 감잎을 얻을 때까지 두루두루 쓴다.

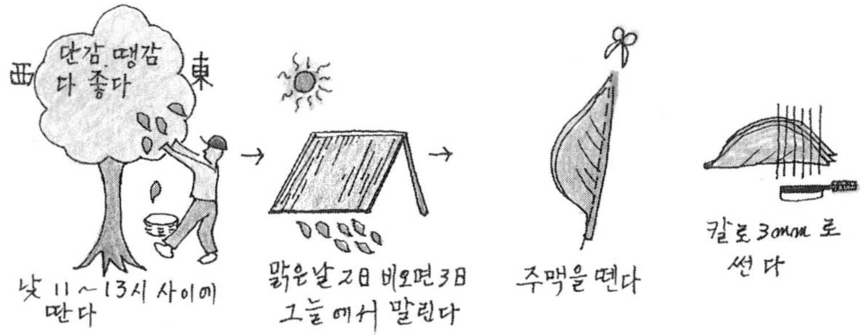

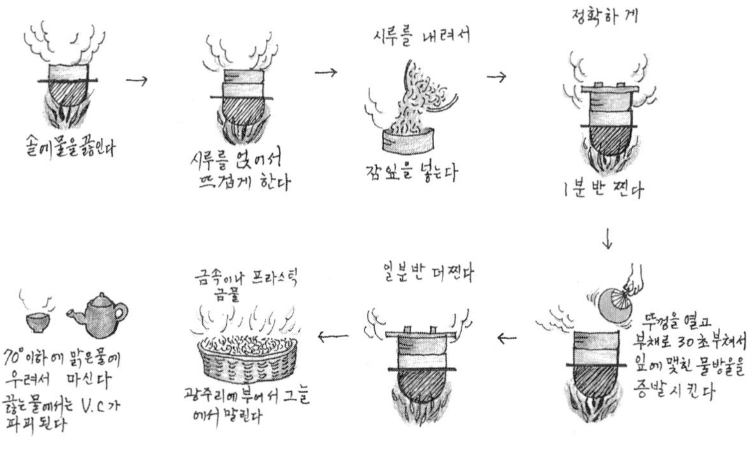

특히 9~10월이면 감잎은 무르익은 빛깔을 띤다. 그 때 햇볕을 충분히 받은 쪽의 잎들을 따서 씻을 필요 없이 3일 정도 그늘에서 말린다.

말린 감잎을 다섯 장씩 차곡차곡 포갠 후 가위로 5밀리미터 간격이 되게 썬다. 썬 감잎을 다시 채반 위에 3센티미터 정도 두께로 펴가며 얹는다.

큰 솥에다가 물을 넣고 끓인다. 물이 막 끓기 시작하면 감잎을 펴 얹은 채반을 솥에 넣고 1분 정도 찐다. 이 때 뚜껑은 덮지 않는다.

시간이 넘지 않도록 주의하는데, 얼른 꺼내 부채질을 하여 식힌다. 김이 나지 않을 정도로 식었으면 다시 솥에 넣고 찐다. 1분 정도 지나 꺼내서 또다시 부채로 식힌다.

이것을 햇볕이 들지 않는 그늘에서 말린다. 감잎이 짙은 갈색이 되도록 말랐으면 종이 봉투에 담아 서늘한 곳에 보관한다.

이 감잎은 섭씨 60～70도 정도로 끓여 차로 마시거나, 우려낸 물은 목욕 후 몸에 바르는 등 여러 모로 쓸 수 있다.

감잎차

우리 선조들은 차 마시는 것 하나에도 반드시 합당한 이유가 있었다. 차를 마시는 것도 우리 몸에 필요한 영양소를 제때에 공급해주기 위한 방편이었다.

감잎 차만 해도 그렇다. 푸성귀가 귀한 겨울철에는 그를 대신할 식품이 필요했다. 우리 몸에 비타민을 공급해야 했기 때문이다. 그래서 늦가을부터 이른 봄에 이르기까지 감잎 차를 마셨다.

지금은 겨울이라 해도 비타민 공급이 부족하지는 않다. 워낙 먹을 게 풍성한 세상이 되어서 그렇다. 하지만 나는 겨울이면 어김 없이 감잎 차를 많이 마신다. 그 은은한 빛깔과 향기 때문이다.

〈표〉 감잎차와 합성제품의 비교

구 분	감 잎 차	합성 제품
지속시간(약리작용)	24시간	1.5~2시간
흡수율(약효율)	85% 이상	1.5~20%

물론 비타민 C의 보고라는 점도 중요한 이유이다. 요새 흔히 먹는 종합 비타민과는 비교할 바가 아니다. 비타민 정제야 그 효력이 한정되어 있지만 감잎 차는 몸 안에 들어가면 비타민으로 완전 환원된다.

주전자에서 김이 한창 피어날 정도로 물을 설설 끓인다. 끓인 물을 사기 잔에다 따라서 섭씨 70도 정도로 식힌다. 물 온도가 그 이상이면 오히려 비타민을 파괴하기 때문이다.

물 한잔에 감잎 한줌을 넣고 빛깔이 연한 황갈색을 띠면 마신다. 이왕이면 설탕을 넣지 않고 감잎차 그대로 마시는 게 좋다.

날씨가 추울 때는 몸도 따뜻하게 할 겸해서 뜨겁게 마신다. 그러나 식혀두었다가 찬물이 마시고 싶을 때마다 마시는 것도 좋다. 갈증도 해소하고 비타민도 섭취할 수 있으니 일거양득이다.

감잎차가 얼마나 좋은지는 내 스스로도 이미 경험한 바 있다. 사위가 잇몸이 좋지 않아 툭하면 피가 나곤 했다. 그래, 내가 감잎을 말려 보내 딸에게 끓여주도록 했다. 사위는 겨울 한 철을 감잎차를 지성으로 마셨다. 그리고 지금은 잇몸 질병이 다 사라졌다.

오일 대신 감잎 우려낸 물 바르기

어쩌다 서울에 오래 머물면 목욕탕에 가게 된다. 가서 보면 요즘 젊은 여성들이 피부 가꾸기에 참 열성이라는 것을 알 수 있다.

계란을 바르는 사람, 우유나 요구르트를 바르는 사람 등등 방법도 가지가지다. 그리고 목욕 후에는 오일도 바른다. 피부가 거칠어지지 않도록 하기 위한 노력들일 것이다.

나는 이들 젊은 여성들에게 감잎을 써보라고 권하고 싶다.

목욕 과정은 상관없다. 평소 하던 대로 목욕을 하고 나서 물기를 닦고 난 몸에 감잎 우려낸 물을 로션 바르듯이 온몸에 발라주면 된다. 굳이 로션을 바르지 않아도, 오일을 바르지 않아도 피부가 당기거나 거칠어지지 않는다. 오히려 윤기가 나는 피부를 오래도록 간직할 수 있다.

비타민 C 부족은 만병에 원인

비타민은 건강 유지에 빼놓을 수 없는 미량 영양소이나 우리 몸 안에서는 생성되지 않는다. 비타민의 역할은 기계로 치자면 윤활유라고 할 수 있다. 아무리 우수한 기계일지라도 윤활유 없이는 그 기계에 능력을 발휘할 수 없을 뿐더러 결국 마모되어 고장이 나고 만다.

인체는 삼대 영양소인 단백질, 당질, 지질 그리고 각종 비타민류와 인, 칼슘, 가리움, 철, 마그네슘 등의 미네랄이 합쳐진, 일반적으로 5대 영양소의 적당한 분배로 힘을 유지하고 있는 것이다.

현재까지 알려진 비타민은 A부터 U까지 20종류 이상이다. 이 모든 비타민이 사람에게 필수적으로 갖추어져 있는 것은 아니다. 그 중 몇 종의 비타민은 결함을 일으키면 특유의 결핍증을 일으킬 수 있다.

천연 비타민 C는 모든 영양에 직·간접적으로 필수적인 역할을 한다. 이러한 비타민 C의 바른 이해가 여러분의 건강 생활에 크게 기여할 것이라 생각되어 천연 비타민 C 만드는 방법과 음용의 상식을 기재하고자 한다.

흡연자, 감기환자에게 절대 필요

비타민 C는 처음에는 괴혈병 방지 물질로 밝혀졌으나 1970년 미국의 포링 박사(노벨상 2회 수상)가 '감기와 비타민 C'라는 보고서를 발표하여 세상을 깜짝 놀라게 했다.

그 내용을 요약하면, 1) 바이러스 불활성 작용으로 감기를 예방한다. 2) 비타민 C가 콜라겐을 생성하여 자연 면역기능을 높여 암(위암, 간암) 예방 효과가 있다. 3) 스트레스 해소와 피로회복에 효과가 있다. 4) 햇볕에 타서 생긴 기미, 죽은깨를 없애준다. 5) 잇몸 출혈인 괴혈병을 없애준다. 6) 담배를 피우는 사람에게 절대 필요 물질이다.(담배 한 개피가 비타민 C 25mg을 파괴한다) 등이다.

문제는 비타민 C의 이상적인 섭취는 야채나 과일 등 식물에서 섭취해야 하는데, 그 필요량을 섭취하려면 말(馬)이 먹는 양만큼이나 먹어야 하니 보통 일이 아니다.

그런데 감잎차야 말로 비타민 C 섭취원으로서 매우 적합한 것이다. 유아로부터 노인에 이르기까지 맛있게 즐겨 마실 수 있고, 카페인 성분이 전혀 없으므로 안심하고 마실 수 있다.

레몬의 17배, 귤의 37배의 비타민 C가 들어 있어

헝가리 출신의 생화학자 세트 고오르기가 비타민 C를 발견한 것은 1928년이고, 감잎에 비타민 C가 들어 있다고 밝혀진 것은 1938년이다.

감잎은 그 어느 식물이나 과일보다 월등하게 많은 비타민 C를 함유하고 있다. 우리는 천연 비타민 C하면 레몬이나 귤 등에 많을 것으로 연상하는데, 감잎에는 레몬의 17배 귤의 37배 사과보다 무려 300배나 많은 양이 함유되어 있다.

감잎에 비타민 C가 가장 많이 함유되는 시기는 6월의 어린 잎이며, 함량이 1,500mg/100g이나 된다. 7~8월 성숙시기에는 1,100mg/100g 가량이며, 늦가을에 접어들면서 낙엽이 질 무렵에는 300mg/100g까지 내려가지만 그래도 레몬의 4배, 사과의 60배가 된다.

감잎차에는 비타민 C 외에도 다양한 유효성분이 있는데, 비타민 E 카로틴(체내에서 비타민 C가 되는 물질) 미네랄, 카데킹 프라본계 물질 등의 성분이 풍부하게 함유되어 있다.

프라본계는 피를 맑게 해주는 물질로서 은행잎에 많이 함유되어 있는 것으로 알려져 있으나 감잎에도 이보다 많은 양이 함유되어 있음이 밝혀졌다.

알칼리성 음료와 함께 마시지 말아야

감잎을 차로 만드는 과정에서 자칫하면 모처럼 찾아낸 보물을 모두 손실 할 수도 있으니 조심해야 하는데, 약산성이므로 알칼리성 음료와 함께 마시지 않는 것도 주의해야 한다.

비타민 C나 기타 유효성분이 손상되지 않고 신선하게 인체에 흡수되기 쉬운 상태로 보존시키는 공법을 창안한 니시가쯔조(西勝造 : 1884~1959) 선생은 감잎에 그 비타민 C가 풍부한 것을 감지하여 50여 년 간 감잎차 마시기를 강도 높게 권장해 왔다.

감잎차에서 만들어진 비타민 C는 합성제품의 약리작용을

훨씬 능가한다. 44종의 식물 분석표에 따르면 감잎이 최고로 입증되었고, 그 다음이 글라디올러스, 뽕잎, 들장미 씨, 해당화 씨, 대황의 순서이다.

광선을 이용한 분광법(分光法)에 의하면 100g 중에 370mg이 들어 있고, 색체를 이용하여 분석하는 배색법(比色法)에는 100g 중 365.5mg이 들어 있음이 판명되었다.

비타민 C는 특히 세포간질, 즉 교원질 생성에 필요하며, 뼈 · 연골 · 모세혈관망벽 · 치아 · 잇몸 · 모발신경 조직 등의 정상 보전과 세포의 산화 환원에 관계하는 중요한 역할을 하고 있는 것으로 알려져 있다.

황토집의 텔레비전

전자파 공해 이야기는 심심찮게 나오고 있다. 그도 그럴 것이 요새 젊은 사람들은 문화생활의 척도를 가전제품을 얼마나 갖추고 사느냐에 두고 있기 때문이다. 그러다 보니 가전제품에 포위되어 살고 있는 지경에까지 이르게 되었다.

방안에 텔레비전, 전화기는 기본이다. 그러다 보니 잠자는 동안에도 전자파에서 놓여날 수가 없다. 하물며 낮에는 더하다.

주부는 주부대로 하루에도 몇 번씩 전자 레인지, 냉장고 문을 열었다 닫았다 하며 전자파에 노출된다. 남편은 남편대로 하루 종일 무선 호출기라는 것을 허리춤에 달고 다닌다. 더군다나 무선 전화기까지 들고 다닌다. 무선 전화기로 인한 전자파가 극심하여 그에 대한 대책이 마련되어야 한다는 보도까지 나오고 있는 실정인데도 말이다.

어디 그뿐인가. 요새는 사무실마다 컴퓨터 없는 곳이 없다. 결국 우리나라에서도 어떻게 하면 이 전자파 공해에서 벗어날 수 있을까 싶어 그 방법들이 제시되기 시작했다. 그래서 한때 선인장이 꽤 많이 팔렸다고 한다. 선인장이 전자파를 흡수한다

해서 생긴 일이었다.

내 손가락보다 좀 굵고 긴 선인장이 아이 주먹만한 화분에 심어져 있는 모습을 나도 많이 보았다. 젊은 사람들 사이에 그게 선물용으로 많이 나가기 때문이라고 했다. 그 화분을 컴퓨터 앞에도 놓고 텔레비전 앞에도 놓고 한다는 것이었다.

어느 잡지에서는 아예 큰 그릇에 물을 담아놓는 것이 더 효과적이라고 주장하는 이도 있었다.

글쎄, 그것들이 얼마나 효과가 있는지 궁금하다. 어쨌거나 전자파에 둘러싸여 살아가는 사람들에게 그나마 도움이 되었으면 싶을 뿐이다.

하여튼 그런저런 이야기들을 들으면서 안타까운 마음이 들지 않을 수 없었다. 이른바 문화생활의 필수품이라고 여겨지는 것들은 한결같이 아파트나 도시형 주택 같은 시멘트집에서나 어울린다고 생각하기 때문에 빚어지는 일들이려니 싶었다.

말이 나왔으니 한번 묻고 싶다. 왜 문화생활은 시멘트집에서나 어울리는가.

솔직히 그것은 다 줏대 없는 '남의 것 본뜨기'에서 나온 어리석은 생각이다. 애초에 그 문화생활 필수품이라는 것들이 우리 문화가 아니다. 다 남의 문화, 특히 서양 사람들의 문화이다.

우리는 애초에 그것들을 들여오던 때부터 서양 것이라면 무조건 좋은 것이라고 여겼다. 물론 개화니 뭐니 해서 서구화를 서둘렀던 정치인들의 잘못이 크다. 그렇다고 하더라도 우리가 생각이 있다면 서구문화 가운데서도 좋고 나쁜 것은 판별해 받아들였어야 했다. 그런데 너나할 것 없이 그런 생각이 없었다. 어떻게든 그들과 같아지려고 본뜨려고만 했다.

그 결과 우리나라 고유의 황토집도 다 사라졌다. 서로들 앞다투어 서양식 시멘트집을 지었다. 그리고 그들 집 안에 있던 물건들을 우리의 집 안에도 들여놓았다. 그것이 잘사는 모습이었고 수준 있는 생활이었다.

그렇다고 내가 서구 문물을 나쁘게만 보고 이야기하는 건 아니다. 어차피 세상은 한 덩어리가 되어 협력도 하고 경쟁도 하며 살아가는 게 이치다. 그러니 그런 세상에 뒤쳐지지 않기 위해서는 필요한 것도 많고 알아야 할 것도 많다. 이른바 문화생활의 도구들이 그런 면에 있어서 큰 역할을 한다는 것쯤은 나도 알고 있다.

그러니 그것들을 다 버리고 예전처럼 살자고 할 수는 없다. 다만 무엇이, 어떻게 사는 것이 진정으로 우리에게 이로운 것인지는 알고 살아야 하지 않겠느냐는 것이다.

나 역시도 텔레비전도 보고, 신문도 보고, 전화도 쓴다. 생활의 필수품이기 때문이다. 뿐만 아니라 《타임》지도 본다. 또 일본 잡지도 몇 종 구독하고 있다. 물론 내가 살고 있는 황토집에서 말이다.

왜, 황토집에서는 어울리지 않을 것 같은가? 천만에다. 오히려 황토집에 사는 나는 전자파 공해에 불안해할 것도, 수선을 피울 것도 없다. 황토가 몸에 해로운 전자파를 다 흡수해주기 때문이다.

어떤가. 이래도 시멘트집에 앉아 텔레비전을 보는 게 질 높은 삶이라고 이야기할 수 있는가.

3장 황토의 삶 자연건강식

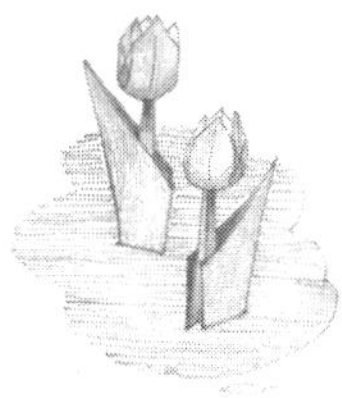

건강은 내 집 대문 안에 있다

농가월령가는 농업을 천하에 대본으로 삼던 시대에 있어 농가에서 시절 따라 행하는 매월의 행사와 그 세시풍속을 읊은 월령체로 된 장편 가사이다. 이 노래의 연대와 저자는 조선조 광해군 때의 학자 고상언의 소저라는 설과, 정조 때 실학의 대가인 다산의 아들 정학유가 지었다는 양설이 있다.

이 노래의 형식과 내용을 살펴보면, 우리나라의 농사에 관계되는 일들을 월령에 따라 노래하고 철마다의 전통풍속과 그 달 그 달의 지켜야 할 일들을 노래하고 있으며, 머리노래로 시작하여 정월령에서부터 십이월령에 이르기까지 무려 일 천여 구에 달하는 긴 가사로 되어 있다. 우리는 이 진솔하고 소박한 농가월령가를 통해서 우리 선인들의 생활풍속을 소상하게 알 수 있을 뿐만 아니라 농촌의 아들딸인 우리 자신도 올바른 전통을 새삼 재인식하게 되는 것이다. 뿐만 아니라 이를 통해 우리의 값지고 자랑스런 아름다운 윤리와 도덕이며 외래에 물들지 않은 우리만의 고유한 전통민속까지도 찾을 수가 있는 것이다. 이 장편 가사는 흥겹게 펼쳐지는 그 구절구절과 장면장면이 마치

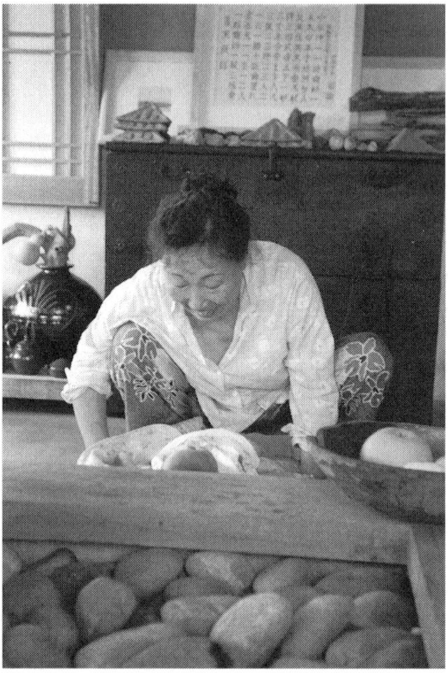

※ 황토를 닮은 김정덕 선생. 황토· 당근·호박·항아리 같은 친근한 이름들 속에서 쉽게 그를 만날 수 있다.

한 폭의 연작 동양화를 보는 것 같은 그런 서사적인 노래이면서도 아름답고 섬세하게 짜여진 서정시라고도 할 수 있을 것이다.

자, 여름내 더위에 시달려 식욕도 없고 햇볕에 타서 얼굴도 시커멓게 변해서 쥐고 닦을 얼굴이 없다고 하시는 분들이 있다. 천고마비의 계절, 우리가 말은 아니더라도 당근 같은 녹황색 근채가 때맞춰 기다리고 있어서 정말 고마운 일이다.

내가 어렸을 때 어머니가 자주 들려주시던 중국 고전인 『역경』에 이런 유명한 구절이 있다.

원형이정이라고요/초생의 봉우리는 원(元)이요/계화는 형(亨)이고/씨맺음은 이(利)요/성숙한 것은 정(貞)이라.

당근 하나로 만병을 물리친다

사계절과 인생에 있어서도 그 과정을 간추려서 설명한 말이기도 하다. 좀더 자세히 설명하자면, 원은 인(仁)으로서 사람에게 가장 중요한 마음인 진심, 즉 박애의 의미를 나타냈으며, 형은 예(禮)요 예의범절을 뜻하고, 이란 의(義)며 정은 지(智)를 의미한다.

그래서 원숙한 실을 거두면서 지식을 얻었을 것이다. 이 결실의 절기야말로 모든 오곡백과가 무르익고 하늘을 향하던 확산성 식물이 땅으로 내려 구심성으로 모으는 때이다. 그래서 땅으로 모아진 근채를 먹고 씨 맺는 열매에 기운을 모은 식물을 취하는 것이 진정한 신토불이의 원리를 아는 것이 아닐까.

당근 · 우엉 · 도라지 · 연근 · 무 · 토란 · 감자 · 고구마 · 비트와 같은 근채는 우리 주변에서 쉽게 구할 수 있다. 과일을 미용 건강식으로 흔히들 알고 있지만 건강식으로 말하자면 위와 같은 근채를 따를 수가 없다. 멋 부리는 아가씨들이 비타민 C가 풍부한 맛있는 과일만을 예뻐지는 다이어트 식품인줄 알고 즐겨 먹지만 조금은 잘못 되었다.

과일은 과식하면 몸이 냉해지고, 혈색이 없어지고, 음성 체질로 기울어질 염려도 있고 성격도 온화하지 못할 우려가 있다.

과일 없이는 못 살겠다는 사람은 양성 덩어리인 죽염을 발라 먹는다면 맛도 나고 해도 입지 않을 것이다. 수박에 소금을 뿌려 먹으면 맛도 좋아질 뿐만 아니라 장이 약한 사람도 해를 덜 입게 된다.

그래서 말인데, 근채야말로 이제부터 보양식품으로 생각하고 열심히 먹을 필요가 있다. 만약에 새로이 사업을 구상한다면, 약국 대신 근채주스나 뿌리식당 같은 음식집, 당근병원 · 우엉의원 · 무 감자병원이라고 이름 붙여 개업하는 편이 훨씬 더 양심적이고 수입도 많을 것이라고 가끔 생각해 보곤 한다. 왜냐하면 병원에서 못 고치는 것을 음식으로 충분히 고칠 수 있기 때문이다.

당근은 우리 몸에 어떻게 좋은가

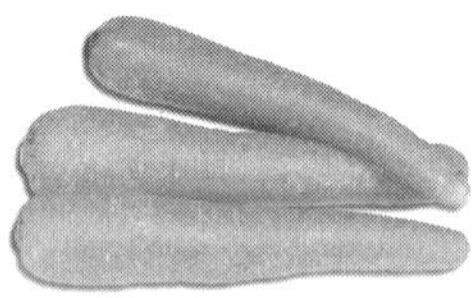

- 오장을 강하게 해준다.
- 정신을 안정시킨다.
- 눈을 좋게 한다.
- 몸을 가볍게 한다.
- 수명을 연장시켜 준다.
- 혈류를 원활하게 한다.
- 기억력을 높인다.
- 위장 활동을 활발하게 한다.
- 가래를 삭히고 목에 갈증을 없앤다.
- 원기와 피를 보충시켜 준다.
- 폐의 기능을 좋게 한다.

몸에 좋은 당근, 이만한 게 또 어디 있을까

우선 당근 하나만 예를 들어 보겠다.

당근에 함유된 카로틴은 생으로나 가열을 했을 때나 효율성이 똑같다. 카로틴은 껍질 바로 밑에 많기 때문에 되도록 당근을 껍질 채 먹는 것이 좋다. 카로틴 이외의 성분도 몸에 유익한 것이 많다. 식물섬유는 통변을 좋게 하고, 혈액 중에 콜레스테롤이나 비만의 원인이 되는 중지방성의 증가를 방지하며, 혈당의 상승을 저하시킨다.

또한 철분은 혈액을 만들고 카리움은 고혈압의 원인이 되는 나토리움을 체외로 배출시켜 준다. 더더욱 뼈를 강화시키고 미용 건강에도 좋은 비타민 B・C군, 우울증과 신경을 안정시키는 카리움을 바란스 있게 함유하여 성인병 예방에도 크게 기여한다.

당근 이야기가 나왔으니 당근 청문회를 한번 해야겠다.

『신농본초경』에 당근의 종합적 효과를 다음과 같이 말한다.

주로 간・심・비・폐・신의 오장에 기를 보한다. 늘 장복하면 점차 몸이 가벼워지고 수명을 연장한다.

〈당근 복용법〉

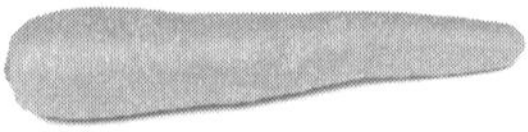

- 짤막하고 뚱뚱한 당근은 오촌 당근이고 날씬하고 걸쭉한 연한 당근은 삼촌 당근이라고 하는데, 뚱뚱한 당근은 익히거나 볶아먹으면 더욱 효력을 발휘한다. 날씬한 당근은 생즙이나 생으로 먹으면 더욱 좋다.
- 삶은 당근을 죽염으로 간하여 흰깨(참깨)를 뿌려 먹으면 당근 특유의 감미로움이 있고, 흰깨(참깨)와 궁합이 맞아서 이 음식을 상식하면 고혈압 · 피부가 거친 사람, 어지럼증 등에 좋다.
- 당근쥬스는 중간 것 두 개 정도를 매일 즙을 내어 마시면 근시, 노안, 침침한 눈, 비문증이 치료된다.
- 당근 하나 감자쥬스(1일량)는 옛부터 약으로 씌어진 약용식물들인데, 이 두 가지를 합하여 장기간 복용하면 몸에 불필요한 지방이나 군살이 빠지며 정신이 맑아지고 기억력도 좋아진다. 간장병, 당뇨병에 효과가 있다.
- 구운 당근 또한 약이 된다. 당근을 1㎝ 두께로 잘라서 석쇠에 올려놓고 앞뒤로 뒤적여 타지 않게 구워 따뜻할 때 먹으면 야뇨증, 오줌소태에 좋다.
- 이 외에도 쓰임새에 따라 허약 체질, 변비, 불면증, 기미, 주름살, 아토피성 피부염 같은 증상에 이를 황토와 섞어 팩을 하면 그 효과가 탁월하다.
- 당근 잎사귀를 말려서 분말로 해놓고 찻숟갈로 하나씩 따뜻한 물에 타서 마시면 구취, 체취에 효력이 있다. 티백에 넣어 구두 속에 넣어두면 발냄새가 제거된다.
- 요통에는 당근을 갈아서 풀주머니 같은 자루에 넣은 채 욕조에 넣고 몸을 담그면 효과가 있다.

흙벽을 긁어먹는 아낙네

우리 동네에 나이 예순 다섯 된 할머니 한 분이 계시다. 지금도 자식 앞세워 논농사를 거뜬히 해내고 있는 건강한 분이다.

한번은 이분이 실토하기를, 시집 와서 몇 해 동안 흙벽을 손톱으로 긁어서 먹곤 했다고 한다. 배가 고파서 그랬던 것도 아니라고 했다. 그냥 방바닥에 누워 벽을 바라보고 있자면 그 흙냄새가 그리도 구수할 수 없었단다. 그래서 요즘으로 치자면, 밥 먹고 군것질하듯이 흙벽을 손톱으로 긁어 부스러기를 입에 털어넣고 씹어 먹었다는 것이다.

벽지도 바르지 않고 흙 그대로가 드러난 벽이 있는 집에서 살던 때의 이야기다.

어쨌든 그분은 그렇게 흙을 먹었건만 여지껏 배앓이 한번 하지 않고 살았다고 했다. 요즘 사람들이 들으면 눈살 찌푸릴 일일지도 모른다. 특히 아이들이 혹시라도 흙을 먹으면 죽는 줄로 알고 야단을 치는 젊은 엄마들에게는 믿기지 않는 이야기일 수도 있다.

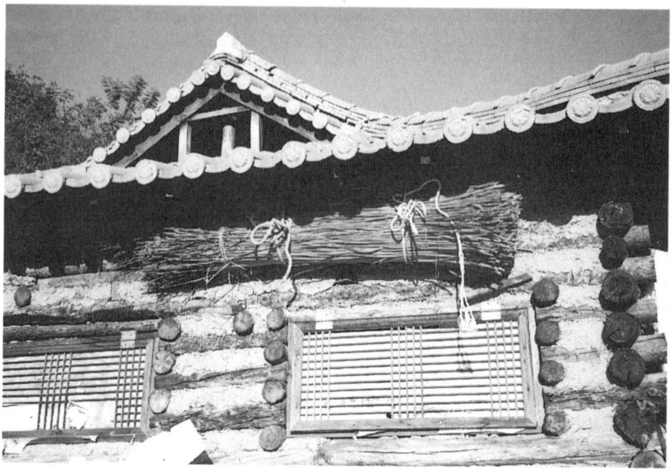

※강원도의 귀틀집

하지만 이 이야기는 사실이다. 덧붙여 말하자면, 옛날 우리 선조들은 흙으로 떡도 해먹었다. 이것은 조선시대 기록에 전해져 오는 이야기이다.

정조 때 정동우가 쓴 『화영편(畵永編)』에 의하면, 영조 때 대기근이 있었는데 이 때 쌀가루 같은 흙으로 떡을 쪄서 먹었다는 기록이 있다. 또 세종 때의 야사집인 『대동야승』에도 그런 기록이 전한다. 당시 흉년이 몇 해를 두고 이어져 백성들이 배고픔에 허덕였다고 한다. 그 때 지금의 함경도인 함길도에서는 진흙으로 떡을 해먹어 기근을 면했다고 한다.

또 선조 갑오년에 심한 기근이 들었는데 황해도 봉산에서는 진흙과 싸라기를 7 대 3의 비율로 섞어 떡을 해먹어서 기근을 면했다고 한다. 물론 그로 인한 병자가 발생하지도 않았다고 한다.

이 같은 예는 중국에도 있다. 중국의 4대 불교 부흥지로 유명한 구화산(九華山)에서 수도하고 지장보살로 화신했다는 신라 왕족 김교각 스님인 석지장(釋地藏)에 관한 기록이 그것이다. 기록에 따르면 당시 구화산에는 많은 신라 불자들이 와 있었는데, 식량이 모자라서 절 주위에 있는 흙으로 국수를 만들어 먹었다는 것이다.

이런 기록들로 보자면 흙은 우리에게 식량이기도 했다. 지금이야 공해로 인해 흙도 예전처럼 깨끗하지 않으니 밥 대용식으로 할 수는 없을 것이다. 하지만 그만큼 흙이 우리 인체와 불협화음을 가져오는 존재가 아니라는 것만은 알 수 있다.

흙은 오히려 우리 몸에 이로움을 주는 대상이다. 이는 앞서 밝힌 '황토 민간요법'에서도 알 수 있었다. 우리 조상들은 크고 작은 질환에 이 황토를 하나의 약재로 다양하게 써왔다.

그러니 입으로 흙이 들어가면 큰 병이라도 나는 것으로 알고 있다면 잘못된 지식이다. 이런 잘못된 지식이 오히려 아이에게 해를 줄 수도 있다.

우선 아이가 흙과 가까이 있다는 것은 그만큼 자연에 가깝다는 뜻이다. 그것은 아이에게 육체적인 건강을 준다. 오히려 공해나 기타 여러 가지 오염된 의식주로 인한 질병을 제독해줄 수 있다. 뿐만 아니라 아이가 자연을 느끼며 성장할 수 있어서 정서적으로도 건강하고 안정될 수 있다.

그러니 아이가 흙 한번 먹었다고 해서 호들갑을 떨 필요는 없다. 다만 그 흙이 더러운 곳에서 난 것이거나 공해지역에 있는 것이라면 문제는 달라지겠지만 말이다.

젊은 여성을 위한 자연건강식 강좌

지금으로부터 18년 전 이화여대 앞에서 자연건강 식당을 한 적이 있다. 그 때 우리 식당에는 내가 만든 몇 가지 메뉴가 있었다.

먼저 목장에서 막 짠 양젖을 요구르트로 만들어 배달해 온 것을 무화과나 살구 등과 섞어서 만든 잼이 있다. 우유와 과일은 미용에도 좋은 음식이어서 한번 만들어 본 아이템이었다. 또 건강식으로 현미 유부초밥, 김밥도 만들었다. 그런데 가장 인기 있었던 메뉴는 사과찜이었다. 사과찜이라니 다소 의아하게 생각할 사람도 있을 것 같다. 사실 과일은 음성 식품이어서 너무 많이 섭취하면 몸이 냉해진다. 따라서 과일을 현명하게 먹는 방법은 소금에 찍어 먹거나, 말려 먹거나, 익혀 먹는 것이다. 사과찜도 이런 측면에서 개발한 메뉴이다.

참고로 사과찜 만드는 방법을 소개하면 이렇다.

먼저 사과 머리 부분을 가로로 자른다. 다음은 사과 속을 수저로 파내고 그 속에 꿀을 넣는다. 도려냈던 사과를 뚜껑처럼 덮고 중탕한다.

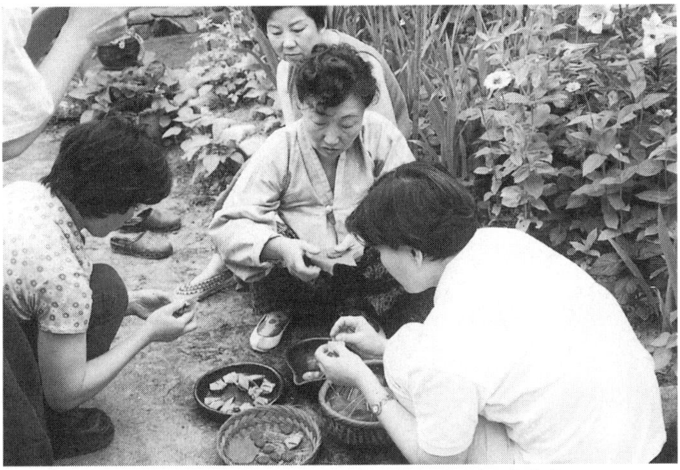

※ 홍화 떡을 하여 발효시킨다. 천연 염색을 위하여

사과가 푹 익으면 먹는다.

이렇게 사과를 익혀 먹음으로써 몸을 따뜻하게 하고, 소화 분비액을 촉진시키는 약성을 발휘하게 된다.

흔히들 사과나 기타 과일을 식사 후에 먹는 버릇이 있다. 하지만 원칙은 식사 전에 과일을 먹어서 위 분비액을 촉진시키고 식사를 하는 것이 순서이다. 식사 후 과일 섭취는 별효과가 없다.

그건 그렇고, 당시 우리 식당에 단골로 드나들던 여학생이 있었다. 지방에서 올라와 자취하는 여학생이었는데, 어찌나 말랐던지 바람 불면 날아갈 것 같은 모습이었다. 실제로 체력도 약해서 늘 핏기 없이 다녔다. 그런데 그 여학생이 1년여를 아예 아침, 점심, 저녁으로 와서 먹더니 마침내 튼튼해졌다.

그도 그럴 것이 그 여학생을 내가 지성으로 돌봤다. 손님이라기보다는 보살펴야 할 환자로까지 여겨졌기 때문이다. 그래서 그 여학생만을 위해 다양한 메뉴를 만들었다. 그때그때 현미밥에 올리브유 드레싱한 싱싱한 채소 샐러드를 해서 주기도 하고, 옥수수찜을 해서 주기도 했다.

내딴에는 환경이 더 나빠질수록 자연식을 해야 한다고 믿었던 것이다. 그래서 손님에 따라 다르게 간을 하고, 넣는 음식도 다르게 만들어 자연식을 하도록 했다. 때문에 단골 손님도 적지 않았다.

그런데 그 식당은 얼마 되지 않아 문을 닫고 말았다. 마치 단골 손님 한 사람, 한 사람을 위해 환자 음식 만들듯이 정성을 다하다 보니 이윤이 남지 않았던 것이다. 게다가 단골 손님 수가 식당을 계속 운영할 만큼 불어나지도 않았다. 그저 특별하게 자연건강에 관심 있는 사람들만이 물어물어 찾아왔을 뿐이었다.

결국 나는 식당 문을 닫고 말았다.

그러나 지금은 어떤가. 모두가 다 자연건강식에 관심을 갖고 있다. 언젠가 책방에 나가 보니 그에 관한 책만도 수두룩했다.

한편 반갑기도 하고, 솔직히 한편으로는 속상하기도 했다. 그 식당을 지금까지만 버텨왔더라도 괜찮았을 것을, 하는 생각이 들었던 것이다. 실제로 나를 아는 분들은 지금이라도 자연건강 식당을 다시 한 번 해보라고 강요하다시피 권하고 있다. 내가 여전히 자연건강식을 공부하고 있고, 또 그것을 실행하고 있다는 것을 아는 분들이다. 특히 우리 집에 오신 분들은 '반드시 해야만 한다'고 윽박지를 정도다. 그들 밥상에 내놓는 음식 때문이다.

하지만 나는 그런 이야기를 웃고 넘길 뿐이다. 다시 자연건강 식당을 해볼 생각은 없다. 내가 그 때 자연건강 식당을 했던 것은 일본에서 돌아온 후 우리나라에도 자연건강식을 전파해 보자는 생각에서였다. 갈수록 전통 먹거리는 사라지고, 외국 음식들이 판을 치고 있는 것이 안타까웠다. 게다가 인스턴트 식품이 하루가 다르게 늘어가고 있는 것을 보니 걱정이 되지 않을 수 없었다.

자고로 음식이란 정성으로 만들어져야 한다. 여기서 정성이란 그것을 먹는 사람의 몸을 보호하겠다는 의지를 말한다. 그러니까 조금이라도 해를 주지 않도록 온갖 정성을 들여 만들어야 하는 것이다. 우리가 꼭 어머니가 해준 음식을 먹어야 안심이 되는 것도 이 같은 이치이다.

그런데 인스턴트 식품은 이런 정성으로 만들어지기는 어렵다. 물론 영양가 따지고 건강을 고려해서 과학적으로 만든 음식이지만, 거기에는 먹는 사람을 떠올리는 애정이 있을 수 없다. 더욱이 저장하고 보관하자니 몸에 좋지 않은 화학약품이 들어갈 수밖에 없다. 결과적으로 우리는 건강을 해치고 있는 셈이다.

그렇잖아도 공해마저 심각해지고 있는데, 먹는 것마저 이 모양이니 사람 몸이 배겨날 리가 없다. 오히려 예전보다 더 많은 질병이 생기고, 그 질병으로 죽어가는 사람이 늘어가는 것도 이 때문이다.

내가 먹거리를 소중하게 생각한 것도 이런 까닭에서였다. 세상이 이렇게 변해 가니 먹거리에 더욱 신경을 써야 한다는 것이었고, 그리고 그 길은 자연건강식에서 찾아야 한다는 생각이었다.

그랬던 것이 대중적인 호응을 얻지 못한 채 끝나고 말았던 것이다. 그런데 지금은 너나할 것 없이 자연건강식에 관심을 보인다. 물론 건강에 대한 관심이 커졌기 때문이기도 하다. 하지만 그만큼 건강을 해치는 먹거리가 많아졌다는 뜻도 된다.

어쨌든 지금이라도 이에 관심이 많아졌다는 것은 반가운 일이다. 이제는 내가 나서서 자연건강식을 전파하지 않아도 될 정도다 싶은 것만으로도 다행스러울 뿐이다. 그러니 다시 자연건강 식당을 하겠다고 나설 필요가 없는 것이다.

굳이 하고 싶은 게 있다면 젊은 여성들을 모아 자연건강 요리 강좌나 열었으면 한다. 뭐니뭐니 해도 주부가 현명해야 가족이 건강하기 때문이다. 젊은 여성들에게 몸에 이로운 음식이란 무엇인지, 어떻게 몸에 좋은 음식을 만들 것인지를 가르치고 싶다.

나는 황토집을 지으며 이런 행사를 위해 큰 방을 마련하고 곁들여 음식 장만에 편리한 부엌을 만들었다. 머지않아 내 황토집에서 이런 강좌가 열리리라 기대한다.

음식맛은 장맛이다

우리 민족의 육체요, 정신이다

어찌 된 셈인지 과학이 발달하면 발달할수록 먹거리에 대한 두려움은 더 커지고 있다. 근래 들어서만도 우유가 어쨌다느니, 중국 요리에 쓰는 기름이 어쨌다느니 해서 업자들과 발표자간에 공방이 있었다. 그러더니 마침내는 화학 간장이 몸에 유해하다 해서 또 난리가 났다.

모두 음식에 대한 경외심을 잃은 탓이다. 우리 조상들은 음식을 단지 배고픔을 없애는 것쯤으로 여기지는 않았다. 음식 하나하나가 사람의 몸과 어떻게 조화되는지, 정신과 어떻게 조화되는지를 생각할 줄 알았다. 그러니 음식에 대한 경외심이 대단하였다.

그런데 언제부터인가 그런 경외심이 사라졌다. 아마도 서양의 음식이 들어와 우리의 식탁을 채우기 시작하면서부터가 아니었을까 싶다. 우리가 우리의 전통 음식을 되살려야 할 이유가 여기에 있다. 음식은 곧 육체이며 정신이다. 그러니 우리의 육체와 정신을 잃지 않는다는 것은 우리의 음식을 잃어버리지 않는다는 것과 같은 말이다.

나는 그 가운데 우선되어야 할 것이 장이라고 생각한다. 왜냐하면 전통적으로 우리 음식의 근원은 장에 있기 때문이다. 오죽하면 우리나라 음식맛은 장맛에 있다고 하였겠는가.

장은 가공하고 저장하는 동안에 그 원료인 콩이 분해, 발효, 숙성되면서 곰삭은 맛을 낸다. 우리 음식은 바로 장, 즉 간장·된장·고추장이라는 기본 조미료로 맛을 낸다. 기본 조미료가 제각각 다른 맛이니 그로 만든 음식맛이 다를 수밖에 없다.

어디 그뿐인가. 장은 밥상에 오르는 기본 반찬이었다. 장 그대로를 반찬삼아 먹기도 하고 야채를 찍어먹거나 쌈으로 먹기도 했다.

그런데 요새는 집집마다 고유의 음식맛을 가진 경우가 드물다. 바로 장맛이 천편일률적이기 때문이다. 집에서 담가먹는 장맛이 아니라 공장에서 만든 장을 사먹으니 당연한 일이다. 그런 장이 우리의 몸과 정신의 조화를 생각한 것일 리 없다. 그렇게 몸과 정신의 조화가 깨지다 보니 심성도 거세지고 행동도 천박해진다.

이처럼 장은 단지 음식의 맛을 다르게 하는 그 이상의 의미가 있다. 장은 우리 민족의 육체요, 정신인 것이다.

왜 장이 중요한가

옛날에 '된장 살', '된장 힘'이라는 말이 있다. 이른바 건강한 몸을 일컫는 말인데, 이 속에는 된장이 곧 건강의 근원이라는 의미가 숨어 있다.

된장의 재료는 콩이다. 콩에는 단백질 30~50퍼센트, 지방 15~20퍼센트, 탄수화물 25퍼센트 정도가 들어 있다. 콩 단백질은 그 자체로는 많은 비중을 차지하는 것이 아니다. 하지만 쌀을 주식으로 하는 식생활에서 부족해지기 쉬운 아미노산을 보충해주는 효과가 있기 때문에 함께 섭취했을 때 이용률이 높아져 동물성 단백질과 다를 바 없는 영양 상태가 된다.

콩에 들어 있는 지방은 불포화 지방산인 리놀레산과 리놀렌산이 대부분이다. 이것은 혈관 벽에 콜레스테롤이 쌓이는 것을 막아줄 뿐만 아니라 동맥 벽에 쌓인 콜레스테롤을 녹이는 역할을 한다.

콩에 들어 있는 탄수화물은 미숙한 콩에는 전분질 형태로 많이 들어 있으며, 숙성할수록 그 함유량은 적어진다.

콩에는 비타민 B_1 · B_2, 지용성 비타민 A, 비타민 E가 많이 함유되어 있다. 이 중 비타민 E는 토코페롤이라 하여 성인병과 노화방지에 효과가 있다.

콩은 이처럼 영양적인 측면에서 중요한 가치를 가진다. 따라서 콩을 주원료로 한 된장, 고추장, 간장의 영양가는 짐작할 만하다. 특히 점점 육류 섭취가 늘어나면서 각종 성인병에 대한 두려움이 커지고 있다. 때문에 오히려 장의 중요성은 오늘날 더욱 커지고 있다.

한편 장은 영양적인 측면 외에도 음식의 간을 맞추는 데 없어서는 안 될 중요한 조미료이다. 장은 모두 많은 양의 소금을 넣고 담그기 때문에 그 자체로도 간을 맞추는 역할을 한다.

또 그 소금 때문에 저장성이 뛰어나다. 냉장고가 없던 시절에도 오래도록 두고 먹을 수 있었던 이유가 바로 여기에 있다. 장은 맛이 변하거나 상하기는커녕 오히려 숙성될수록 맛이 더 깊어진다.

장 담그기

화학간장 파동 이후 메주를 사는 주부가 많아졌다고 한다. 직접 장을 담가먹겠다는 뜻이다. 시작이야 어찌 됐든 참으로 반가운 일이다.

사실 장 담그는 일이 간단한 것은 아니다. 옛날 어른들도 1년 중 김장하는 일과 장 담그는 일을 큰일로 여겼다. 하물며 오늘날 주부에게는 엄두가 나지 않는 일일 수도 있다.

하지만 장을 담그다 보면 그것이 결코 하나의 음식 장만하는 일이 아님을 알 수 있을 것이다. 그 오랜 시간 동안 끊임없이 점검하고, 그 익어가는 과정을 지켜보면서 기다림과 숙성의 미를 깨닫게 될 것이다. 그런 기다림과 숙성의 시간이 있어야만 진정으로 몸에 이로운 음식이 만들어진다.

우리의 문화가 다 그렇다. 황토집을 짓는 과정도, 장을 담그는 과정도, 베를 짜서 옷을 해 입는 과정도 모두 그런 숙성의 시간을 견뎌야 얻을 수 있는 것이었다. 그런데 바쁜 생활에 쫓겨 그런 우리 고유의 문화를 잃어버렸다. 결국 고유의 의식주를 잃어버림과 동시에 우리의 육체와 정신마저 잃어가고 있는 것이다.

그뿐만이 아니다. 옛날 어른들은 장을 담그는 데도 정성을 기울였다. 장을 담그려면 미리 목욕재계하고 길일을 잡아 고사를 올렸다. 장을 담글 때도 외출을 금하고, 개를 꾸짖지도 않았으며, 부부 관계를 갖지도 않았다. 혹시 부정을 탈까 걱정한 때문이었다.

또 장을 담그고 나서는 장 위에 숯이며 고추를 띄우거나 새끼줄에 숯과 고추, 창호지를 끼워 항아리 주둥이에 금줄을 쳤다. 이것은 귀신을 막기 위한 주술적인 의미였다.

이처럼 장 담그는 일에도 정성을 다하였다. 바로 음식에 대한 경외감, 나아가 그것을 먹을 사람들에 대한 사랑이었다.

물론 우리가 지금도 그 모든 것을 따라할 수는 없다. 다만, 그런 정성스런 마음으로 장을 담가보자는 것이다. 나아가서는 이제부터라도 장맛의 전통을 세워보는 일이 될 테니 말이다.

나는 여기서는 장 담그기에 대한 세세한 설명은 적지 않기로 했다. 이미 잡지나 신문, 책에서 그 방법들을 가르쳐주고 있기 때문이다. 다만, 내가 즐겨먹는 별미 장 담그는 법이나 소개해두기로 한다.

빠개장 담그기

빠개장은 충청도 음식으로 속성 된장이다.

메주를 만들 때는 주먹만한 크기로 둥글게 빚어 해가 잘 드는 방이나 마루에 매달아 말린다. 메주 뜨듯이 띄워서 씻어 말린다. 다 마르면 굵직굵직하게 빠갠다.

아마 빠개장이란 이름도 이처럼 빠갠다는 이유로 붙여진 이름이 아닐까 한다.

여기에 소금물, 마늘, 고춧가루를 넣어 버무린다. 이 때 입맛에 따라 신 김칫국을 붓기도 한다.

꼭꼭 눌러 부엌에 두면 익는다. 빠개장이 완성된 것이다.

빠개장은 찌개를 끓일 때 된장 대신 넣어 끓이면 된장보다 감미로운 맛을 즐길 수 있다. 그 감미로움이 워낙 독특해서 빠개장에 맛을 들인 사람은 다른 된장은 먹지 않을 정도이다.

우리 집을 자주 찾는 이 가운데는 이 빠개장 때문에 온다는 사람이 있다. 그가 밥 한 그릇을 빠개장만으로 다 비우는 걸 보면 과장은 아닌 듯싶다.

나는 나대로 그가 그토록 맛있게 먹는 게 기쁘다. 그래서 돌아가는 그의 손에 빠개장을 덜어 싸주곤 한다.

晩秋에 영그는 가을맛, 밀메주 집장

무우 배추 캐어 들어 김장을 하오리라
고추 마늘 생강 파에 젓국지 장아찌라
한동네 이웃하여 한들에 농사하니
이때를 만났으니 즐기기도 같이 하세
타작 점심 하오리라 황계 백주 부족할까
(농가월령가 시월령 중에서)

수확의 계절이다. 산에서 주워온 도토리와 뒤뜰에서 거둔 밤 호두, 마당에 산호알 같은 산수유 열매, 넙적감 오뚝감 고염까지 다닥다닥 난리다.

그 전에 없던 청솔모라는 놈이 빨치산처럼 잠복하여 다 따먹는다. 밤만 해도 줍는 대로 쪄먹어야지 둬도 벌레요 게을러도 빼앗기고 만다. 먹는 자가 임자다. 그야말로 생존경쟁이 치열한 자연계 한가운데 서서 나는 활력을 느낀다. 일이 억수로 많아서 팽이처럼 돈다고 하여도 나는 즐겁고 감사할 뿐이다.

김장 전에 집장을 담가야 한다. 가을에 웬 장이냐고 하겠지만, 지고추를 따서 같이 버무리는 것이기 때문이다. 된서리가 내리기 직전에 고추 수확을 마치고 마치 논바닥의 이삭처럼 남겨진 푸르고 붉은, 푸르뎅뎅한 고추는 영양이 많다.

집장은 원료가 밀이다. 그러니까 밀장이라 해도 무방하다. 콩이 원료인 장류가 100그램당 아미노태질소(단백질이 아미노산으로 분해되는 과정의 중간 물질)의 함량이 43그램 이상이다. 장은 묵을수록 아미노태질소량이 높아지는데, 이런 제반 생리활성 물질은 우리 몸에 흡수될 때 다당질이 높혀져야 하는데 그 역할을 밀이 지닌 특유의 단맛이 한다고 한다. 또한 밀은 비타민 E(토코페롤)가 풍부하여 우리 몸에 중요한 호르몬 생성을 돕는 것으로 알려져 있다.

밀메주로 만든 집장 김장 전에 담가야

밀을 하룻밤 담갔다가 소쿠리에 건져 물이 빠진 후 방앗간에 가져가 한번만 갈아준다. 그 때 밀의 1/5 정도 분량의 흰콩도 불렸다가 같이 갈아주면 된다. 갈아온 밀에 물을 축축하게 먹여서 시루에 넣고 세 시간쯤 은근한 불로 찐다. 쪄낸 밀을 돌절구에 옮겨 지근지근 찧는데, 그것은 서로 잘 섞이게 하기 위해서다.

그 절구 안에서 아직 식지 않은 밀을 아이들 주먹만한 크기로 죄서 베보자기를 깐 소쿠리에 잰다. 섭씨 20도 전후 온도에 마루나 방에 덮어 놓아두는데, 하루나 이틀 정도가 지나면 그

몸에 땀이 돋거나 하얀 꽃이 피려고 한다. 그 때 햇빛 좋은 곳에 돗자리를 깔고 널어 말린다. 그날 밤 다시 그 소쿠리에 차곡차곡 재는데, 그 사이 사이에 짚을 얼기설기 흩뿌려 깔아준다. 그것은 짚의 바브레균이 발효를 돕기 때문이다. 그 위를 깨끗한 보자기로 슬쩍 덮고 또 포대 종이 같은 것으로 다시 한 번 덮고 마지막으로 헌 포대기를 덮어서 대엿세 그대로 둔다. 며칠 지나면 그것이 발효돼 뜨는 냄새가 너무 좋다. 그 때 한 알 꺼내서 쪼개 보는데, 그 속이 까맣고 진이 나야 잘 뜬 것이다. 부족하면 하루 이틀 더 덮어놓는다. 다 된 메주를 쪼개서 햇볕에 바짝 말린다.

양지바른 곳에서 2~3일 말리는데, 그 향기가 어느 꽃향에 못지않아 벌이 날아들기도 한다. 그런 다음 대갈대갈하게 마른 메주를 절구에 넣고 왕모래 굵기 정도로 빻는데, 이것이 집장 원료가 된다. 많이 만들어 바싹 말려 보관만 잘 하면 몇 해를 두고 써도 무방하다.

이 가루 두 되에 보리밥 한 되, 세 번 구운 죽염, 씨까지 갈아버린 붉은 고추 약간을 기호에 맞게 넣되 안 넣어도 된다. 그리고 지장수로 버무리는데 걸죽하게 하여야 한다.

한편 다듬어 놓은 고추는 요지나 송곳으로 맛창을 낸다. 그 사이로 장간이 스며들게 하기 위해서이다. 그 고추를 독 밑에 장 반 고추 반의 비율로 깔은 뒤, 버무린 장을 덮어 넣고 따뜻한 방에 이불을 푹 세워서 며칠 그대로 둔다. 그 후 항아리 뚜껑을 열고 소매를 걷어붙이고 아래위로 뒤집는다. 그 때엔 고추에 적당히 염분이 베어들어 어우러졌기 때문에 간에 간음을 잡을 수 있다. 염기가 부족한 듯하면 소금을 쳐서 덮어 익힌다.

일 주일 정도면 맛이 나는데, 더운 방에 오래 두면 쉬기 때문에 오히려 덜 익은 듯 할 때 밖으로 내놓아야 한다.

이 맛있는 집방을 만들어 놓으면 마음까지 뿌듯해지고 손님이 오기만 기다려지기도 한다. 이게 바로 김정덕 집장이다. 고추가 곰삭아서 하나 집어내 탁 깨물면 옆 사람 얼굴에 튀긴 그 물도 맛있어서 핥아먹어야 할 지경이다. 집장은 맛도 별미려니와 담그는 과정 또한 근사한 풍경을 제공한다. 앞서 말했듯이 밀 뜨는 향기에 벌이 몰려와 윙윙거리는 모습을 보면 자연과 공명하는 기분은 물론이려니와, 밀메주에 서식하는 효모균의 향이 벌까지도 불러들인다는 점에서 이 장이 순천자의 귀한 음식이라는 것이 입증된 셈이다.

우리 민족의 육체요 정신인 장(醬)

전통적으로 우리 음식의 근원은 장에 있다. 맛도 있지만 숙성되는 과정이 자연의 섭리대로 진행되며, 이미 발효 숙성과정에서 소화 효소를 돕는 역할까지 첨가돼 요리된 음식이다. 이렇게 신의 섭리로 마련된 우리 먹거리의 최고인 장을 자라나는 애들에게 입맛을 들여주는 것이 자식 키우는 어른들의 의무이며 교육일 것이다.

황토집을 짓는 과정, 장 담그는 과정, 김치 담그는 일, 베를 짜서 옷을 해 입는 과정 등 대개의 우리 문화가 모두 그런 숙성의 시간을 견뎌야 얻을 수 있는 것들 아니겠는가.

옛날에는 마을 풍물패들이 집굿을 치면서 으레 장독대로 몰려와 철륭굿을 쳤다. 가정에 복을 가져다주는 성주신, 아이를 잘 낳게 해주는 삼신할머니, 부엌에 거처하는 조왕신, 장독대에 철륭신, 마굿간에 우마신, 대문에 문신, 화장실에 측간신 등 집안 곳곳에 신들이 거처한다고 믿었기 때문이다.

살아 있는 밥을 먹자

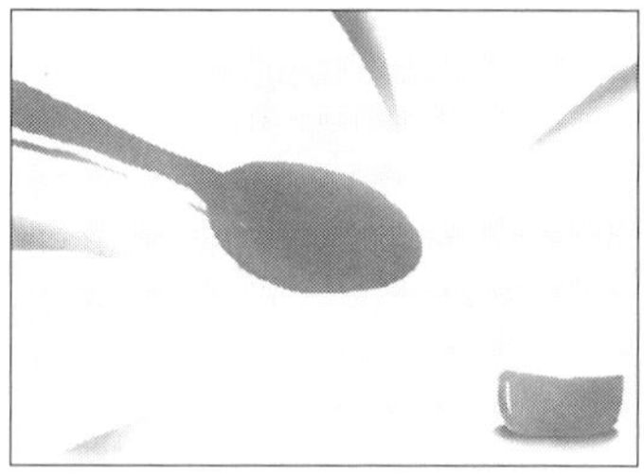

비가 내린다. 가뭄이 계속되어 밭에 흩뿌려 놓았던 고들백이가 싹을 트지 못한 채 말라 있었다. 그런데 하룻밤의 단비가 그들에게 생명수가 되어 파랗게 떡잎을 보이는 것이 아닌가!

봄에 뿌린 채소와 꽃들이 만발한 아침이면 밭으로 나가 풍요로움을 즐기며 아주 잔잔한 흥분에 젖어 새날을 맞이하곤 한다. 아침나절 홍화밭은 그야말로 장관이다. 송이송이 노란 꽃잎이 삐져나오며 만개하더니 차례차례 진빨강으로 색이 변한다. 홍화는 새벽이슬을 머금었을 때 채취해야 물이 잘 든다. 홍화씨방 속엔 백금성분으로 가득 찬, 뼈에 좋은 약이 들어 있다.

오늘 나의 아침은 붉게 물든 한 폭의 수채화다. 해가 중천에 이르도록 늦잠 자는 사람들을 나무라면서 쪽밭에 들어간다. 덕상계 마을로 들어와 자리잡은 지 벌써 십이 년 째. 그간 자연이 주는 온갖 은혜를 입고 살았다. 잎이나 꽃, 열매, 가지에서 아름다운 색깔을 뽑아내어 옷에 물들이는 일이 가장 큰 은혜요, 즐거움이다. 깊은 바다 색을 보여주는 쪽, 쪽물 들인 남치마는 너무 아름다워서 환상적이기까지 하다. 쪽물 들인 남치마에 흰 모시저고리를 입고 그 님 곁에 사뿐히 앉아 부채로 벅찬 가슴을 가린 채 눈은 반만 뜨면 어떨까?

도라지, 우엉, 여주, 열무, 고구마까지 없는 것 빼고는 다 있다. 돈 주고 사 먹는 식품과는 비견할 수 없는 자연 그대로의 먹을거리이다. 어느 누구든지 아무 때고 우리 집에 온다고 해도 자신 있게 진수성찬을 차려놓을 수 있다. 우리 여덟 식구 먹고도 남아서 누구에게 무엇을 줄까 고민이다. 된장, 고추장, 죽염간장이 맛있어서 부추나 풋고추를 다져놓은 양념장에다 '정덕식' 검정 무쇠솥에다 불을 때고 앉힌 구수한 잡곡밥맛을 누가 알까. 감자, 보리에 흰쌀 20%, 그리고 차조를 얹어 지은 밥에 나무주걱으로 감자를 툭툭 깨서 사발에 담는다. 그리고 주걱에 붙은 밥을 쓱 훑어 담은 나중 밥에 잘 익은 열무김치를 얹어 평상에 앉아 니캉 내캉 … 생각만 해도 절로 군침이 고이지 않는가?

밥, 생명의 힘이 폭발하는 순간을 먹어라!

진정 맛있는 밥맛을 아시는지?

나는 오래 전부터 현미, 보리, 밀, 콩, 녹두 등의 곡식을 싹 띄워 먹고 있다. 선친께서 그렇게 잡수셨고, 우리 동기간들 역시 발아식을 한다. 콩나물은 3~4일만 키워 볶아 먹는데, 고소하기가 길게 키운 콩나물과는 비할 맛이 아니다. 일본에 체류하면서 자연식을 연구할 때 발아식에 대해 공부할 수 있었다. 미국이나 유럽에서는 싹 띄운 종자만 파는 전문가게도 볼 수 있는데, 그들은 수프를 만들기도 하고 샌드위치에 생으로 껴서 먹기도 한다. 특히 채식가들이 즐겨 먹는다. 나는 발아식이 복잡한 현대 영양학을 뛰어넘는 식품이 될 것이라는 확신을 갖고 있다.

슬기로운 조상들의 체험을 통해 얻은 경험만큼이나 확실한 보증은 없다. 백미는 현미에 있는 배아(胚芽), 당층(糖層)을 베껴낸 전분에 불과해 칼로리는 있으나 인체에 필요한 영양소가 모두 구비되어 있지는 않다. 그러나 현미에는 조지방(祖脂肪), 미네랄, 비타민 등은 백미로 도정할 때 떼어버린 당층에 모두 들어 있다. 또한 현미에는 많은 식물섬유가 들어 있는데, 식물섬유에는 강력한 배설 작용과 칼로리를 조정하는 힘이 있다는 것이 밝혀지기도 했다. 쌀에 들어 있는 영양소가 인간의 성장과 활동에 불가결한 것이지만, 한편 대사과정에서 잔재물(殘滓物)을 배설하는 것도 중요하다. 이 잔재물이 체내에 축적돼 온갖 병의 온상이 되는 것이다. 이런 이유에서 배설을 돕는 현미나 잡곡류를 무시할 수 없는 것이다.

발아현미란 말 그대로 곡식에 눈을 틔운다는 뜻이다. 백미로 도정한 것은 이미 눈 틔울 능력이 없다. 곡물이 눈(싹)을 틔울 때는 위에 덮인 표면을 뚫고 나오는 것이다. 어디에서 그런 힘이 솟아나오는 것일까. 이 작은 쌀알에서 솟아나는 에너지가 폭발하였을 때 그 힘이 나오는 것이다.

고로, 내 애기인즉 살아 있는 밥을 먹자는 것이다. 발아현미는 원래 현미보다 영양소 함유량이 풍부하다. 특히 칼슘이나 비타민 B군의 증가는 현저하여 육식에 의존하지 않아도 될 정도이다. 이 발아의 상태를 좀더 자세히 설명하자면, 백미에 해당하는 전분의 배유가 발아의 유근(幼根) 뿌리가 되는 싹의 성장을 위해 소모되는데, 발아현미의 표준은 발아가 5㎜ 이상 , 유근이 2.5㎜쯤 자란 것을 말한다. 이것은 배유가 70% 이상 희생된 상태를 말하는 것입니다. 그러므로 발아현미로 만든 밥은 많이 먹어도 칼로리 과잉이 되지 않는다. 더구나 식물섬유가 뱃속으로 들어가 대사를 돕고 비만이나 변비를 치유 또는 방지할 수 있는 것이다.

한편 허약 체질인 사람은 소화 효소의 활성도가 낮기 때문에 장내 세균과 악균이 많으므로 아무리 영양가 있는 음식을 먹더라도 체력이 붙지 않는데, 이런 사람은 발아를 3㎜ 이내로 저지시키면 좋다.

살아 있는 밥을 먹자

조기 발아현미는 영양의 활성도가 높은 상태이기 때문에 상식하면 소화 효소와 장내 세균의 상태가 서서히 개선되어 영양의 흡수율도 높아지고 체력도 붙게 되는 것이다. 조기 발아현미 또는 발아현미를 임의대로 가족의 건강에 맞추어 키울 수 있다. 아이들이나 고령자에게도 문제 없이 자유자재로 조정할 수 있다. 특히 이유식에는 떼다 붙인 하늘의 음식이라고 말할 수 있을 정도로 좋다. 이 외에도 발아시킬 동안 장시간 물에 담가두는 관계로 수용성 농약이 제거되는 등의 이점을 갖고 있다.

현미를 8시간 정도 28～30℃의 물에 담가두면 싹이 트는데, 그 후 같은 온도의 물을 자주 주면서 상태를 본다. 천천히 자라기를 원할 때는 물을 차게 한다. 다른 잡곡도 이와 비슷한 방법으로 발아시키면 되는데, 보리나 밀도 같은 방법으로 싹을 틔워 말렸다 볶아서 미숫가루를 만들면 맛과 영양이 배가한다.

김치 한 접시가 성찬인 것을

비타민 C 섭취하려는 지혜

요새는 그다지 김장을 많이 하지 않는 추세다. 식구가 많다 싶은 집도 배추 열 포기 담는 게 고작이다.

예전에는 김장철만 되면 집집마다 배추 스무 포기는 다 넘었던 것 같다. 거기다 무까지…. 김장은 하루 일이었던 것이다. 그래서 온 집안 여자들이 나서고, 동네 아낙들이 거들어야 김장을 끝낼 수 있었다.

그런데 요즘은 많아야 열 포기니, 우리 보기에는 김장 같지도 않다. 그나마도 점차 젊은 부인들이 김장을 피하고, 아예 김장을 주문해서 먹기까지 한다는 이야기를 들었다. 그러니까 이젠 집집마다 장맛은 고사하고 김치맛까지 다 같아져 간다는 이야기다.

어쨌든 점차 김장을 적게 한다는 것은 그만큼 반찬이 풍성해졌다는 뜻일 게다. 예전엔 일반 서민들 밥상이래야 김치 한 사

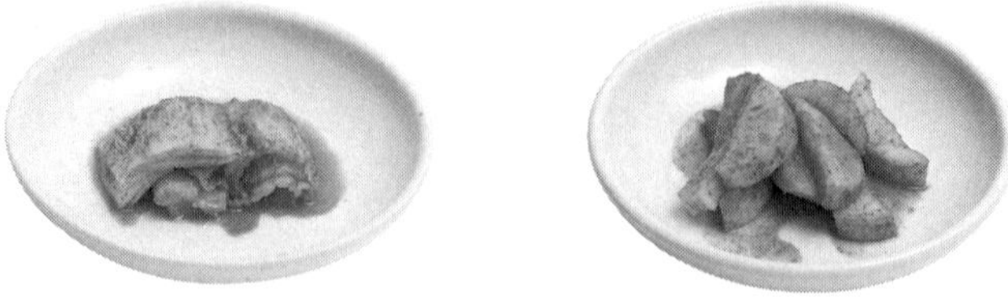

발, 장 한 종지가 전부인 경우가 대부분이었다. 독에서 막 꺼낸 김치 한 포기 썰어놓으면 어른, 아이 할 것 없이 그 김치를 반찬삼아 맛있게 밥 한 그릇씩 비워내곤 했다. 결코 반찬이 없다는 생각은 하지 않았다. 어쨌거나 맛있게 식사를 끝냈기 때문에 다른 반찬에 대한 아쉬움이 없었던 것이다. 참말로 김치 한 접시가 성찬이던 시절 이야기다.

하지만 요즘에는 그렇지가 않다. 밥상에 이것저것 반찬이 많이 올라오니 그만큼 김치를 덜 먹게 된다. 김치가 밥상에서 유일한 반찬이고, 그래서 김치 맛에 따라 먹는 밥의 양이 달라지던 시절과는 다르다. 김치가 빠질 수는 없지만 예전만큼 소중하게 대접받지도 않는다.

김치를 덜 먹다 보면 아예 사라지는 건 아닐까? 물론 그럴 일이야 절대로 없을 것이다. 그것은 아무리 맛난 반찬 가득한 밥상이라도 김치 하나 없으면 밥맛을 잃는 것을 생각하면 확신할 수 있는 일이다. 제아무리 시대가 바뀌고, 그에 따라 음식이 달라진다 해도 없어질 수 없는 음식은 있는 법이다. 우리 음식 가운데는 김치가 바로 그렇다.

우리 민족은 이미 오래 전부터 김치맛을 고정된 우리 맛으로 간직해 왔다. 『훈몽자회(訓蒙字會)』를 보면 '딤채 저(菹)' 라는 말이 나오는데, 학자들은 야채를 소금에 절이는 '침채(沈菜)' 에서 '김치' 의 어원을 찾는다. 침채가 김치로 변하였다는 것이다.

김치는 야채를 소금에 절이고, 거기에 고춧가루와 젓갈을 첨가한 것이다. 그런데 우리 선조들은 애초부터 고춧가루를 첨가한 김치를 먹지는 않았다고 한다. 고추가 들어오기 전까지는 고춧가루 대신 맨드라미 등으로 붉은 색을 냈다고 한다.

중미가 원산지로 되어 있는 고추가 우리나라에 들어온 시기에 대해서는 의견이 분분하다. 그러나 현재까지는 1559년 포르투갈 상선에 의해 일본에 전래되었고, 1592년에서 1600년 사이에 일본에서 우리나라에 전래된 것으로 알려져 있다.

이러한 경로로 전래된 고추는 서서히 김치에 첨가되기 시작했다. 그것은 우연이라기보다는 과학적인 지식에 근거한 것이었다.

먼저 고추는 야채의 신선함을 보존시키는 마(魔)의 효소작용을 한다. 김치는 야채의 신선한 상태를 유지하여 먹는 것이니, 고추는 자연 좋은 재료가 되어주었다.

또 하나는 고추의 화학작용이다. 고추에는 사과의 스무 배나 되는 양의 비타민 C가 함유되어 있다. 그러나 이 비타민 C는 산화되기 쉽다는 결점이 있다.

하지만 고추를 맵게 하는 성분인 켑사이신은 이 산화를 방지하는 강력한 작용을 한다. 즉, 김치에 고춧가루를 넣었던 것은 매운맛을 내기 위해서였다기보다는 김치의 산패방지로 삭은 맛을 유지하기 위해서였던 것이다.

결국 우리 민족은 김치를 먹음으로써 인체에 필요한 비타민

C를 공급받을 수 있었던 셈이다.

한편 김치는 식물성 식품과 동물성 식품을 가장 이상적인 상태로 화학변화시킨 혼성 식품이다. 즉, 어패류인 젓갈과 야채를 절충시켜 놓음으로써 식물성 식품만도, 그렇다고 동물성 식품만도 아닌 혼성 식품으로 섭취할 수 있도록 했다.

김치는 이처럼 단순히 우리 민족의 오랜 음식이라는 이름만 갖고 있는 게 아니다. 김치는 바로 과학적인 근거에 의해 만들어진 이상적인 음식인 것이다.

김치는 각 지역마다, 집집마다 다른 맛을 갖고 있다. 그것은 고유의 담그는 방식이 제각각 전수되고 있는 데 따른 것이다. 따라서 그 방법들을 다 제시할 수는 없다. 여기서는 김치를 담그는 데 있어 참고가 될 만한 점만 적어둔다.

배추김치 담그기 전에 알아둘 점

배추는 냄새를 맡아보아 배추 향이 살아 있는 것을 고른다. 또 쪼개 봐서 향이 있어야 김치맛이 좋다. 농약을 많이 뿌렸거나 성장 촉진제로 키운 배추는 배추 향이 거의 없다.

요즘은 토종 배추를 찾기가 그리 쉽지 않다. 하지만 잎이 파랗고 속이 노란색을 띠는 것일수록 토종에 가깝다고 생각하면 된다.

흔히들 배추 잎을 여러 겹 떼어내고 속잎으로만 김치를 담그는 경우가 있다. 하지만 거친 잎 정도만 떼어내고 아예 뿌리까지 담그는 게 좋다. 뿌리에는 우리 몸에 필요한 아연이 함유되어 있기 때문이다.

요즘 문제되고 있는 치매가 바로 아연 부족으로 오는 병이다. 옛날에 아녀자들은 김치를 썰어 밥상에 올리고, 남은 거친 잎 부분과 뿌리는 버리기 아까워 먹곤 했다. 그런데 바로 그렇게 먹은 아녀자들이 더 건강했다는 것은 의미심장하다.

봄까지 신선한 김치를 먹을 수 있는 법

김장을 해 항아리에 넣을 때는 포기마다 지푸라기로 띠를 둘러서 넣는다. 이 지푸라기에서 나오는 균이 김치의 젖산균과 촉매작용을 한다.

지푸라기는 촉촉하게 물을 먹여서 하룻밤 놓아두었다가 쓴다. 그래야 쉽게 끊어지지 않는다.

김장이 끝난 다음 2~3일 후, 따로 김칫국을 만들어 김치가 잠기도록 붓는다. 그래야 빨리 산화하지 않는다.

김칫국은 김치를 언제까지 먹을지에 따라 다르게 만든다.

먼저 겨울까지만 먹을 김치의 경우인데, 이 때는 젓국에 황태 달인 물을 함께 넣어 만든다. 황태는 농약 독을 없애고 각종 부종을 없애는 데 도움이 된다. 뿐만 아니라 구수한 맛을 내기 때문에 김치맛을 돋운다. 여기에 지푸라기 뭉치를 만들어서 군데군데 넣는다.

한편 늦은 봄까지 먹을 김치라면 젓국은 넣지 말고 소금물만 달여서 식혀 붓는다. 그래야 늦게까지 칼칼한 김치맛이 유지된다. 여기에 지푸라기 뭉치를 만들어서 군데군데 넣는다.

아마 도시에서는 지푸라기를 구하기가 쉽지 않을 것이다. 이럴 때는 시장에서 야채 살 때 묶었던 지푸라기를 모아오면 된다. 다만, 농약이 걱정되므로 다음과 같이 한다.

지푸라기가 잠길 정도의 물을 준비한다. 여기에 소금 한 주먹, 식초 두 숟갈을 넣어 푼다. 지푸라기를 집어넣고 하루쯤 담가둔다. 그러면 위생적인 지푸라기가 되므로 안심하고 써도 된다.

김칫국까지 부었으면 김치 위에 돌을 올려놓는다. 돌에서 미네랄이 나와 김치를 맛있게 한다. 다시 그 위에 두께 5센티미터 정도로 지푸라기 두트레를 만들어 덮고 독 뚜껑을 덮는다. 지푸라기 두트레란 마치 옛날 어머니들이 머리에 물건을 일 때 받치던 똬리의 모양을 조금 두텁게 한 것이다.

역시 김치를 꺼낼 때마다 지푸라기 두트레에서 균이 김치로 떨어질 수 있도록 하기 위함이다. 옛말에 '화난 며느리가 꺼내온 김치가 더 맛있다'는 말이 있다. 이것은 화난 며느리가 지푸라기 두트레를 확 열어제치며 김치를 뜨기 때문에 지푸라기에 있던 균이 김치에 떨어져 더 맛있다는 것을 재미있게 묘사한 말이 아닌가 싶다.

담백한 백김치로 먹고 싶을 때

배추 반 포기에 마늘 한 쪽 정도씩 들어가도록 마늘을 납작하게 썬다. 또 배추 반 포기에 다시마 네 조각 정도를 준비한다. 소금은 김장철이 되면 미리 쇠솥에 볶아두었다가 쓴다.

배추를 썰어 소금에 절일 때, 배추 잎사귀와 잎사귀 사이에 다시마와 마늘을 넣고 싸서 돌로 눌러놓은 채 절인다.

만약 일찌감치 꺼내먹고 싶으면 소금을 적게 넣어 절이고, 봄에 짠지처럼 먹으려면 소금을 많이 넣는다. 배추가 누렇게 익은 뒤 꺼내먹으면 된다.

먹을 때는 소금물에 절여둔 배추를 물에 헹궈서 먹는다. 배추의 결대로 예쁘게 썰어놓고 먹으면 담백하고 산뜻한 백김치 맛을 볼 수 있다.

김치와 함께 하는 행복한 겨울나기

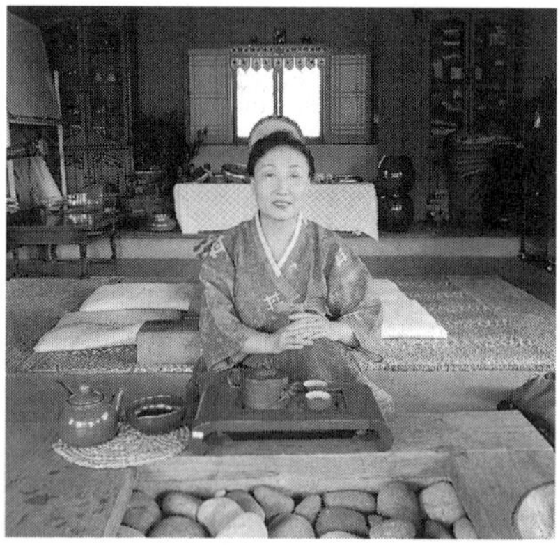

김치는 우리가 어려서부터 먹었고, 필자도 육십 평생을 살면서 하루 세 끼 식탁을 대할 때마다 한번도 빠뜨린 적이 없다고 해도 과언은 아닐 것이다.

지금도 김치 없이는 밥을 못 먹는 사람이 많고, 아무리 요리 잘하는 현대 여성이 시집 와서 영양가 따져가며 밥상을 차린다 해도 그 남편을 키워낸 촌스런 고향 어머니가 담근 김치맛을 따를 수가 없는 것이다.

김치는 지역의 환경과 조건에 따라 맛도 천차만별인데, 김치맛의 기호를 관찰해 보면 그 사람의 고향을 알 수 있을 정도다.

김장철이 되면 집집마다 날을 잡아 이웃간 또는 형제들간에 품앗이로 돌아가며 김장을 한다. 겨울을 대비하여 월동량을 한꺼번에 담그는 것은 그렇다 치고, 여름 가을 내내 열무김치, 오이소박이, 얼가리김치를 번갈아 담그는 것만 해도 하루 종일 걸린다. 주부들의 끊임없는 과제가 바로 김치인 것이다.

요즈음은 대기업에서도 김치 제품이 나온다.

김정덕과 함께 하는 김장김치 투어!

〈김정덕 할머니와 함께 하는 김장 김치 투어!〉라고 길게 써 붙인 플래카드를 휘날리며 관광버스를 타고 온 서울 아줌마들이 필자 집 근처에 있는 김치공장에 다다른다. 건강 강의 한 시간, 실습 두 시간 만에 30kg의 꽤 푸짐한 내용물이 첨가된 김장이 끝났다. 바쁜 세상에 간편하고 능률적이면서도 위생적인 김장 투어! 금쪽 같은 시간도 절약되고 휙 바람쐬러 나온 셈치고는 값도 저렴하다. 점심 식사와 간식, 그 회사 제품으로 가득 찬 선물에 시루떡까지 그릇그릇 나눠준다.

안녕히 가십시오, 하고 그들을 집으로 보내고 또 각자 원하는 날짜에 배달까지 해준다. 신청이 쇄도하여 일 주일에 두 번씩 열던 김치 투어를 12월 초부터는 매일 강행하여도 감당하기 어렵다며 담당자는 즐거운 비명을 지른다. 시부모님 몰래 왔노라고 하는 이도 있고, "시태년들 팔자 좋아 김치도 사서 쳐먹는다"고 하시는 노인도 계시다.

우리에게 너무나 가까워 입에 혀 같은 김치가 가난한 사람들의 건건이 정도로 여겨졌던 때도 있었으나 지금은 세계적인 식품으로 두각을 나타낸다. 눈치 빠른 일본인이 '이코노믹 에니

멀(Economic Animal)' 이라는 상표를 붙여 우리보다 먼저 김치 산업에 뛰어들었다. 미국 어느 지역에 가도 '기므치' 가 판매되고 있다. '여보시오 우리님네들 김치 장사 안 하고 무엇한다' 라고 말하고 싶을 정도로 안타깝다.

지난 90년도에 나의 동기간이 사는 보스톤에 갔었다. 더그라스라는 미국 사람이 김치 장사를 하는데, 그는 자기 차에 'Eat Kimchee' 라고 쓴 글씨를 붙이고 다니며 배달을 하고 다녔다. 그 사람은 미국인으로서 김치 장사로 성공하여 뉴욕 시장에까지 김치를 내고 있는 유태계다.

최근 일본의 젊은 아가씨들이 고춧가루가 든 작은 병을 지참하고 다닌다는 외신뉴스를 보았다. 그들은 우동이나 음식에 고춧가루를 뿌려 먹는다고 한다. 고추의 주요 성분인 켑사이신이 지방을 태우고 항비만 효소가 있어 체지방을 없애준다고 하여 다이어트 식품으로 각광받고 있는 것이다. 면역기능으로는 대장암, 폐암에 대한 항암효과도 탁월하다고 한다.

다시 보아야 할 우리 김치

배추, 무, 오이 등에는 무기질(칼슘, 구리, 인, 철분, 나트륨)과 유기질(섬유질, 단백질, 당질, 지질) 성분이 들어 있고, 젓갈류에는 주로 아미노산 등이 다량 함유되어 있다.

야채류에서 무기질 성분을 섭취하고 젓갈류에서 아미노산을 섭취하게 되는데, 곡물류에서 부족되기 쉬운 단백질 보충에 도

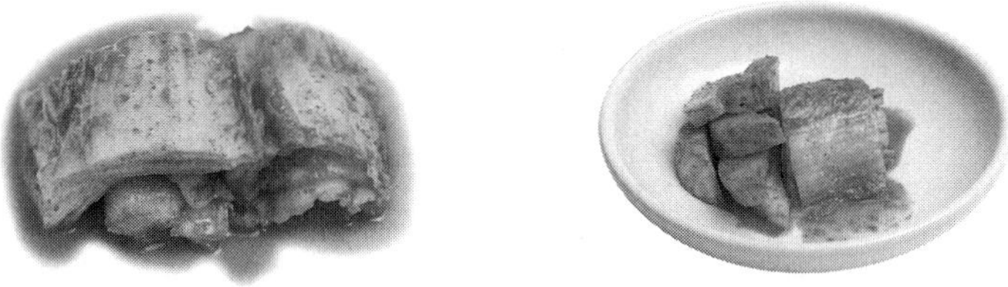

※ 김치는 젖산균의 작용에 의해 젖산발효가 생성되어야만 숙성이 촉진되고 맛도 좋다. 젖산은 효소나 채소성분과 유기적인 결합을 하여 이상발효나 부패균의 발육을 억제하기도 한다.

움을 주게 된다. 채소류에 풍부한 섬유소를 다량 섭취함으로써 변비를 예방하고 장염 · 결장염 등의 질병 발생을 억제한다.

숙성발효가 잘된 김치는 특유의 맛을 갖고 있어 식욕을 돋군다. 김치는 그 제조원료의 영양 성분에 따라 여러 종류의 비타민과 무기 · 유기성분을 일시에 공급받는 종합식품이다. 특히 젓갈류에서 공급받는 아미노산이나 발효숙성 과정에서 생성되는 유기산, 고추 · 마늘 · 생강 등에 함유되어 있는 특수 성분 등은 영양학적 가치를 높이는 것으로 평가받고 있다. 일례로 비타민 A와 C의 함량이 대단히 높아서 사과(국광)의 37배, 귤의 7배 정도라 하며 인체의 노화를 방지한다고 한다.

마늘에 함유된 알리신은 강력한 살균 효과와 더불어 비타민 B_1의 흡수를 촉진시키며 신진대사를 활성화시켜 강장 · 강정 효과가 탁월하다. 특히 유산균이 많아 장내 미생물의 대사활성에 많은 도움을 주기 때문에 대장암의 예방효과가 높다고 연구 발표되기도 하였다.

『규합총서』에서는 "무릇 김치를 담그려면 물을 가려야 하니,

물이 나쁘면 국(김치 국물)맛이 좋지 못하다"고 하였다.

또한 『산림경제』에서는 "배추에 말똥 거름물을 주면 움과 잎이 모두 연하고 누르다. 무는 목화밭에 흩뿌리거나 메밀과 섞어서 갈면 두 가지다 좋다"고 씌어 있다.

이와 같이 옛날 사람들은 농사를 철저하게 천후 기상에 위배 없이 순리적으로 따랐음을 알 수 있다.

지금은 어떠한가.

생산만이 목적이 되어 하우스를 짓고 또 연작을 하여 피해를 보기 일쑤다.

화학비료와 농약으로 성장을 촉진한 배추는 무기질소 성분(암모니아태 질소)을 빠르게 흡수하여 속히 크지만 체질은 연약하고 영양은 저조하다. 그리고 암모니아태 질소의 과잉 흡수 때문에 질산염이 축적되어 잎은 농녹형상을 띠고 줄기는 억세어진다. 화학 농법으로 기른 농작물은 불량하면서도 잔류농약까지 내포할 수밖에 없는데, 이렇게 기른 무・배추로 김장을 담그게 되면 발효 숙성도 잘 안 될 뿐더러 잡균이 침범하여 이상 발효를 일으켜 맛을 떨어뜨리는 원인이 된다.

김치맛을 살려주는 미생물

발효 초기에는 소금 농도에 잘 견디는 세균들이 주로 생육하게 되고, 발효가 진행되면서 젖산을 비롯한 각종 유기산이 생성됨에 따라 P. H.가 떨어지면서 산에 내성이 강한 균이 자라게 된다.

김치는 젖산균의 작용에 의해 젖산발효가 생성되어야만 숙성이 촉진되고 맛도 좋다. 젖산은 효소나 채소성분과 유기적인 결합을 하여 이상 발효나 부패균의 발육을 억제하기도 한다. 무·배추를 절일 때 염류농도를 8~10% 정도 적당히 유지해주면 부패균의 발육을 억제하게 되는데, 문제가 되는 것은 젓갈류에 남아 있는 유해균인 삼막효모의 작용이다. 이 삼막효모균이 젖산을 소모하기 때문에 젖산량이 점차 감소되면서 부패균 침입과 함께 김치에 해를 입히게 되며 맛이 변하는 것이다.

무·배추는 자연친화적 환경농법(전자농법, 유기농법, 자연농법)으로 재배되어야 한다. 저장은 물론 저온에서 서서히 숙성시키면서 우리들의 입이 원하는 맛으로 만드는데 재래식 방법을 고려해야 한다.

햇볕이 안 드는 서늘한 곳에 땅을 파고 항아리를 묻고 양념 무친 배추 포기 하나 하나에 짚으로 띠를 둘러 묶은 다음 차곡차곡 담는다. 짚에서 나오는 바브레균과 아스파라기스 오리지에가 발효를 유익하게 하기 때문이다. 그리고 김치를 버무려 넣은 항아리 위에 우거지를 덮고 돌로 치두른다.

김치는 김치 국물에 잠겨서 익어야 한다. 김장 끝난 며칠 후에 국물을 해 붓는 것이 상례이다. 독 뚜껑을 두투레(볏짚으로 짠 방석)로 덮었던 김치는 열고 닫을 때마다 미세한 짚가루가 떨어져 김치맛을 더하게 해준다.

이제 기나긴 겨울로 들어서고 있다. 독자들 모두 맛있는 김치와 함께 행복한 겨울을 나기 바란다.

들판에 장보러 가요

어쩌다 서울에 가 있으면 저녁 때쯤 주부들이 찬거리를 장만하러 장에 가는 모습을 볼 수가 있다. 그렇게 서울 사람들은 꼭 돈을 주고 사야만 반찬을 만들 수 있는 것이다.

하지만 나는 이곳에 살면서 장에 가는 일이 많지 않다. 생활에 필요한 물건을 살 때가 아니고서는 장에 가야 할 일이 없기 때문이다. 웬만한 것쯤은, 특히 반찬거리 정도는 자급자족할 수 있다. 배추, 무, 상추, 파, 마늘 모두 텃밭을 일구어 우리 식구 먹을 만큼은 생산해낸다.

나는 이곳에서 씨를 뿌리고 거름을 주며 농사짓는 즐거움을 맛보고 있다. 농사라는 게 햇볕을 느껴야 하고, 바람을 예측해야 하고, 춥고 더운 정도를 가늠해야 하는 일이다.

그러니까 자연의 이치와 흐름을 꿰고 있어야만이 농사꾼이 될 수가 있다는 이야기다. 그래서 농사일을 오래 하다 보면 굳이 일기예보를 듣지 않아도 날씨를 짐작하게 되는 것이다. 한마디로 농사꾼은 자연과의 일체를 이루는 사람이다.

자연을 거스르지 않고 그에 순응하다 보니 마음 또한 자연을 닮게 마련이다. 예로부터 시골 인심이 후했던 것은 바로 이 때문이다.

내 비록 얼마 되지 않는 텃밭이나마 정성스럽게 가꾸어 농사를 짓는 것은 이런 삶이 더없이 평화롭고 즐거워서이다.

그런데 이곳에 살다보니 즐거운 일이 또 있다. 그저 방문만 열고 나가면 눈에 보이는 모든 게 먹을 것들이다. 칼 하나에 소쿠리 하나만 들고 나서면 아무렇게나 푸짐한 반찬거리를 마련할 수 있다. 엄동설한, 이 한 철을 제외하고는 늘 그렇다.

냉이, 쑥, 미나리, 고사리, 질경이, 달래, 머위…. 모두가 들판 아무데서나 자라나는 푸성귀들이다. 굳이 씨를 뿌리거나 약을 쳐 농사짓지 않아도 저절로 싹을 틔우고 자라는 자연 먹거리들이다. 충분히 햇볕을 받아 살이 올라서 영양가도 높은 식품들이다. 지천으로 널려 있는 이것들을 눈에 보이는 대로 캐다가 무쳐도 먹고 국도 끓인다. 캐다가 바로 조리해 먹으니 이보다 더 신선한 먹거리가 또 없다. 맛도 일품이다.

서울 사람들은 시골 사람들이 비위생적이라고 생각하는 버릇이 있다. 그런데 내가 보건대 이 비위생적인 사람들이 그토록 위생적으로 살고 있는 서울 사람들보다 더 건강하다.

그 비결이 바로 이 자연의 먹거리를 섭취하는 식생활에 있으리란 생각이 든다. 제철에 나는 야채를 채취하는 즉시 먹으니 그보다 더 몸에 이로운 식생활이 없는 것이다.

이 제철 야채는 그야말로 비타민의 보고이다. 비타민이 면역력을 증가시켜줌으로써 만성병에 덜 걸리게 해주고, 노화방지를 한다는 사실은 일반적인 건강 상식이다.

이런 먹거리를 쉽게 얻을 수 있다는 것은 내가 이곳에 살면서 얻는 큰 혜택이 아닐 수 없다. 돈이 드는 것도 아니고, 농약을 많이 쳤는지 어떤지 걱정할 필요도 없이 그저 눈에 보이는 대로 채취해서 먹으면 그만이다.

더욱이 일부러 장을 보러 가는 것도 아니다. 아침저녁으로 산책삼아, 혹은 마실삼아 드나들며 눈에 보이는 대로 한줌씩 뜯어오면 된다. 아무런 반찬 걱정할 필요도 없이 식탁을 영양가 있고 신선한 음식으로 차려낼 수 있다.

물론 도시 사람들은 누리기 어려운 즐거움이다. 그러나 나처럼 들판으로 장을 보러 가지는 못할지라도 최소한 제철 야채를 즐겨 먹는 습관을 가지는 것이 좋겠다. 이것은 주부가 조금만 부지런하고 현명하다면 그리 어려운 일도 아니다.

계절 따라 먹을 수 있는 자연 야채

2월에 먹는 자연 야채

※ 냉이

냉이는 봄 나물을 대표한다. 봄에 가장 먼저 나기도 하지만 그 향기가 봄철 입맛을 돋우는 데는 그만이다.

사실 나는 봄이 채 되기도 전부터 냉이를 먹는다. 시골은 바람은 매섭지만 햇볕이 잘 들기 때문에 땅이 녹기가 무섭게 냉이가 나온다.

냉이가 몸에 좋은 이유는 확산성과 구심성을 동시에 가지고 있기 때문이다. 확산성이란 하늘을 향해 펼쳐 일어서는 성질을 말한다. 주로 엽채류가 이에 해당한다.

이에 비해 구심성이란 땅의 구심을 향해 아래로 내려 뻗는 성질을 말한다. 주로 근채류가 이에 해당한다.

확산성 식품은 성인병이나 고혈압을 막아주고, 구심성 식품은 인간에게 근력과 양기를 준다. 냉이는 땅 위에서 확 피어나

태양력을 받아들이는 한편 뿌리는 땅으로 쭉 뻗어 들어가니 결국 확산성과 구심성의 조화를 이룬 셈이다. 몸에 두루두루 좋은 건 말할 것도 없다.

냉이는 황새냉이와 참냉이가 있다. 황새냉이는 뿌리가 실하고 잎이 억세다. 참냉이는 뿌리가 땅바닥에 달라붙은 모습이며 잎이 붉은 색깔을 띤다. 뿌리는 가늘고 곧다.

냉이는 다 좋지만 이왕이면 참냉이보다 황새냉이를 먹는 게 좋고, 무쳐 먹으면 가장 맛있는 음식이 된다. 냉이를 비타민이 파괴되지 않도록 연한 소금물에 살짝 데친 후 갖은 양념을 하여 손으로 조물조물 무치면 아주 맛있는 냉이무침이 된다.

냉이는 약재로도 쓰인다. 냉이를 뿌리째 뽑아 말린 후 가루를 내는데, 이 가루를 약방에 가져가서 환을 만들면 된다. 환을 만들 때 체질에 따라 한약재를 함께 넣으면 약으로 복용할 수 있다.

또 눈이 아플 때 냉이를 달여서 차처럼 마시면 좋다. 특히 눈동자가 아플 때 쓰면 효과가 크다.

3월에 먹는 자연 야채

❀ 쑥

쑥은 3월부터 5월 단오 때까지 먹을 수 있다. 이미 단군신화에서 보아 알 수 있듯이 쑥은 우리 민족의 역사와 함께 할 만치 오래된 먹거리이다. 쑥은 바닷바람을 쐰 강화 쑥이 유명하다.

쑥은 3~4센티미터 정도 컸을 때가 가장 먹기 좋은데, 국을 끓여먹거나 쑥떡, 쑥차로 만들어 먹는다.

먼저 쑥국 끓이는 방법을 소개한다. 쑥을 씻어서 물기 있는 상태로 밀가루를 골고루 섞으며 흩뿌려준다. 이 상태로 된장국에 넣어 끓인다. 쑥국은 봄 입맛을 돋우는 데 더없이 좋은 음식이다.

다음은 쑥떡이다. 쑥이 10센티미터 이상 자라면 국으로 끓여 먹기에는 너무 억세다. 이럴 때는 소금물에 삶는데, 이 때 식용 소다를 넣으면 억센 쑥도 흐물흐물하게 삶아진다. 다 삶아진 쑥을 헹군다. 그러면 시레기 건더기처럼 된다. 이것을 쌀가루에 섞어서 떡을 해먹는 것이다. 쑥과 쌀가루를 섞어 버무린 다음 손바닥만한 크기로 얇게 펴 만든다. 여기에 넝쿨콩이나 검정콩을 박아서 찐다. 그러면 쫄깃쫄깃한 쑥떡이 된다.

한편 쌀가루와 쑥을 버무려 가루 낸 것을 냉동실에 넣어두면 두고두고 쑥떡을 해먹을 수가 있다.

다음은 쑥차 만드는 방법이다. 쑥을 데쳐 헹군 뒤에 쌀가루 대신 율무나 기타 자기 기호에 맞는 곡식을 가루 내서 섞어 말리면 쑥차 분말이 된다. 이것을 물에 끓여 쑥차로 마시면 그 맛이 매우 부드럽다.

이처럼 쑥은 부드러우면 부드러운 대로, 억세면 억센 대로 제각각 먹을 수가 있다. 즉, 쑥은 하나 버릴 것이 없다. 쑥대만 해도 그렇다. 대를 삶으면 다갈색 물이 나오는데, 입맛이 떨어질 때쯤 이 물을 밥물로 쓰면 밥이 차지고 누런 색을 띠어 입맛을 돋운다.

이 밖에도 쑥은 약재로 두루두루 쓰인다. 『동의보감』에 있는 그 몇 가지를 옮겨보면 다음과 같다.

먼저 고혈압일 때이다. 쑥잎에 물을 부어가며 생즙을 만든 후 헝겊으로 짜서 마신다.

다음으로 복통으로 일한 경련이나 구토가 날 때이다. 응달에 말린 쑥을 물에 넣고 달여서 하루에 두 번 정도 마신다.

산후 하혈이 있을 때는 응달에 말린 쑥에 생강 말린 것을 섞어서 볶는다. 이것을 물을 넣고 달여 마신다.

또 대하증일 때는 쑥잎에 마늘, 말오줌나무를 넣어 헝겊에 싸서 진하게 우러나올 때까지 끓인다. 이 물을 데워서 씻으면 좋다.

인후염일 때, 즉 찬 공기나 가스 등으로 인하여 인두 부분에 염증이 생기면 쉰 목소리가 나고 목 점막이 붉게 부어오른다. 이 때 쑥을 날 것 상태로 찧어 식초를 섞는다. 이것을 목에 붙이고 붕대로 감아둔다.

4월에 먹는 자연 야채

❀ 달래

옛날에는 경칩이 지나면 신감채(辛甘菜), 즉 가장 빨리 나는 산채 다섯 가지를 왕궁에 공납하는 의무가 있었다. 그런데 그 신감채 가운데 대표적인 것이 바로 달래였다. 달래는 이처럼 봄을 알리는 선두주자이다. 뿐만 아니라 비타민 A, B_1, B_2, C가 골고루 섞인 영양가 있는 야채이다.

또 피부를 젊게 하고 건강을 다스리는 부신피질 호르몬의 분비를 자극시키는 미용식이기도 하다.

그런데 요즘은 달래마저 비닐하우스로 재배한다. 따라서 시장에서 구입할 때 세심한 주의가 필요하다. 야생 달래는 향이 더 진하다. 물론 맛과 영양도 야생 달래가 더 좋은 것은 말할 필요도 없다.

먼저 달래 장아찌를 만들 수 있다. 달래를 통째로 씻어서 5센티미터로 썬다. 간장에 참기름, 파, 마늘을 넣고 달래 썬 것을 넣어 장아찌로 만드는데, 밑반찬으로 두고두고 먹을 수 있다.

또 생절임을 해먹을 수도 있다. 달래를 썬 것에 무채를 썰어서 섞어 양념하여 생절임한다. 입맛에 따라 참기름을 칠 수도 있지만, 가능하면 그냥 달래 향을 즐기는 게 좋다.

비타민 C는 열에 약하여 삶게 되면 60~70퍼센트가 파괴된다. 식초는 비타민 C에 활력을 주므로 조금 가미하는 것도 좋다.

한편 된장찌개를 끓일 때 달래를 넣으면 향긋한 된장국 맛을 볼 수 있다. 물론 맨 나중에 넣어 살짝만 익게 하는 것이 좋다. 그래야 달래 향이 살아나 냄새도 향긋해진다.

❀ 두릅

두릅은 온몸이 날카로운 가시투성이인 두릅나무과의 어린 순이다. 사람들이 이 나무 순을 먹게 된 것은 주술적인 데서 비롯되었다.

옛날에는 교통이 발달하지 않아 산길을 많이 다녔다. 그런데 산에는 호랑이나 여우 등 무서운 짐승이 들끓고 있었다. 뿐만 아니라 산 속에는 귀신들이 살고 있다고까지 생각하였다.

사람들이 이 같은 위험에서 벗어나기 위해 산길에 들어설 때면 미리 사둔 엄나무 순을 개울물을 넣고 끓여 살짝 데쳐서는 된장에 찍어 먹었다. 두릅이 억세거나 나뭇가지만 앙상한 철에는 가시가 돋아난 나무토막을 잘라 끓는 물에 우려 그 물을 마시고 떠났다. 순전히 가시가 그 같은 위험으로부터 보호해준다는 믿음 때문이었다.

지금은 그 같은 옛이야기는 사라지고 친숙한 산채 음식이 되었다.

4월이 되면 두릅을 따서 찐다. 찐 두릅을 갖은 양념한 고추장에 찍어 먹는다. 기호에 따라 고추장에 무쳐 먹기도 한다. 비빔밥에 넣어 먹거나 보리밥을 먹을 때 곁쳐 먹으면 일미이다.

두릅은 그 향과 맛이 좋아 일찍이 『동의보감』에서도 약재로 쓰고 있다. 집안에 고혈압 환자가 있으면 자주 먹는 것이 좋다. 즉 머리가 무겁다거나 손발에 혈액순환이 안 되어 저리는 사람, 흡연으로 혈당치가 변하여 혈압이 상승하는 사람이 있는 경우이다.

그리고 피로, 불면증, 빈혈 증세가 있는 사람에게도 좋다. 이때는 두릅을 응달에 말려 달여서 1개월쯤 복용하면 된다.

한편 당뇨병이 있는 사람은 두릅의 뿌리 껍질이나 줄기 껍질을 응달에서 말렸다가 식후마다 달여 마시면 좋다.

❀ 가죽나무

4월, 산에서 자라는 가죽나무의 순을 따서 먹는다. 소금으로 적당히 간을 해가며 찹쌀 가루로 풀을 쑨다. 풀을 다 쑤었으면 통깨를 넣어 버무린다.

이것을 김 재듯이 가죽나무 순 앞뒤로 바른다. 저장해 두었다가 식사 때마다 튀겨서 먹는데, 그윽한 향이 나는 밑반찬이 된다. 따라서 두고두고 손님 상에 올리면 고급 반찬이 된다.

❀ 머위

머위는 4월 말에 가서 먹을 수 있는 자연 야채이다.

처음 싹이 나서 한 뼘 정도 크기일 때까지는 줄기째 뜯어서 쪄 쌈을 싸 먹는다. 머위 특유의 향과 쓴맛이 봄철 식욕을 돋운다. 따라서 봄철 손님 상에 별미로 내놓을 만하다.

한편 잎이 70센티미터 정도까지 자라면 잎은 버리고 줄기만 취한다. 줄기의 겉껍질을 벗기고 속만 적당한 길이로 잘라 데친다. 이것을 갖은 양념하여 볶는다. 역시 훌륭한 맛을 내는 반찬으로 먹을 수 있다.

혹시 볶은 요리가 싫다면 데쳐서 간장, 소금, 설탕에 재어 장조림처럼 먹어도 좋다.

『동의보감』에는 머위를 이용한 여러 처방전이 나온다.

가래가 심할 때는 이른 봄꽃이 피기 전의 머위를 따서 달여 마시거나 된장과 끓여 먹으면 효과가 있다고 한다. 특히 임신 중의 기침에 효과가 있는 것으로 전해진다.

❀ 돌미나리

우리 조상들은 미나리에서 세 가지 덕을 깨달았다.

첫째로 속세를 상징하는 진흙 밭에서 때묻지 않고 파랗게 자란다는 점이다.

둘째로 볕이 들지 않은 응달에서 자란다는 점이다. 그래서 미나리 밭은 나무 그늘이나 집 그늘처럼 다른 작물이 되지 않은 곳을 골라 만들었다. 이처럼 미나리는 음지에서, 그것도 냄새 나고 더러운 흙탕물이라는 악조건에서 자라난다.

셋째로 가뭄에도 그 푸름을 잃지 않고 이겨낼 만큼 강인하다는 점이다. 심한 가뭄으로 다른 작물이 다 시들어 가도 미나리만은 푸름을 잃지 않는다. 소나무에 비길 만한 생명력을 자랑하고 있는 것이다.

미나리는 이처럼 식품으로서 뿐만 아니라 삶의 철학을 배우는 대상으로도 사랑받았다.

내가 즐겨 먹는 미나리는 미나리 밭에서 자란 것이 아닌, 냇가에 지천으로 뻗어 자란 돌미나리이다.

우리 고장 병천(竝川)에는 '아우내' 라는 이름처럼 두 냇물이 만나 함께 흐르는 내가 있다. 이 냇가 양편에는 돌미나리가 가득하여 봄내 나의 텃밭 역할을 해준다. 나는 4월이 되면 무작정 바구니에 호미 하나 넣고 냇가로 나선다. 한 시간쯤 냇가를 돌며 캔 돌미나리는 그날 우리 집의 좋은 반찬거리가 된다.

돌미나리는 생절임을 해서 바로 먹어야 맛있다. 그러다 보니 날이면 날마다 냇가로 돌미나리를 캐러 나간다. 그 돌미나리 캐는 즐거움, 신선한 생절임을 먹는 즐거움은 여름까지 이어진다. 돌미나리 생절임은 날마다 먹어도 질리기는커녕 오히려 여름이 끝나면 아쉽게 여겨진다.

돌미나리 뿌리에는 칼슘이 많으니 뿌리째 먹는 것이 좋다.

흔히들 가정에서 미나리를 데쳐 나물로 먹는 경우가 많다. 하지만 생절임으로 먹는 것을 권하고 싶다.

생절임을 할 때는 돌미나리를 씻어서 적당한 길이로 자른 후 이것을 설탕, 마늘, 식초, 고춧가루에 무쳐서 먹는다. 이 때 미나리 특유의 향과 산뜻한 맛을 잃지 않도록 참기름은 넣지 않고 담백하게 무치는 것이 좋다.

미나리 역시 약재로도 쓰인다.

먼저 인후염일 때이다. 생미나리를 즙을 내어 꿀과 섞고 물을 부어 달인다. 진득하도록 달인 물을 하루에 두 번 정도 한 숟갈씩 마신다.

한편 두드러기에는 미나리 생즙을 그대로 마시면 효과가 있다.

❀ 돌나물

우선 돌나물로 만든 물김치가 있다. 돌나물을 씻어서 소금물에 절인다. 밀가루 혹은 보리 가루로 풀을 쑤어 돌나물 국물을 마련한다. 이 때 무를 납작하게 썰어서 넣는다. 여기에 빨간 고추를 망에 집어 넣는다. 그러면 고추 색깔이 우러나와 색깔이 고운 물김치가 된다.

또 미나리와 마찬가지로 생절임을 해서 먹는다. 돌나물은 특별한 향이 있는 것은 아니지만, 이왕이면 신선한 야채로 먹는 것이 좋기 때문이다.

돌나물은 간과 눈에 좋은 식품이다. 따라서 생즙을 내 마시는 것도 좋다. 이 때 신선초나 시금치 등 다른 야채를 섞어서 생즙을 내 주스처럼 마시는 것도 좋은 방법이다.

5월에 먹는 자연 야채

❀ 질경이

5월 초부터 먹을 수 있는 자연 야채이다. 어린 순은 나물로, 억센 잎은 차로 끓여 마실 수 있다.

아직 순이 연할 때 뿌리째 캔다. 씻어서 물기가 마르면 간장을 자작하게 부어서 2~3일 둔다. 건져서 꼬들꼬들하게 말린다. 고추장, 마늘, 파, 참기름 등을 넣어 무쳐서 꾹 눌러 다져놓는다. 식사 때마다 밑반찬으로 꺼내 먹는다.

8월쯤 되면 잎이 억세서 나물 무침으로 먹기가 어렵다. 이 때는 뿌리째 뽑아 씻어서는 주전자에 넣고 차를 끓인다. 이 차를 물 대신 계속해서 마신다.

『동의보감』에서는 질경이를 차전초라 하여 50그램에 물 네 홉을 달여 1~2주일 동안 차처럼 마시면 심장쇠약 환자에게 좋다고 하였다. 산기 산후 복통에도 이 차를 마시면 효과가 있다고 하였다.

또 위병이나 소화기에 병이 나서 토할 때의 약재로도 쓸 수 있다. 질경이의 잎과 뿌리를 즙을 내서 하루에 세 번 마시면 효과를 본다고 하였다.

❀ 홑잎 나물

우리 집 앞산에는 홑잎 나무가 많다. 5월, 이 나뭇잎 순을 잘라다가 나물을 해서 먹는다.

씻어서 데쳐 고추장만으로 무쳐서 먹는다. 혹은 입맛에 따라 일반 나물 무치듯이 여러 가지 양념을 넣어 무쳐도 맛있다.

도시에서도 5월 초쯤 시장에 가면 살 수 있다.

❀ 취나물

5월부터 청정한 산 속에 귀족처럼 향기를 품으며 군림하고 있는 자연 야채이다. 취나물은 향취가 좋아 예로부터 고급 나물로 여겼다.

잎을 따서 데친 후 다른 나물과 마찬가지로 갖은 양념에 무쳐서 먹는다. 매운맛을 좋아한다면 고추장에 무쳐 먹어도 좋다.

6월에 먹는 자연 야채

❀ 뽕잎

뽕잎을 먹는다고 하면 의아해할 사람들이 많을 것이다. 지역에 따라서는 뽕잎을 누에에게나 먹일 뿐 사람은 먹지 않기도 한다. 하지만 우리는 뽕잎도 훌륭한 식품으로 이용하고 있다.

뽕잎은 6월이 되면 보드라운 상태가 된다. 이 잎을 따서 쌈을 싸 먹는 것이다. 호박 잎 쌈과 다를 바 없이 말이다.

성숙한 뽕잎은 따서 말렸다가 차로 달여 마시면 혈압도 조절되고 위장도 좋아진다.

또 뽕나무 열매를 말려서 달여 마시거나 가지를 썰어 볶아서 차로 마실 수도 있다. 이는 결핵과 빈혈, 갱년기 장애로 인한 냉증, 현기증, 발한, 생리통, 불면증에 좋다.

❀ 나무재 나물

우리나라에서는 안면도에서 나는 나무재 나물을 제일로 여긴다. 원래 나무재 나물은 바닷가에서 나는 것이 맛이 좋다는 속설 때문이다. 나무재 나물은 바닷물의 물 기운과 땅의 기운을 동시에 받는 해초이면서 야채이기도 하다

나무재 나물은 뜯어다 씻어서 데친 후 고추장과 같은 양념에 무쳐 먹는데, 가능한 한 식사할 때 해초를 곁들이는 것이 좋다.

이미 현대과학에서도 해초가 다방면에 약효가 있다는 사실이 밝혀졌다. 해초는 암의 예방과 치료뿐만이 아니라 혈중 콜레스테롤을 줄이고 고혈압을 낮추는 작용을 한다. 또 혈액의 점도를 낮추고, 궤양을 예방하며, 세균을 죽이는 효능을 가지고 있다. 따라서 자칫 탄수화물이나 지방질 위주가 되기 쉬운 식단에 해초는 필수적으로 들어가야 할 식품이다.

이런 전제로 보자면 나무재 나물은 식물이면서 해초이므로 더없이 좋은 식품이다. 6월에서 7월에 걸쳐 시장에서 살 수 있다.

❀ 고사리

고사리는 우리 민족에게 있어서는 불가분의 음식이었다. 보릿고개 쯤에 산과 들에 자라는 이 고사리를 꺾어 고사리죽, 고사리밥, 고사리떡을 해 먹었던 것이다. 오죽하면 제상에까지도 반드시 놓는 음식이었을까.

하지만 사실 고사리는 독초이다. 일찍이 영국의 식물학자 글레퍼는 '고사리 줄기를 삶아 먹으면 기생충은 박멸할 수 있으나 임산부가 고사리 순을 먹으면 태아가 죽는다'고 하였다. 또 명나라 때의 약학서인『본초강목』에서도 '고사리를 오래 먹으면 눈이 어두워지고 코가 막히며 머리가 빠지고, 아이들이 고사리를 많이 먹으면 발이 약해져 잘 걷지 못하게 된다'고 적고 있다.

우리 조상들 역시 이 점을 알고 있었다. 그래서 고사리는 절대 날로 먹지 않았던 것이다. 고사리를 소금물에 삶아 오랫동안 우려내 먹으면 해독 요소 90퍼센트가 사라지고, 나머지 10퍼센트도 고사리를 무칠 때 첨가되는 참기름이나 마늘, 고추 등에 의해 사라진다는 것을 알고 있었던 것이다.

따라서 우리 민족에게는 고사리가 해독성 산채로 여겨지기는커녕 중요한 식품으로 전통을 자랑하고 있는 것이다. 게다가 고사리는 비타민이 풍부하여 사철 비타민 보충 식품으로 인정받아 왔다.

고사리는 억세지기 전에 꺾어다가 데쳐서 말려놓고 사계절을 두고 먹을 수 있다. 먹을 때마다 삶아서 참기름, 소금, 간장, 파, 마늘에 무쳐 먹는다. 한편 고사리 씨는 약재로 쓰이는데, 말린 고사리 씨를 달여 마시면 각혈이 있을 때나 방광염에 효과가 있다.

❀ 도라지

6월에서 7월까지 먹을 수 있다. 도라지는 나물로 무쳐 먹기보다는 날로 먹기를 권하고 싶다.

먹기 좋게 쪼갠다. 입맛에 따라 고추장, 된장, 볶은 소금, 드레싱, 마요네즈 등을 찍어 날로 먹으면 도라지의 약성도 파괴되지 않고 독특한 향취도 즐길 수 있다.

특히 도라지는 그 색깔 때문에 입맛을 돋우는 역할도 한다. 오이 등 녹색 채소나 당근과 함께 차리면 그 색만으로도 입맛을 돋워준다.

『동의보감』에 의하면 도라지는 가래 환자에게 좋다고 하였다. 도라지 뿌리에 앵속각이나 감초, 물을 넣고 달여서 하루에 세 번 정도 마시면 효과가 있다고 한다.

현대인들은 배기 가스 등 오염된 공기를 마시고 있다. 이로 인해 후두에 이상을 느끼는 경우가 많다. 따라서 도라지는 이런 현대인들에게 좋은 식품이면서 약재로도 활용될 수 있다.

기본 식단 짜기

'황토방 사람들'이라는 모임을 하면서 자연건강 강의를 나가다 보니 이곳 저곳에서 문의 전화가 많이 온다. 그 대부분이 환자들로, 어떤 음식을 먹고 어떻게 해야 건강을 회복할 수 있느냐는 내용이다.

그런데 그들과 대화를 나누다 보면 빠지지 않는 이야기가 있다.

"저는요, 고기가 없으면 밥을 못 먹었어요."

"1주일에 한 번은 고기를 먹어야지, 그렇지 않으면 힘이 빠져서 살 수가 없어요."

나는 이런 말을 들을 때마다 그가 누구건 야단부터 친다. 그토록 병을 자초했으니 무슨 할 말이 있느냐는 것이다.

우리 몸에는 단백질, 지방이 필요하다. 그런데 우리는 그 같은 영양소를 고기로만 얻으려 하고 있다. 그나마 예전에는 육류 섭취가 지금처럼 위험하지는 않았다. 들판에 방목한 것들이어서 그 자체가 건강했기 때문이다. 그런데 지금은 다 사육하고 있다. 사료를 먹이고, 그것도 모자라 성장 촉진제 등 약까지 먹이면서 키운 것들이다. 그러니 돼지고 닭이고 소고기고 간에 건강한 것이 없다. 그런데 그런 고기를 열심히 먹어대니 우리 몸인들 건강할 리가 없다.

내 주장은 이런 고기들을 먹지 말라는 것이다. 굳이 그런 동물성 단백질, 지방이 아니어도 몸에 더 좋은 영양소를 섭취할 수가 있기 때문이다. 단지 습관 들이기 나름이니 지금부터라도 건강을 위해 식단에 신경을 써보자는 것이다.

내가 권하는 기본 식단은 간단하다. 먼저 현미 잡곡밥에 냉이나 씀바귀·돌미나리·달래 등 청정 채소를 반찬으로 하고, 여기에 호두·잣·들깨 등 약간의 견과를 함께하면 훌륭한 식단이 만들어진다.

현미는 비타민 A, 비타민 B_1, 비타민 B_2, 비타민 B_6, 비타민 B_{12} 등이 풍부하게 들어 있다. 비타민 B_1은 탄수화물의 대사작용을 촉진하며, 근육을 건강하게 유지시켜주고, 신경 기능을 조절해준다.

또 칼륨, 마그네슘, 나트륨, 칼슘, 철, 크롬, 치타니움, 와나지움 등도 다량 함유하고 있다. 특히 쌀눈, 배아에는 항암 인자, 발암 물질을 억제하는 특수 물질이 많이 포함되어 있다.

이에 비해 백미는 배아나 호분을 모두 깍은 것으로 비타민류나 미네랄이 거의 없다시피 한 쌀이다. 그러니 백미는 영양가를 일부러 파괴한 것이라 할 수 있다. 우리가 백미를 먹음으로써 잃어버린 비타민 B_1을 보충하려면 김으로는 50장, 우유는 2리터 이상을 먹어야 한다.

이 정도면 왜 백미가 아닌 현미를 주식으로 해야 하는지를 이해할 수 있을 것이다.

한편 청정 채소를 권하는 이유는 질병과 싸우는 데 도움을 주는 영양소를 많이 가지고 있기 때문이다. 이들 채소에는 베타 카로틴과 비타민 C, E 등이 많이 함유되어 있다. 이들 영양소는 우리 몸 속에 있는 불안정한 분자들인 유리기(遊離基)들의 영향력과 싸우는 데 도움을 준다.

베타 카로틴은 우리의 혈관 속을 돌아다니며 암 세포를 죽이는 화학물질을 생산해내는 백혈구를 자극시켜준다. 특히 비타민 C는 바이러스가 침투하는 것을 막아주고, 백혈구를 건강하게 유지시켜주는 물질인 인터페론의 생산을 자극한다. 또 비타민 E는 바이러스나 박테리아 또는 암 세포 등을 찾아내서 박멸시키는 세포의 생산을 자극한다.

따라서 건강한 사람은 건강을 지키기 위해서, 건강을 잃은 사람은 건강을 회복시켜주기 위해서 이들 청정 채소 섭취를 늘려야 할 것이다.

마지막으로 견과를 권하는 이유는 고급 단백질을 다량 함유하고 있기 때문이다. 또 육류가 포화 지방산인 데 비해 이들 견과는 불포화 지방산이다. 이것은 우리의 몸을 보호해주는 힘이 있는 영양소이다. 따라서 식탁에 고기가 없어 서운하다 싶을 때는 고급 지방산이 들어 있는 견과를 놓고 먹는 것이 좋다.

나의 경우에는 들깨를 주로 먹는다. 들깨를 깨끗이 씻은 후 일어 말려놓고 밥상에 매번 기본 반찬 놓듯이 올려놓는다.

그러면 취향에 따라 밥 위에 뿌려 먹기도 하고 반찬처럼 한 숟갈 집어서 씹어 먹기도 한다. 물론 생절임에는 빠지지 않고 넣는다. 이렇게 해서 우리 가족은 섬유질도 먹고 고급 지방질도 섭취한다.

하루 섭취량은 큰 스푼으로 하나 정도가 적당하다. 매일 그 정도만 먹으면 특별히 고기를 먹지 않아도 든든함을 느낄 수 있다.

이들 기본 식단은 환자에게는 회복 식단으로, 건강한 사람에게는 건강 식단으로 활용될 수 있을 것이다.

우리집 별미 음식

시금치 절임

나는 특히 시금치 생절임을 좋아한다. 내가 좋아하니 아무래도 식탁에 자주 오르고 또 손님 상에도 빠지지 않는다.

내가 시금치를 생절임해서 먹기 시작한 지는 20년이 넘었다. 그만큼 시금치 생절임은 나에게 익숙한 음식이다. 그런데 의외로 많은 사람들이 시금치 생절임을 의아스럽게 생각하고 있다. 얼마 전만 해도 그랬다.

내 집에 여자 손님 두 분이 찾아왔다. 두 분 다 주부 경력이 7년이 넘는, 30대 중반의 여성이었다. 내가 이들을 위해 내놓은 음식은 녹두 빈대떡과 시금치 생절임이었다. 그들은 첫 젓가락질이 녹두 빈대떡으로 가더니 시금치 생절임으로는 좀처럼 가지 않는 것이었다. 그래, 한번 먹어보라고 일부러 권하였다.

그러자 그들이 하는 말이 '시금치를 생으로 먹어본 적이 없어서 어째…' 하며 말끝을 흐리는 것이었다. 내가 한참이나 시금치 생절임이 왜 좋은지를 설명하며 억지를 쓰다시피 해서 먹어보게 했다. 한 번, 두 번 먹어보더니 그만 시금치가 바닥이 나고 말았다. 시금치 생절임이 이렇게 신선하고 맛있는 줄 몰랐다는 것이다.

돌아가는 그들 손에 텃밭에서 얻은 시금치를 한 보따리씩 싸주었음은 물론이다.

미국 의학지에서는 시금치를 일컬어 '야채의 왕'이라 하였다. 뿐만 아니라 과학자들까지도 시금치가 폐암 방어 물질이라고 단정하고 있다. 게다가 흡연자에게는 필수적인 식품이라고 강조하고 있다. 또 시금치는 빈혈, 심장 장애, 혈액 악화, 신장의 혼란, 소화 불량, 치핵, 정력 감퇴, 신체 쇠약 등의 치유에도 탁월한 효과를 보인다고 한다.

이유는 시금치가 베타 카로틴을 비롯한 카로티노이드를 많이 함유하고 있기 때문이다. 미국 농업성의 자료에 의하면, 시금치 1백그램당 36밀리그램의 카로티노이드가 들어 있다고 한다. 이것은 당근, 상추, 딸기보다 더 높은 수치이다. 이 카로티노이드가 시금치의 항암작용을 높여주는 것이다.

시금치에는 또 암 억제 물질인 엽록소가 많이 들어 있다. 게다가 이탈리아 과학자들은 시금치가 가장 강력한 발암 물질 중의 하나인 니트로사민의 생성을 억제한다고 하였다.

한편 1996년에 일본 과학자들은 시금치가 혈중 콜레스테롤 수치를 낮추어준다는 사실을 발견하였다. 따라서 이들 과학자들은 시금치 쥬스를 마심으로써 폐암의 위험으로부터 벗어날 수 있다는 결론을 내렸다.

이에 앞서 『동의보감』에서도 시금치 즙의 효과를 설명하였다. 시금치는 폐병, 갈증이 심한 당뇨병, 두통을 수반하는 빈혈에 좋다. 날시금치와 뿌리를 깨끗이 씻어 즙을 내 매일 3~5회씩 마시면 효과가 있다고 하였다. 이것을 오랫동안 마시다 보면 병이 완쾌된다고도 하였다.

그런데 언제부터인가 시금치라면 데쳐서 나물을 해먹는 것이 일반적인 요리법인 양 알려졌다. 그 데치는 과정에서 영양소가 파괴되는 것은 당연한 일이다. 게다가 신선한 맛도 없고 향취도 없다.

하지만 오늘부터 시금치를 생절임으로 먹어보라. 걱정과는 달리 시금치 향이 입 안에 맴돌면서 식욕을 돋울 것이다. 또 날로 먹으니 훨씬 신선하고 담백하다.

특히 도시 가정의 식탁에는 육류가 많이 올라오는데, 그럴 때는 시금치 생절임을 같이 올려놓는 게 좋다. 오히려 고기 맛이 산뜻하고 맛있어진다. 식욕이 더 생기는 것은 물론이다. 갖은 양념에 무치면 날것이라는 부담감도 없이 즐길 수 있다.

시금치 생절임 만들기

연한 시금치를 고른다. 깨끗이 씻어서 파, 마늘, 고춧가루, 깨소금, 소금 (혹은 조선 간장) 등 갖은 양념에 버무린다. 식초와 설탕을 약간 곁들일 수도 있다. 다만 참기름을 넣지 않아야 시금치 향을 그대로 맛 볼 수 있다. 매운맛은 신진대사를 촉진하고, 신맛은 흡수력이 강해서 입맛을 돋운다.

시금치 생절임은 야채 샐러드 먹듯이 자주 먹는 게 좋다. 생절임으로 먹을 때는 양념을 각자 기호에 맞게 해먹을 수 있는 이점이 있다.

콩 맛있게 먹는 법

콩은 우리나라에서 가장 농사짓기 쉬운 작물로 알려져 있다. 밭이건 논두렁이건 어디에나 심어도 잘 자란다. 특별히 거름을 주거나 세심한 농사법이 필요한 것도 아니다. 그저 어디건 씨만 뿌려놓으면 저절로 많은 결실을 맺는다.

콩은 구하기도 쉽고 가격도 저렴한 편이어서 누구나 부담 없이 먹을 수 있다. 또 앞서 밝혀두었듯이 콩은 영양이 풍부한 식품이다. 흔히 콩을 '밭에서 나는 고기'라 하는 것도 그런 영양가 때문이다.

우리 선조들은 일찍이 콩의 영양가를 높이 평가하고, 쉽게 구할 수 있다는 장점을 활용하여 다양한 요리를 즐겼다. 예를 들면 콩국, 콩죽, 콩밥, 콩떡, 콩강정, 콩자반, 콩잎 장아찌, 콩잎 범벅 등이 그것이다.

이들 요리법을 그대로 계승한다면 더할 나위 없겠다. 하지만 그렇지 못하더라도 몇 개의 아이템은 활용하는 게 좋을 듯싶다. 그런 점에서 콩을 맛있게 먹을 수 있는 몇 가지 방법을 소개해 보겠다.

콩나물

콩 음식 가운데 가장 일반적으로 활용되고 있는 것이 콩나물이다.

콩나물은 이웃 일본이나 중국에서도 찾아볼 수 없는, 우리 고유의 음식이다.

콩나물이 현대인에게 얼마나 유용한 식품인지는 이미 잘 알려져 있다. 콩나물은 저칼로리이면서 각종 영양가가 골고루 들어 있다. 특히 콩 상태에서는 극히 적은 양이던 비타민 B_1인 디아민과 아스코르빈산이 발아와 함께 급격히 증가한다.

영양학자들에 따르면, 콩은 새싹이 나고 5～6일 동안은 비타민 함량이 늘어나고, 그 다음부터는 줄어든다고 한다. 대충 콩나물 싹이 틀 때 자기 몸의 1.5배 정도로 생각하면 된다. 콩나물 길이로 하자면 1.5센티미터 정도인 상태이다. 통상적으로 3센티미터 미만으로 길러 먹는 게 좋다.

또 가열 시간이 길면 이들 영양소가 파괴된다고 한다. 따라서 콩나물은 길러서 빨리 먹을 때, 반숙해 먹을 때 영양가를 제대로 섭취할 수 있다.

콩나물은 내장을 시원하게 해주는 음식으로도 으뜸이다. 우리나라 음식에서 기름지거나 비린 음식에 콩나물을 넣거나 상에 놓는 이유는 바로 그 시원한 맛으로 중화시키기 위해서이다.

콩나물은 집에서 화분 하나만 있으면 쉽게 길러 먹을 수 있다. 물은 가능한 한 지장수를 이용하는 게 좋겠다.

먼저 화분 밑에 지푸라기를 둥글게 깐다. 지푸라기는 시장에서 배추를 살 때 묶은 것을 모았다가 활용한다. 지푸라기 위에는 버리는 천을 잘라서 둥글게 깐다.

콩은 실내에서 3~4일 정도 물에 불린다. 싹이 트면 위의 화분에 넣고 덮어서 1일 5~6회 정도 물을 준다. 위를 덮는 이유는 햇볕을 보지 않게 하기 위함인데, 그래야 색깔 고운 노란색의 콩나물이 된다.

1주일 정도가 지나면 콩나물을 먹을 수 있다.

콩나물은 뽑아서 자작하게 물을 붓고 익힌다. 이 때 볶은 소금으로 간을 맞춘다. 이렇게 소금 간만 해서 먹어도 좋다. 그러나 기호에 따라 국이나 나물 등으로 먹는다.

콩장

콩을 손가락으로 비볐을 때 으깨질 정도로 푹 쑨다.

대소쿠리에 지푸라기를 한 켜 깐다. 그 위에 푹 쑨 콩을 담고, 뜨거운 김이 다 날아가기 전에 보자기로 몇 번 싸서 뜨뜻한 방에 담요를 덮어 놓아둔다. 아파트 같으면 전기 담요를 깔아두는 것도 괜찮다.

이틀 정도 지나면 콩이 발효되어 끈적한 실이 생긴다. 이것을 꺼내서 풋고추, 파, 마늘, 참기름, 깨소금, 진간장, 볶은 소금, 양파 등의 양념을 하여 섞는다. 이것을 끼니 때마다 떠놓으면 훌륭한 반찬이 된다.

아마 따뜻한 밥 한 그릇에 이 반찬 하나만 올려놓아도 맛있는 식사 시간이 될 수 있을 것이다.

두부

두부는 중국에서 발명된 음식이다. 하지만 그 기원에 있어서는 다른 주장이 있다. 첫째는 기원전 2세기 한무제 때 회남왕 유안이 발명했다는 주장이다. 당시에 지어진 『회남왕만필술(淮南王萬畢術)』이라는 책에 두부 만드는 법이 적혀 있다는 것이다.

둘째는 두부라는 명칭이 처음 나오는 책이 송나라 건국 전후에 지어진 『청이록(靑異錄)』이라는 점을 들어 당대 후기에 두부가 처음 만들어졌을 것이라는 주장이다.

우리나라에서는 고려 때 송·원나라를 통해 들어와 절 음식으로 발달했을 것이라는 게 일반적인 관측이다. 이후 고려 말쯤부터 두부 만드는 과정이 기록된 문헌이 나오는 것으로 보아 두루 먹는 음식이었던 것으로 짐작된다.

오늘날에 와서는 단단한 막두부, 연두부, 순두부 등 그 종류가 다양하다. 그에 따른 두부 요리도 발달해 있음은 물론이다.

두부 역시 흔하게 먹는 식품이므로 집에서 만들어 먹는 게 좋다.

먼저 콩을 찬물에 5~6시간 정도 불린다. 불린 콩을 멧돌에 갈아서(방앗간에 가면 갈아준다) 적당량의 물을 넣고 고운 베자루에 넣고 짜낸다. 물이 너무 많으면 두부가 묽게 되고, 또 너무 적으면 국물이 안 나온다.

짜고 난 건더기는 비지로 활용한다.

짜낸 콩물은 넘치지 않도록 나무 주걱으로 저어가며 끓인다. 팔팔 끓으면 불을 끄고 간수를 넣는다. 멍울멍울 응고되는데, 이 상태가 순두부이다.

한편 이것은 소쿠리에 담아서 물기를 빼면 두부가 된다.

집에서 만든 두부는 산 두부보다 훨씬 단단하고 고소하다. 이 두부를 이용한 요리는 실로 다양하다.

콩죽

콩을 물에 5~6시간 정도 불린다. 불린 콩은 삶는데, 끓기 시작해서 2~3분 동안만 삶는다. 먹어봐서 비린내가 나지 않고 고소하면 잘 삶아진 것이다. 이것을 식혀서 믹서에 간다. 다음은 쌀을 불려놓았다가 믹서에 간 것과 함께 끓인다. 고소한 콩죽이 완성되면 적당히 간을 해서 먹는다.

콩죽은 아기 이유식으로 더없이 좋다.

콩가루 장만하기

흰콩, 푸른콩, 검은콩 등을 각각 볶는다. 볶는 중간에 콩이 튀기면 다 익은 것이다.

이 콩을 방앗간에 가지고 가서 가루로 만든다. 장만해둔 콩가루는 떡을 할 때뿐만이 아니라 다양하게 먹을 수 있다.

콩가루는 찌개를 끓일 때 넣으면 찌개 맛이 고소하고 걸죽해진다.

또 맨밥에 비벼서 그대로 먹어도 좋다. 이것은 특히 아기 음식으로 좋다. 녹두, 땅콩과 함께 갈아서 밥을 비벼주거나 우유에 타 먹인다.

통밀 요리법

밀은 칼로리원으로 우수한 식품이다. 밀가루 1백그램당 약 3.54칼로리의 열량을 내는 것으로 알려졌다. 또 단백질 함유량은 12그램으로, 이것은 쌀 6.5그램에 비해 두 배이다. 뿐만 아니라 배아 배유부 전체에 비타민 B_1이 함유되어 있는 우수한 식품이다. 토코페롤도 풍부한 편이다.

그러나 이처럼 표면적인 영양은 우수하지만 완전 식품 면에서는 떨어지므로 동식물성 단백질이나 채소 등을 부식으로 함께 섭취하는 것이 좋다. 때문에 밀의 우수한 영양가를 제대로 섭취할 수 있는 방법은 빵으로 만들어 먹는 것인데, 특히 통밀가루를 장만해두었다가 수시로 먹도록 한다.

밀을 씻어 응달에서 말린다. 방앗간에 가서 빻아 통밀가루를 장만해둔다.

통밀가루는 밥맛이 없을 때, 수제비나 칼국수 등 별미 음식으로 먹을 수 있다. 통밀가루여서 색이나 입맛은 거칠지만 독특한 별미로 즐길 수 있다.

또 통밀가루를 이용해 빵을 만들 수도 있다. 통밀가루를 국

그릇 두 대접에 껍질을 벗긴 호두 한 컵, 땅콩 한 컵 정도를 넣어 간다. 감자 세 개, 당근 두 개를 따로 갈아서 함께 반죽한다. 반죽이 되지 않도록 적당히 물을 넣어가며 한다. 간은 소금으로 맞춘다.

프라이팬이나 오븐에 올리브유나 식용유를 바른 뒤 납작한 두께로 굽는다.

가능하면 이렇게 구워진 빵 그대로를 먹는다. 하지만 단맛에 길들여진 사람이라면 꿀이나 잼을 발라먹는다.

다시마 요리법

다시마는 회분(灰分)이 많으며, 강력한 알칼리성 식품이다. 또 칼슘과 요오드 함유량이 높은 편이다. 이 요오드는 갑상선 호르몬을 만들며 지방 대사에 필수적이다.

이로 인해 일본에서 다시마는 전통적으로 혈압을 낮추는 약으로 인식되어 왔다. 실제로 일본의 과학자가 고혈압 환자에게 다시마 우려낸 물을 마시게 해 혈압을 낮추는 실험을 한 적도 있다.

뒤이어 1986년에는 다시마 섬유 분말이 뇌졸중을 예방한다는 사실도 밝혀냈다.

다시마 그대로 먹기

다시마를 가장 현명하게 먹는 방법은 그대로 먹는 것이다.

다시마를 3센티미터 정도 길이로 자른다. 여기에 생수를 자작하게 부어놓으면 다시마가 엉겨 잘 떨어지지 않는 상태가 되는데, 이것을 그냥 젓가락으로 집어서 먹는 것이다.

사실 다시마, 당근, 바나나 등은 요리할수록 더 맛이 없어지는 식품이다. 따라서 이것들은 날것으로 먹는 게 좋다. 이렇게 습관이 들면 우리 미각은 오염이 되지 않는다. 그러니 가능한 한 그 자체로 먹을 수 있는 것은 그냥 먹는 게 좋다.

다시마 콩자반

일본 민간요법에서는 다시마와 검은콩을 졸여 당뇨병 환자 음식으로 쓰고 있다. 따라서 다시마와 검은콩을 함께 먹을 수 있는 콩자반은 반찬이면서 약이기도 하다.

다시마를 3센티미터 길이로 잘라서 물에 담근다.

콩을 서너 시간 불린다. 이 때 녹슨 못이나 소다를 넣어서 하룻밤 정도 재워놓는다. 녹슨 못이나 소다를 넣는 이유는 콩에 있는 철분과 단백질의 손실을 막기 위해서이다.

여기에 물에 담갔던 다시마를 넣어서 간장과 물, 기름을 넣고 은근한 불에 한 시간쯤 졸인다. 다시 엿을 넣고 엿 맛이 스며들도록 은근한 불에 30분쯤 졸인다. 이렇게 만들어진 콩자반은 밑반찬으로 두고두고 먹는다.

다시마 국물 내기

다시마에 물을 붓고 무, 멸치를 넣어서 한 시간쯤 은근하게 곤다. 이 국물은 수제비나 국수 국물에 필수적이다.

특히 아기가 막 밥을 먹기 시작했을 때는 이 다시마 국물에 말아주면 영양 면에서도 좋다.

한편 다시마와 멸치를 물에 담갔다가 그 물을 물 마시듯이 수시로 마시는 것도 좋다. 우선 먹기에는 찝찔하겠지만 건강 음료로 여기고 마셔보는 게 좋다.

다시마 무 졸임

물에 다시마와 무를 넣는다. 진간장을 조금 넣고 조림하듯이 오래 고다가 무가 진간장 물이 들어서 다갈색이 되면 참기름을 조금 넣어서 밥 반찬으로 먹는다.

무 요리법

흔히 못 생긴 다리를 '무 다리'라고들 한다. 왠지 이 말 속에는 무를 폄하하는 마음이 있는 듯하다. 하지만 우리 밥상에서 무가 빠진다고 생각해 보자. 아마도 무슨 대단한 반찬이 오른다 하여도 무 맛을 그리워하게 될 것이다.

그러니 그렇게 소중한 무를 함부로 잇대어 쓰는 버릇은 좋지 않은 듯하다.

옛날 중국에서는 무가 맥독(麥毒)을 풀어주는 식품으로 알려졌다. 그래서 맥면(麥麵)을 주 음식으로 먹는 중국 사람들은 그 국물 속에 무를 반드시 넣어 먹었다.

한편 무는 뿌리와 잎에 암을 억제하는 글루코시놀레이트가 많이 들어 있다. 또 무는 피부병, 폐와 결핵, 혈액을 맑게 하는 데도 효과가 있다.

옛날에는 고랑을 남북으로 터서 뿌리가 동서로 뻗는 무가 좋다고 하였다.

이것은 음양오행설에 따른 것으로, 뿌리가 어느 기운을 받았는지를 중요하게 여긴 관습 탓이었다.

무즙 내기

무를 강판에 간다. 물이 나오면 이 물에 엿을 조청처럼 녹여서 섞는다. 그러면 단 무 물이 만들어진다. 이것은 감기, 기침에 효능을 발휘한다.

과일 대신 먹기

생선이나 튀김을 먹을 때는 반드시 무채를 썰어서 함께 먹을 수 있게 한다. 또 식후 과일 대신 무를 먹으면 좋다. 당분으로 인한 비만 걱정은커녕 소화에 도움을 주기 때문이다. 이 모두 무에 들어 있는 소화 효소 디아스타제의 작용 덕분이다.

무생채 나물

무를 채 썰어 고춧가루, 소금, 파, 마늘, 식초, 설탕을 넣고 고추의 붉은색이 배어나도록 손으로 주물러서 무생채 나물을 만든다.

무생채 나물은 김장할 때부터 3～4월 정도까지 먹는다. 자칫 비타민이 부족하기 쉬운 철에 영양가도 보충하고 신선한 입맛을 유지할 수가 있다.

겨울에 먹는 무나물

무채를 썰어서 소금 간을 한다. 프라이팬에 기름을 살짝 둘러 볶듯이 익힌다. 익은 다음에 생굴이나 소고기를 넣는다. 파, 마늘, 고추, 참기름, 후춧가루 등으로 맛을 낸다.

겨울철에 항아리에 담아놓고 겨우내 반찬으로 먹는다.

무엿

무엿을 만들 때는 단단하고 육질이 좋은 무가 좋다. 하지만 그보다도 김장하고 난 무를 활용하는 것이 좋다.

무를 길이 4~5센티미터, 두께 1센티미터 정도로 썰어서 말린다. 하루쯤 그늘에 두어 물기가 마를 정도가 되면 좋다.

다른 한편으로는 엿을 곤다. 먼저 쌀이나 찹쌀, 수수를 시루에 찐다. 식기 전에 그 양이 한 말이면 엿기름 두 되 정도를 넣고 물을 뿌리며 섞으면 묽은 죽처럼 된다. 이것을 따뜻한 방에 두거나 전기 밥통에 넣고 하루 정도 두면 엿기름이 삭는다.

뚜껑을 열고 밥알을 만져보았을 때 실처럼 말려 올라오면 전분이 완전히 삭은 상태가 되는데, 이것을 베 보자기로 눌러서 꼭 짠다. 이렇게 짜서 나온 물이 엿물이다.

이 엿물에 말린 무를 솥에 넣어 곤다. 처음에는 강한 불로 끓이다가 끓기 시작하면 불을 낮춰서 연하게 두세 시간 정도 곤다.

마침내 졸여지면 무엿이 되는데, 무가 맑고 투명한 채로 그 모양을 잃지 않아 보기에도 깔끔하다. 무엿은 조청처럼 떡을 찍어 먹으면 좋다. 또 이 무 엿은 한기 들기 쉬운 겨울철에 먹으면 감기를 예방할 수 있다.

참기름

음식 양념으로 참기름에 대해 이야기하려니 엉뚱하게도 어머니 얼굴이 떠오른다. 지금이야 친정 가는 게 그다지 흉이 되지 않지만, 내가 새댁이었을 때만 해도 그렇지가 않았다. 가고 싶어도 가고 싶다는 말조차 꺼내기 어려운 게 친정 나들이였다. 그래서인지 그렇게 친정이 가고 싶었다.

1년에 한번 갈까 말까 했던 친정 나들이. 그것도 하룻밤 자고 나면 돌아와야 하는 친정 나들이. 그래서 친정 대문을 나서려면 눈물부터 쏟아지곤 했다. 또 언제나 오려나 하는 그리움 때문에.

그 때 한 손으로는 눈물을 훔치면서도 또 한 손으로는 꼭 움켜쥐고 있는 것이 있었는데, 그것이 참기름 병이다. 어머니는 참기름을 장만할 때 아예 딸들 것까지 만들어 광에 두곤 했다. 그리고 딸들이 왔다갈 때마다 손에 들려주곤 했다. 그러니까 그 참기름은 친정 어머니가 시집간 딸에게 해주는 최고의 사랑이었던 것이다.

그래서인가. 친정 어머니가 장만해준 참기름은 그렇게 고소할 수가 없었다. 그 참기름은 함부로 쓰지도 않았다. 귀한 손님이 와서 어쩌다 음식 장만할 때나 한 방울씩 쳐서 먹곤 했다.

아마도 어머니의 사랑을 아껴두고 싶어서였을 것이다. 지금도 그 때나 같은 새댁이 또 있을까. 이미 돌아가신 어머니가 그립다.

참기름은 이처럼 친정 어머니가 꼭 싸주었을 정도로 귀하면서도 꼭 필요한 양념이었다. 그것은 예나 지금이나 변하지 않고 있다. 왜냐하면 여전히 참기름은 음식 맛을 내는 데 없어서는 안 될 양념이기 때문이다.

참깨에는 불포화 지방산인 리놀레산, 리놀렌산과 비타민 E가 많이 함유되어 있다. 리놀레산과 리놀렌산은 콜레스테롤이나 중성 지방으로 인한 동맥경화증, 고혈압 등을 막는 효능이 있다. 그런데 이 지방산들은 쉽게 산화되는 성질이 있다. 비타민 E가 바로 이들 지방산의 산화작용을 막는 역할을 한다. 우리 몸 속에 들어가면 불포화 지방산과 비타민 E가 상호작용함으로써 인체에 유익한 효능을 발휘하게 되는 것이다.

한편 비타민 E는 항불임성 비타민으로 임신을 돕고 월경을 고르게 한다. 또 심장 근육이 주어진 역할을 할 수 있도록 함으로써 약해진 심장 활동을 활발하게 한다. 즉 참깨는 심장 기능이 약한 사람에게는 약성을 보이는 것이다.

『동의보감』에 의하면 참깨는 기를 돕고 허한 것을 보하여 추위와 더위를 막아준다고 하였다. 뿐만 아니라 귀와 눈을 밝게 하는 효능도 있다고 하였다.

참깨를 가장 효과적으로 섭취하기 위해서는 부드럽게 가루를 내서 먹는 것이 좋다. 또 기름으로 쓸 때에는 열을 가하지 말고 날것으로 먹는 게 좋다. 나물을 무칠 때 참기름을 맨 나중에 넣는 것도 이런 이유 때문이다. 단, 참기름은 양념이므로 향기를 내는 정도로만 쓴다. 자칫 원재료 고유의 맛을 압도할 수 있으니 말이다.

매 실

중국의 고전 『역경(易經)』에서는 매화나무가 4덕이 있다 하여 그것을 '원형이정(元亨利貞)'이라 하였다.

원(元)은 곧 인(仁)으로, 사람의 심덕에 있어서 가장 요구되는 친절한 마음이다. 형(亨)은 예(禮)로 예절을, 이(利)는 의(義)와 같은 것으로 의리를 말한다. 또 정(貞)은 지(智)를 뜻한다.

한편 매화는 그 꽃이 필 때 사람으로 하여금 원형이정(元亨利貞)의 마음을 동요시킨다고 하였다. 이 때의 원(元)은 처음 봉우리를 맺게 하고, 형(亨)은 꽃이 피게 하며, 이(利)는 씨를 영글게 하고, 정(貞)은 성숙하게 한다는 것이다.

이는 그만큼 매화가 사람을 풍요롭게 하는 것이라는 이야기일 것이다. 즉, 전통적으로 매화는 인간에게 친숙하고 이로운 대상으로 여겨졌다. 그래서 예로부터 우리 선조들은 매실을 소중한 음식으로 아꼈다.

매실은 80%의 과육으로 이루어져 있는데, 그 가운데 수분이

85%, 당분이 10% 정도이다. 또 유기산으로 사과산, 구연산, 호박산, 주석산 등이 5% 정도이다. 이들은 유기산으로 신맛이 강해 피로 회복에 좋고 입맛을 돋운다. 특히 구연산은 해독, 살균작용을 하므로 여름철 장염 등에 좋다.

이에 따라 일본인들은 매실 소금 절임을 해놓고 하루에 하나씩 먹는 것을 중요한 식습관으로 하고 있다.

그러나 우리나라 사람들은 그보다 매실 엑기스나 매실 쥬스, 매실 효소 등으로 매실을 섭취하고 있다.

매실 엑기스 만드는 법

5월 말에서 6월 초에 나는 청매를 재료로 쓴다. 이것을 씨는 발라내고 강판에 갈되, 철제 강판은 피하는 것이 좋다.

과육을 베 보자기로 꾹 눌러 짠다. 짠 과육을 약한 불에서 졸인다. 된 조청처럼 졸여졌으면 엑기스가 만들어진 것이다. 이때도 물론 양은 용기는 피하도록 한다.

매실 엑기스를 병에 담아 서늘한 곳에 보관하면 몇 년이 지나도 변질되지 않는다.

이것을 티스푼 반 정도씩, 하루에 두 번 먹는다. 특히 아침에 일어나자마자 먹으면 구강염에도 좋고, 그날 하루 동안 장의 컨디션을 좋게 한다. 매실 엑기스는 설사나 장염에 좋다. 따라서 장 질환을 앓고 있는 사람은 먹는 양을 더 늘린다.

기호에 따라서는 물에 꿀과 함께 타서 먹을 수도 있다. 여름에 더위도 이기고, 건강도 지켜주는 음료수로 더없이 좋다.

매실 주스 만드는 법

쪽이 고르고 과육이 두꺼운 청매를 마련한다. 여기에 백설탕을 같은 양으로 준비한다.

매실 하나하나에 송곳 등으로 서너 군데 구멍을 낸다. 이것은 매실 성분을 빨리 추출하기 위해서이다. 입이 넓은 그릇에 매실과 설탕을 켜켜로 쌓는다. 그 상태로 2개월 정도 밀봉해두면 상큼한 호박색 매실 쥬스가 만들어진다. 물론 매실 건더기는 건져서 따로 먹는다. 이렇게 농축된 쥬스는 그냥 먹거나 빵에 발라 먹는다.

이 농축된 주스에 네다섯 배 정도 물을 붓는다. 이렇게 희석해서 먹으면 위장을 튼튼하게 할 뿐만 아니라 식체, 두드러기 등에 효과가 있다. 또 유난히 여름을 타는 사람은 그런 증세를 예방할 수 있다.

한편 야뇨증에도 효과가 있다. 자기 전에 따뜻한 물에 타서 마시고 자면 된다.

집에서 매실 주스를 직접 만들어 먹으면 정갈해서 좋고, 착색제 걱정도 없으니 건강 음료로도 좋다. 아이들의 건강 음료로 먹이면 좋다.

매실 효소 음료 만들기

효소 음료는 영양분이 몸 속에서 더 효과적으로 흡수될 수 있도록 촉매작용을 한다.

효소 음료는 계절에 따라 그 계절 식물이나 과일을 재료로 만들 수 있다. 특히 향도 좋고 몸에도 좋은 아카시아, 생솔방울, 솔 순, 박하, 미삼 등이 좋은 재료이다. 또 당근과 미삼 등 뿌리가 있는 것도 좋은 재료에 속한다. 그러나 고구마 등 전분질인 식품은 재료로 적당하지 않다. 또 수박처럼 수분이 많은 것도 재료로 좋지 않다.

만약 수분이 많은 것이라면 보다 수분이 적은 것과 섞어서 효소로 만들 수도 있다. 예를 들면 맨드라미나 탱자는 수분이 적으므로, 이 때는 수분이 많은 수세미와 섞으면 된다. 맨드라미는 색도 곱고 요통에도 좋다.

한편 독특한 향기와 더불어 색감도 즐기고 싶다면 찔레꽃이나 진달래꽃 효소도 좋다. 효소는 개인의 취향에 따라 얼마든지 다른 아이템을 개발할 수 있다.

내 경우는 특히 탱자 효소를 즐기는 편이다. 탱자 특유의 쌉싸래한 향기도 좋고, 비타민 C도 풍부하기 때문이다. 더욱이 탱자는 오렌지나 귤의 원종이기도 하고 우리 고유의 식물이어서 더 애착이 간다.

어떤 식물이나 과일이든 효소 만드는 법은 같다. 여기서는 매실 효소를 예로 들어보겠다.

매실과 백설탕을 같은 비율로 마련한다. 여기서 백설탕을 재료로 쓰는 이유는, 백설탕이 직접 먹었을 때는 해롭지만 효소로 만들면 성분 추출력이 강해지고 발효 과정에서 과당이나 포도당으로 바뀌므로 무해하기 때문이다.

매실 성분 추출을 빠르게 하기 위해 구멍을 뚫어둔다. 매실과 백설탕을 섞어넣고 섭씨 18도 정도의 온도에서 1주일쯤 놓아둔다. 다음으로는 소쿠리에 걸른 액체만 담아서 2차 발효를 한다. 이것을 밀봉하여 서늘한 곳에 6~7개월 놓아둔다.

이 효소는 그냥 먹어도 좋고, 물에 희석시켜서 달기를 조절해 가며 마셔도 좋다. 아이들이 좋아하는 음료가 될 것이다.

손님 상에 내놓을 때는 진달래꽃을 말려두었다가 효소에 꽃한 잎을 띄운다. 금세 꽃이 활짝 펴서 보다 분위기를 낼 수 있다.

매실 절임

6월 말쯤 무르익은 매실을 이용한다. 매실을 연한 소금물에 하루나 이틀 정도 담갔다가 건져서 쭈글쭈글해지도록 말린다.

다시 소금에 절인다. 이 때 1~2개월 정도 절여놓은 붉은 깻잎이나 차조기를 넣고 함께 절인다. 이렇게 절여둔 매실은 두고두고 밑반찬으로 먹을 수 있다.

한편 붉은 깻잎을 넣는 것은 색을 발갛게 만들어주어 입맛을 돋우고, 방부제 역할도 하기 때문이다. 날이 더운 여름철, 밥통에 이 절여놓은 붉은 깻잎을 넣어두면 밥이 쉬지 않는 것도 그 때문이다.

술 담그기

중국의 임어당이라는 사람이 쓴 「생활의 발견」이라는 수필에 이런 내용이 있다.

"애주가에게는 정서가 가장 귀중한 것이다. 그렇기 때문에 얼근히 취하는 사람이 최상의 술꾼이다. 그러나 현이 없는 악기를 뜯으며 즐기던 도연명처럼 술의 정서는 술을 마실 줄 모르는 사람이라도 즐길 수 있다."

그러니까 술은 여자 남자 가릴 것 없이 그 기분만으로도 즐길 수 있다는 이야기다. 나도 술꾼을 자처할 만큼은 못 된다. 그저 그 기분에 취하고, 그 기분을 즐기는 정도다. 더불어 술을 마실 이가 많이 있는 것도 아니건만 철 따라 술을 담그는 것도 순전히 기분 때문이다.

하지만 귀한 손님이라도 오면 그렇게 담가두었던 술들이 빛을 낸다. 모두 내 주변의 산과 들에서 얻은 것들로 담가놓은 것이니 더 특이하고 맛이 좋을 수밖에. 그래서 내놓은 술을 마다하는 이가 없다. 술꾼이든 아니든 간에. 오히려 한두 잔 달콤한 맛에 기어코 얼굴이 빨개져서 돌아가는 이들이 대부분이다.

내놓은 술에 눈빛을 반짝이는 술꾼들, 술 한잔도 제대로 못 마시는 이가 그 달콤한 꾐에 넘어가 기어이 취하고 마는 사람들, 나는 그런 사람들을 위해 술을 담근다. 더불어 가끔씩은 나도 기분을 내고 싶은 날이 있는 법이고.

매실주 담그기

청매 2킬로그램 정도를 구한다. 쪽이 고르고 생채기가 나지 않은 것이 좋다. 또 과육이 두꺼운 것을 선택한다. 설탕 1킬로그램, 소주는 그 세 배 분량을 준비한다.

먼저 농약이나 먼지가 제거될 만큼 깨끗이 씻고, 깨끗한 헝겊으로 한 알 한 알 물기를 닦아서 건조시킨다.

입이 넓은 병에 청매와 설탕을 켜켜로 잰다. 그 위에 소주를 붓는다. 뚜껑을 닫고 햇볕이 없는 서늘한 곳에 둔다. 가끔씩 병을 흔들어 주어 위아래가 서로 섞이도록 한다. 혹시 잡균이 들어갈 수 있으므로 절대로 뚜껑을 열어서는 안 된다.

1개월쯤 지나면 아름다운 호박색의 매실주가 된다. 매실 건더기는 건져내고 서늘한 곳에 두고 마신다.

쑥주 담그기

9월쯤 쑥을 캐둔다. 뿌리 식물은 그 기운이 봄이면 잎사귀로, 가을이면 뿌리로 간다. 따라서 가을 쑥은 뿌리째 캐는 것이 좋다. 소주도 물론 준비한다.

쑥을 자르지 말고 통째로 깨끗이 씻어 건져둔다. 물기가 마르고 나면 입이 넓은 병에 집어넣고 소주를 붓는다. 쑥과 소주가 2 대 3 비율이면 된다.

2개월쯤 지나면 쑥주가 완성된다. 쑥을 건져내고 서늘한 곳에 두고 마신다.

특히 쑥은 남자들 원기 회복에 좋다. 술꾼치고 쑥주에 반하지 않는 사람이 없다.

쑥씨주 담그기

10월에서 11월쯤의 쑥은 숙성할 대로 숙성해서 씨가 맺혀 있다. 이 씨를 훑어서 술을 담그는 것이다. 씨 분량의 다섯 배 정도의 소주를 준비한다.

병에 쑥씨와 소주를 각각 1 대 5의 비율로 담는다. 2개월쯤 지나서 씨를 받쳐낸다. 역시 건강에 좋은 술이 완성된다.

냉이씨주 담그기

가을에 냉이가 1미터 정도 자라면 냉이의 씨를 훑는다. 이때 잎사귀째 뜯어 같이 술을 담가도 좋다. 그 분량의 다섯 배 정도의 소주를 준비한다.

병에 냉이씨, 혹은 잎사귀가 달린 냉이씨와 소주를 각각 1 대 5의 비율로 담는다. 2개월쯤 지나서 건더기는 받쳐낸다.

냉이씨주는 냉이를 먹을 수 없는 계절까지 냉이의 영양분을 섭취할 수 있는 방법이기도 하다.

산딸기주 담그기

5월 말이 되면 산에 가서 산딸기를 딴다. 산딸기 분량만큼의 설탕을 준비한다. 소주도 물론 준비한다.

산딸기를 설탕에 재서 3일쯤 놓아둔다. 산딸기와 설탕은 같은 비율로 넣는다.

3일이 지나면 그보다 네다섯 배 분량의 소주를 붓는다. 2개월쯤 서늘한 곳에 놓아둔다.

산딸기는 '복분자(覆盆子)' 라고도 불린다. 남자가 산딸기를 먹으면 성기가 일어나 뚜껑을 열어젖힐 정도로 기운을 돋운다는 데서 나온 말이다. 또 색깔이 선홍색을 띠므로 부부가 분위기를 내 함께 마시기에도 적당하다.

오디주 담그기

오디는 뽕나무 열매인데, 이 술도 기가 막히게 좋다. 잘 익은 오디를 따서 씻어둔다. 오디 분량만큼의 설탕을 준비한다. 소주는 이보다 네 배 정도 많은 분량을 준비한다.

오디와 설탕을 같은 비율로 넣고 재둔다. 3일쯤 지나서 그 위에 소주를 붓는다. 2개월쯤 서늘한 곳에 놓아두면 오디주가 완성된다.

오디의 농축된 검붉은 색에 오디 향기가 은은해서 술을 잘 못 하는 여성들도 분위기 있게 마실 수 있다.

도라지주 담그기

도라지를 캐서 껍질을 벗기지 말고 씻어둔다. 도라지와 설탕을 각각 3 대 2 분량으로 준비한다. 소주는 이보다 네다섯 배 많은 정도의 분량을 준비한다.

씻어둔 도라지를 2~3센티미터 정도씩 자른다. 볕에 4~5일 정도 말린다. 병에 도라지와 설탕을 켜켜이 넣고 소주를 붓는다. 밀봉해서 서늘한 곳에 보관한다. 2~3개월이 지나면 도라지의 맛이 든다.

도라지주는 담가두었다가 겨울철에 마시면 특히 좋다. 감기, 기관지염, 천식, 편도선염 등에 효과가 있기 때문이다.

솔잎주 담그기

적송의 어린 잎을 딴다. 적송잎 2백그램 정도면 설탕 80그램, 소수 1.8리터 정도를 준비한다.

솔잎을 그늘에서 말린다. 결대로 모아서 길이가 2~3센티미터 정도 되게 자른다. 병에 솔잎과 설탕을 켜켜이 쌓고 소주를 넣어 밀봉하여 서늘한 곳에 놓아둔다. 2개월쯤 지나서 솔잎은 건져내고 다른 병에 담가 더 숙성시킨다.

솔잎주는 혈관 벽을 튼튼하게 하고 혈액 순환을 원활하게 하므로 심장병이나 신경통에 좋다.

이유식 만들기

내 손주 용희는 튼튼하다. 무엇이든 잘 먹어서일 것이다. 나는 일찌감치 그 녀석의 입맛을 토종으로 습관들였다. 이미 이유식부터 그랬다.

용희가 6개월이 되자 내가 직접 이유식을 만들어 먹였다.

요새는 이유식도 별의별 것들이 다 나와 있고, 수입 이유식도 많아서 돈만 있으면 아이 키우겠다는 소리 나오기 십상이다. 물론 아기에게 먹이는 것이니 오죽 영양가 따지고 건강 따져서 만들었을까마는, 내 생각에는 영 마땅치가 않다.

하기사 요새 여성들이 직장 다니랴, 살림하랴, 애 키우랴 너무 바쁘고 힘이 든다는 건 안다. 따라서 마음이 없다거나 정성이 없어서가 아니라, 그야말로 어쩔 수 없이 우유 먹이고, 이유식도 사서 먹이게 되는 경우도 허다하다.

그러니 굳이 이유식을 만들어 먹이라고 말할 수는 없다. 다만 하나의 생명을 잉태해서 낳고 키워 건강한 인간으로 만드는 것보다 더 우선 해야 할 일이 무엇이 있는지는 생각해 보았으면 싶어서 그렇다. 손주가 제 엄마 뱃속에 들어섰을 때부터 오로지 한 정성이었던 것도 그런 생각 때문이었다.

내가 만든 이유식은 현미로 만든 것이었다.

현미를 솥에 볶는데, 색이 노릇노릇해지면서 고소한 냄새가 날 때까지 볶는다. 다음에는 볶은 현미 한 컵에 물 열 다섯 컵 정도를 넣고 은근한 불에 곤다. 그 묽기는 우유병 젖꼭지로 나올 정도면 된다. 이것을 수저에 떠서 먹이는 것이다. 6개월부터는 하루에 두 번 정도 먹인다.

7~8개월쯤 되면 여기에 녹즙을 한 수저 섞어 먹인다. 이것은 어려서부터 생야채와 친숙하게 하기 위함이다. 점차 밤, 잣, 호두도 조금씩 갈아서 섞어 먹인다.

10개월이 지나면 좁쌀을 섞은 이유식을 만들어 먹인다. 좁쌀과 현미를 같은 분량으로 섞어서 현미 이유식 만들듯이 하면 된다.

예로부터 좁쌀은 병자 쾌유식, 노인 회복식 중에 으뜸으로 쳤다. 그만큼 영양가가 높으니 아이 이유식으로 만들어주면 더할 나위 없이 좋은 것이 된다.

먹거리 문화와 건강의 비결을 찾아서

새 천 년 초두에 중국에 갔다 왔다. 김포공항에서 한 시간 이십 분 정도면 천진공항에 도착한다. 우리 일행은 열입곱 명, 마중 나온 차는 18인승 봉고다. 목적지 기주(冀州)까지는 여섯 시간을 가야 한다.

중국 대륙은 25개 이상의 성(省)으로 이루어져 있다. 원래 소수민족 50여 개가 뭉쳐 몽고족 장족자치주, 서장자치구(티벳), 가깝게는 길림성 연변조선족 자치주 등으로 구분된 듯하나 하나로 통치되는 대단한 영역을 가진 나라다.

하북성에 북경도 있고 천진 · 형수 · 기주가 있다. 기주의 위도는 철원쯤이고, 인구 34만 명에 현재 기온 영하 16~20도 정도다.

성(省) 밑에 시(市) · 향(鄕) · 진(鎭)이라 하는데, 진이 읍(邑)이라고 할 수 있겠다. 우리는 하북성 기주시 주촌 진정부의 당서기(시장이나 도지사급)의 초대로 국빈대우를 받고 갔다. 진정부의 간부 당서기 부시장, 서기장 등 3명이 작년 가을에 선진농업국 견학차 우리나라를 내방했었고, 우리의 이번 방문은 답방인 셈이다.

우리 일행은 천안시의회 의원, 토양살리기 회원 몇 명과 같이 기주에 시험농장을 갖고 피롤전자농법으로 토양살리기와 우수농작물 만들기를 지도하며 운영하고 있는 김종익 박사를 따라갔다.

기주에 머무는 동안 접한 전통 중국요리는 놀라웠다. 서태후의 화려했던 때를 상상할 만큼 호화로웠다. 예쁜 처녀들이 단정한 태도로 우리들의 마음을 살피듯이 차가 식을세라 술잔이 비워질세라 내 손처럼 와서 따라준다. 기주만의 명주 노백간(老百干)주는 유명한 양조주로 알콜도수가 65도나 되지만 한 모금 담길 만한 적은 잔으로 몇 잔 마셨어도 취하지 않는다. 쉴새 없이 나오는 그 많은 요리를 부담감 없이 먹어낼 수 있었던 것은 참으로 신기한 일이었다.

일반적으로 우리는 중국 요리는 느글느글하고 기름지고 고기를 많이 쓰는 것으로 알고 있지만 전혀 그렇지 않다. 야채와 해물, 열매와 과일을 버섯류 · 고기 · 잉어 · 왕새우 · 해삼 · 가재를 곡류와 같이 쑨 죽과 찐빵 종류만도 수없이 많다.

비단신을 파는 새벽 시장의 시골 여인

사실 나는 중국에 올 때마다 작은 속셈을 지니고 온다. 다름 아닌 새벽시장을 둘러보는 것이다. 새벽시장엔 농산물로부터 민속공예품까지 모양은 촌스럽지만 온갖 상품들이 다양하다.

이들은 아침식사를 사 먹는다. 여자들이 절대로 집에서 음식을 만들지 않으므로 요리는 남자 담당이다. 주로 30cm 가량의 꽈배기 튀김과 콩국 또는 야채죽 빵이나 붉은 쌀로 만든 호빵을 먹고, 항상 차를 마신다. 누구나 휴대용 마호병(보온병)을 지참하고 직장과 학교, 일터로 간다.

고기는 장마다 지천인데, 여름이나 겨울이나 냉장실에서 보관된 것이 아니다. 습기가 없기 때문에 상하지 않는다고 한다. 그런데 이상한 것은 그들이 말 그대로 요리천국이면서도 위암과 고혈압, 심장병 발병률이 다른 나라에 비해 떨어진다는 것이다.

필자는 이들이 차를 많이 마시는 것에 열쇠가 있다고 본다. 차를 마시고 있으면 소화도 잘 되고 장 청소도 되어 후련하게 배변를 보게 된다.

북경에서 북쪽으로 멀운을 지나 승덕이란 곳엘 가면 고요한 산중에 만리장성이 이어져 있다. 그 아래 시골 동네 새벽시장은 한 마디로 가관이다.

몇 날 며칠을 정성 들여 손으로 꾀맨 비단신을 살 수 있는 곳이 그곳이다. 무명에 풀을 먹인 뒤 몇 겹으로 촘촘하게 누벼 바닥을 하고, 색색 비단으로 태를 둘렀다. 그런 예술품을 두 켤레쯤 갖고 나온 아줌마에게 값을 물어보니 2원이라고 한다. 우리 돈으로 280원꼴이다. 내 귀를 의심했으나 정말이었다. 넉넉히 주고 사오면서 공원을 보니 사람들이 새벽같이 나와서 동쪽을 향해 우슈(무술) 동작을 하고 노인들은 긴 칼춤을 천천히 크게 동작한다.

닭에 기주산 고춧가루 먹이니 육질 좋아져

천진에서 침술로 유명한 중의(中醫)학원 의과대학 석 교수(83)에게 의뢰하여 맥을 집고 문진을 했다. 통역이 있었지만 눈이 마주치면 웃으시니 마음이 편안하다. 별다른 병이 없어 3월분의 약과 침을 맞았는데, 지압 받을 때처럼 쾌통하면서 시원하다. 낡고 기워 입은 회색에 가까운 흰 가운을 걸치신 노의의 처방전 글씨는 대단한 명필이었다. 커다란 방에 가득 찬 환자들에게 석 교수의 수제자인 딸이 침을 놓고 있다. 옷 위로 담요를 덮어준다. 벗고 있으면 춥다. 조그만 히터 하나가 벽에 붙어 있을 뿐이다.

천진에도 우리 인사동과 같은 토속품 가게가 꾀 크다. 하루 종일 둘러볼 만큼 큰 고미술 상점들이지만 한 곳도 스토브를 피운 곳이 없다. 중국이 석유산유국이고 북한이 중국에서 기름 공급을 받고 있다는데, 필자가 십여 일 이곳에 체류하는 동안 석유난로를 본 적이 없다. 식당 공안국(관공서)에서도 두꺼운 코트를 입고 집무를 한다. 그들의 볼 색깔은 붉다. 석유 한 방울 안 나는 우리나라 수많은 아파트에선 겨울에도 런닝셔츠 하나만 입고 산다고 하니, 그 기름빛은 우리들의 손자들이 갚아야 할 것인지.

기주의 고추시장은 어마어마하게 크다. 버섯을 재배하는 움막도 큰 규모였는데, 중 · 일 합자회사 버섯은 전량 일본에서 가져가고 고추 또한 합자회사가 있어 연간 4000톤이나 되는 고춧가루가 밖으로 나간다. 그 고춧가루는 닭사료 첨가용이라 하는데, 우리도 지난해부터 그 고춧가루를 가져다가 닭에 먹여 보았다. 그 결과 계란이 진한 적황색을 띠게 되었으며, 닭과 계란의 맛이 지금까지와는 너무 달랐다.

인공눈을 만들어 뿌리는 나라

중국은 강우량이 적고 고온건조하여 P.H.가 높다. P.H. 6.5 정도가 동식물이 잘 자라는 생육 적정 농도인데, 강알칼리성인 8.6으로 치우쳐 있어 농작물에 생육장애를 일으키고 있다.

중국은 강우량이 적은 데 비해 우리나라의 농토는 농약의 피해도 있거니와 강우량도 많아서 표토에 있는 칼슘이나 마그네슘을 유실시키고 있으므로 산성 땅이라고 봐야 한다.

우리가 기주에 있을 때 눈이 온 천지를 하얗게 뒤덮어 5만 평이나 되는 김 박사의 농토와 과수원이 아름다운 얼음나무꽃 천지가 되었다. 그런데 그 눈은 인공 눈이라 한다. 그러고 보니 입자가 육각형이 아니고 길쭉하게 칼로 썬 것 같았다. 소련에서 연구했다는 것인데, 올 초에 기상기술을 도입하여 첫 성공을 했다고 한다. 구름을 모아 기상이변을 일으켜 무언가를 쏘아 올려 눈이 내리게 한다고 한다. 중국이 인공설을 뿌리다니, 넌센스 같지만 사실이다.

미국이나 일본, 인도, 중국 등의 오지를 좋아하는 나의 견식을 여러분과 공감하며 실감나는 여행의 즐거움을 함께 나눌 수 있었으면 하는 생각이다.

4장 황토 미용법

할머니 같지 않은 김정덕!

소녀 적부터 그랬다. 그가 누구이든, 초면이든 구면이든, 나는 사람을 만날 때면 늘 가슴이 설레고 두근거린다. 그래서 만나는 사람들마다 내게 이렇게 묻곤 한다.

"무슨 좋은 일 있으신가요?"

그러면 나는 준비라도 해둔 듯 이렇게 대답한다.

"오늘 우리 만나기로 한 약속을 줄곧 기다렸거든요."

대부분의 사람들은 이 대답에 웃고 마는데, 이처럼 내 가슴 속의 두근거림을 눈치채는 이는 많지 않다.

한번은 젊은 여성이 서울에서 나를 찾아왔었다. 우리는 이미 두어 번 만나 재미있는 시간을 보낸 적이 있고, 굳이 좋은 인상을 주기 위해 꾸미지 않아도 될 만큼 친숙한 사이였다. 그래도 나는 그가 오기 전에 매무새를 다듬느라 분주했다.

앞머리를 롤 세트로 부드럽게 말아 큰 핀으로 장식을 했고, 얼굴은 내가 만든 화장수를 바른 뒤 분으로 토닥토닥 두드리고, 입술은 동백꽃 색 연지를 발랐다.

마침내 그가 도착했다. 그는 여러 번 내 모습을 칭찬했다. 그러면서 그가 말했다. 사실은 처음 날 만났을 때 은근히 당황했었다고, 오면서 생각했던 황토집에서 사는 시골 할머니가 아니었기 때문이라고 했다.

아마도 다 쓰러져 가는 황토집에서 머리 허옇게 센 할머니가 지팡이라도 짚고 마당에 서 있을 줄 알았던 모양이다. 그래서 어떤 면에서는 실망을 했었다고 했다. 그런데 이제는 그 생각이 참 근거 없는 것이었다는 생각이 든다고 했다.

그의 말은 옳다. 우리에겐 황토집은 여전히 누추한 이미지로 고정되어 있다. 모두가 가난했던 시절의 기억 때문이다.

하지만 황토집이라는 주거 형태는 지극히 합리적인 것이었다. 시멘트 생산이 없던 나라의 주택 재료로, 여름은 덥고 겨울은 추운 날씨에 적당했기 때문이다.

바로 이 차이인 듯하다. 황토집에 대해 얼마나 객관적인 지식을 가지고 있느냐 하는 것 말이다.

그래서 나에게 황토집은 도시 어느 부자의 주택보다 멋진 집이다. 어찌 보면 이보다 더 호사스런 집이 없을지 모르겠다. 그러니 그 안에서의 내 생활이란 것도 내 나름의 호사스러움일 수밖에 없다.

따라서 황토집 할머니의 이미지를 너무 누추한 모습으로만 상상하지 않는 게 좋겠다. 그런 이미지 때문에 나를 보고 실망한다면 나야말로 실망스러운 일이다.

이제 그 여성은 나를 자연스럽게 받아들인다. 그리고 매번 칭찬까지 아끼지 않는다. 나를 만나는 일이 즐거운 이유를 알겠다는 것이다. 매번 똑같은 사람을 만나는데도 첫 데이트 나온 사람의 얼굴로 마주하기 때문인 것 같다고 했다.

생각해 보니 이곳으로 이사 오면서 더욱 더 그런 마음이었던 것 같다. 워낙 사람 만나는 일에 행복해하는 나였지만, 살아가는 환경이 팍팍하면 그도 어려웠을 것이다. 그런데 이곳에 와서 보는 모든 것이 여유로우니 내 본래의 모습이 다시 드러난 듯하다.

이래서 사람 사는 곳이 중요한 법이다.

또 황토집에 살다보니 피부가 더 젊어지는 느낌이다. 누구든 내 나이를 예순셋으로 보는 이는 없다. 고맙게도 40대로까지 봐주는 사람도 있을 정도이다. 그들은 한결같이 그 비결을 묻는다. 굳이 비결이라면 몇 가지 있기는 하다. 무엇보다 황토를 이용한 미용법을 쓰고 있다는 점이다.

그리고 황토집에 살고 있는, 여유 있는 사람이나 할 수 있는 자연 미용법이 있다.

황토 마사지

여성 잡지를 보면 빠지지 않는 기사가 피부 미용법이다. 그만큼 여성들이 피부 미용에 큰 관심을 가지고 있다는 뜻일 게다. 나는 그것을 나무라고 싶은 마음은 없다. 다만 그 방법이라는 것이 화장품을 이용한 것이 많다는 점이 못마땅하다. 그보다는 천연 재료를 이용한 피부 가꾸기가 더 좋을 텐데 말이다.

나는 황토로 마사지를 한다. 길이 7센티미터 정도 되는 작은 가제 주머니를 만든 후 여기에 죽염이나 볶은 소금, 레몬 즙, 황토를 섞어 반죽한 것을 집어넣는다. 반죽은 물이 흘러내리지 않을 정도로 한다. 그 주머니를 얼굴 군데군데에 대고 꾹꾹 눌러준다. 세수를 하고 곧바로 해주는 것이다.

피부에 흙 감촉이 느껴질 만큼 댔다가 떼어낸다. 이 방법은 특히 가을 초입에 하면 좋다. 여름 동안 햇볕에 그을은 피부가 진정되면서 매끈해진다. 물론 사계절에 상관없이 해도 좋다.

황토 목욕

우리나라에 목욕탕이 처음 생긴 게 언제인지는 모르겠다. 내가 처음 목욕탕에 간 게 열서너 살 때였다. 그 전까지만 해도 집 부엌이 곧 우리 가족 목욕탕이었다.

어머님이 돌아가시고 안 계시지만 지금 생각하면 참 정결하신 분이었다. 모르긴 몰라도 참 힘드셨을 것이다. 때 거르지 않고 자식 다섯을 목욕 시키셨으니 말이다.

우리 형제는 같은 날 목욕을 했었다. 물론 여름에야 제각각 등목도 하고 냇가에 가서 씻기도 하였지만, 날 추워지면 그것도 못했다. 그래서 겨울이면 특별히 따뜻한 날, 따뜻한 햇볕이 드는 정오쯤에 했다.

어머니는 가마솥에 물을 가득 넣고 펄펄 끓이셨다. 그리고는 큰놈부터 하나씩 부엌으로 불러들이셨다. 큰 그릇에는 물도 많지 않았다. 또 아무리 날이 풀렸다 해도 겨울인지라 물은 금세 식었다. 우리는 부엌 한가운데 앉아서 그렇게 오들오들 떨면서 목욕을 했다.

그날 밤, 우리 형제들은 다 같이 뽀얀 얼굴로 일찌감치 잠자리에 들었다. 물을 끓이느라 방까지 따뜻하여서, 목욕 후 곤한 잠을 자기에는 안성맞춤이었다.

그 달콤한 기억을 오래도록 잊고 있다가 나이 사십이 넘은 지금에 와서야 그 때의 기분을 다시 맛볼 수 있었다.

황토 목욕법을 하면서부터였다. 황토 목욕법은 몸 속의 노폐물을 제거하는 피부 미용에 좋은 목욕법이다. 내가 하는 방법은 이런 것이다.

무명 자루에 황토 한두 되 정도를 담아서 묶는다. 이 자루를 섭씨 38～40도 정도의 물이 담긴 욕조에 넣는다. 욕조 물이 엷은 노란색을 띤다. 그러면 비누로 가볍게 샤워를 하고 이 욕조에 들어간다. 욕조에서 15분 정도 있으면 몸이 더워진다. 욕조에서 나와서는 헹구거나 할 필요는 없다.

이 때 볶아둔 소금을 함께 쓰면 더욱 좋다.

무쇠솥에 천일염을 넣고 나무 국자로 저어가며 두 시간 정도 볶는다. 그러면 소금이 원래의 하얀 빛을 잃고 회색으로 변한다. 그쯤 되면 소금을 빻기 시작한다.

소금을 빻다 보면 그 굵기가 여러 종류임을 알 수 있는데, 그것을 굵기별로 나누어 담았다가 용도에 따라 쓰면 된다.

굵게 빻아진 소금은 배추 절일 때, 중간 굵기 소금은 음식 조리용으로 쓴다. 그리고 곱게 빻아진 것은 세수할 때나 목욕할 때 쓴다.

곱게 빻은 소금 한 수저 정도 분량을 손바닥에 올려놓는다. 양쪽 손바닥으로 비벼가며 온몸에 문지른다. 특히 목덜미, 겨드랑이, 발바닥을 중점적으로 문지른다. 우리 몸은 지방과 석회질이 함께 응고되어 피하지방을 만드는데, 이것이 모공을 막기 때문에 피부가 거칠어지는 것이다. 이런 부분일수록 소금으로 문질러가며 목욕을 하는 것이 좋다.

소금으로 문지른 뒤에는 다시 비누를 쓸 필요가 없다. 그저 맑은 물로 샤워만 해도 목욕이 끝나는 것이다.

뜨거운 황토 물에 들어갔다 나오면 몸이 노곤해진다. 그러면 누워서 옛날 생각을 한다. 목욕한 날 밤의 그 따뜻한 아랫목…, 꿈결처럼 그런 일들을 떠올리다가 잠이 든다. 잠에서 깨어나 거울 앞에 앉으면 불그스레한 얼굴이 보인다. 그 얼굴은 매끈매끈 윤이 난다.

황토 목욕탕에서 하는 베네트 요법

황토 목욕법은 전신에 흙의 효능을 전해주는 좋은 방법이다. 이 때 이왕이면 피부 미용을 위한 마사지도 함께 하면 좋다.

이른바 '베네트 요법'인데, 목을 문지르는 법이라고 생각하면 된다.

예로부터 평양 기생의 나이를 알려면 목과 손을 보라는 말이 있다. 그만큼 목과 손은 젊음의 정도를 가늠하게 하는 곳이라는 뜻이다. 특히 목은 건강과 아름다움을 유지시켜주는 호르몬 분비의 총본부인 갑상선이 있는 곳이다. 따라서 목이 늙으면 등도 굽고 얼굴에 윤기도 없게 된다. 그러니 젊음을 간직하고 싶다면 목부터 잘 간수할 일이다.

베네트 요법은 다음과 같다.

먼저 손을 마주 대고 비빈다. 그 오른손으로 오른쪽 목을 문지르는데, 목 아래에서 귀 뒤쪽으로 문지른다. 같은 방법으로 왼손으로 왼쪽 목을 문지른다. 한 쪽에 50회 정도 문지른다.

같은 방법으로 뺨을 문지르는데, 한 쪽에 30회 정도씩 한다. 눈은 수평으로 손을 대고, 안에서 바깥쪽으로 하는데 30회 정도씩 문지른다.

마지막으로 열 손가락을 머리에 대고 곳곳을 마사지해준다. 아침저녁으로 2분 정도씩 해주면 혈액순환에 좋다.

녹두 비누 만드는 법

우리 집에도 일반 비누가 있기는 하다. 그러나 그것은 손에 기름이 묻었을 때 쓰기 위해, 혹은 손님에게까지 번거로움을 주기 않기 위해 놓아둔 것일 뿐이다.

나는 내가 만든 녹두 비누만을 쓴다. 굳이 얼굴에 화학약품이 들어간 비누를 써서 동티나게 하고 싶지 않다. 더욱이 녹두 비누로 세수를 하면 얼굴이 훨씬 보드랍다. 그러니까 미용을 생각해서라도 비누만큼은 만들어서 쓴다.

우리 어머니는 평생토록 아버지의 사랑을 흠뻑 받으며 사신 분이다. 어머니는 바로 녹두 비누로 씻은 얼굴로 아버지의 베개를 함께 했을 것이다.

녹두 비누를 만드는 법은 어렵지 않다.

녹두를 사서 씻어 바짝 말린 후 분말로 만든다. 집에서 쉽게 할 수 있는 방법인데, 믹서에 갈아서 채로 거르면 된다. 굵은 것은 한두 번 더 갈아서 쓴다.

이 때 분말은 너무 곱지 않게 하는 것이 좋다. 너무 곱게 갈면 얼굴을 닦아주는 기능을 제대로 못한다. 분말은 병에 담아

두고 세수 때마다 비누 대용으로 쓴다.

손바닥에 한 스푼 정도 분량을 펴놓고 다른 손으로는 물을 찍어 이겨서 얼굴에 바른다. 특히 지방질이 많은 코 주위, 턱, 이마 등을 마사지하듯이 닦는다. 목욕 때도 비누 대신 쓰면 피부가 매끈해진다.

녹두 비누를 쓰면 비누로 인해 피부가 거칠어지거나 건조해질 염려가 없다. 비누가 유난히 맞지 않다고 여겨지는 사람은 이 방법을 꼭 써보길 권하고 싶다.

표고버섯 식이미용법

희고 고운 피부는 여자들의 한결같은 소망이다. 그다지 얼굴이 예쁘지 않아도 피부만 좋으면 예뻐보이는 게 여자 얼굴이다. 그래서 피부 좋은 것도 타고난 복이라고들 한다.

만약 그런 복을 타고난 사람이 아니라면 표고버섯 식이 미용법을 권하고 싶다. 내 피부는 비교적 좋은 편이다. 그러니 복 하나는 타고난 셈이다. 하지만 가꾸지 않으면 복도 사라지는 법이다.

남편을 여이고 그 충격으로 인해 온몸이 나빠진 적이 있었다. 당연히 피부가 거칠어지고 잡티마저 생겼다. 그 때부터 써본 게 바로 표고버섯 미용법이다.

표고버섯은 강력한 해독작용을 한다. 또 체내의 내분비작용을 촉진하고 스트레스를 해소하여 신경을 안정시켜준다. 한 마디로 피부 미용을 위한 일차적인 환경을 만들어준다.

따라서 표고버섯을 많이 먹으면 살결이 고와지고 깨끗한 피부를 간직할 수 있다. 더욱이 표고버섯은 아무리 먹어도 살찔 염려가 없으니 많이 먹어두는 게 좋다.

표고버섯을 깨끗이 씻어 물기를 없앤다. 식물성 기름으로 가볍게 볶아 입맛에 따라 간을 하고 레몬 즙을 살짝 뿌려서 먹는다.

표고버섯은 간편하게 먹을 수 있는 데다가 맛도 있어서 많이 먹을 수 있다.

입덧 가시게 하는 운동

며느리는 입덧을 심하게 했다. 특히 냄새에 민감해서 툭하면 구역질이었다. 오죽하면 둘째 아이를 갖고부터는 입덧할 때 제 새끼 똥 냄새에도 구역질을 했다. 덕분에 손주 녀석 똥치레는 늘 내 몫이었다.

그래도 내 손자라 이쁘기만 했다. 엉덩이를 철썩철썩 때려가면서 씻기기도 했지만 그저 이쁘기만 했다.

문제는 잘 먹어야 할 임산부가 먹을 수가 없다는 것이었다. 요새 엄마들은 입덧이 심하면 아예 병원에 가서 영양제 주사를 맞는다고 한다. 어쩔 방법이 없으니 그렇게라도 할 수밖에 없을 것이다.

하지만 내 방식으로 보자면 마음이 영 불안하다. 그것보다는 입덧을 가시게 하는 방법을 생각해 보는 게 좋을 것 같다. 내가 며느리에게 가르친 방법은 아주 쉽게 할 수 있는 것이다.

방바닥에다 크게 8자를 길게 그려놓고서 엉덩이는 높이 쳐든 채로 엎드려 두 손과 발로 그 위를 걷는 것이다. 입덧 초기에는 하루에 여러 번 해도 좋다.

며느리는 이 운동으로 입덧의 고통을 견뎌냈다.

혹시 8자까지 그려서 하기가 정 귀찮다면 8자 모양 비슷하게 운동을 해도 된다. 나는 이 운동을 하게 하면서 엎드려서 걸레질하는 것도 입덧을 가시게 하는 방법이라고 말해주었다.

그래도 차마 자주 그렇게 하지는 못했다. 영락없이 입덧하는 며느리 시집살이 시키는 시어머니 모습이려니 싶은 생각 때문이었다.

하지만 남의 집 며느리들에게는 큰소리로 말할 수 있다. 특히 요새 젊은 엄마들은 임신만 하면 꼼짝도 하지 않으려고 한다. 그래서 친정으로 달려가 드러눕는 이가 있는가 하면, 남편을 부리려 하는 이도 있다. 그보다는 자신의 건강에도 좋고 주변 사람에게도 걱정 끼치지 않는 방법이니 내 며느리가 했던 대로 이 운동을 해보는 게 어떨까 싶다.

임산부 운동법

내 가까이엔 결혼한 지 5년이 넘도록 아이가 없어 근심하는 여성이 있다. 나도 안타까운 마음이 들어 그녀에게 몇 가지를 물어보았다. 그 결과 그녀는 월경도 규칙적이지 않은데다가 몸이 냉하다는 것을 알게 되었다. 그래서 다음과 같은 운동을 해 보도록 권유해 보았다.

이른바 손바닥끼리, 발바닥끼리 마주 대고 하는 운동이다.

먼저 손바닥은 손바닥끼리, 발바닥은 발바닥끼리 마주 합친다. 만약 임산부라면 누워서 하는 것이 좋다.

그리고 양손의 손가락을 벌려서 끝을 맞대고 양쪽에서 밀어붙이듯이 하기를 몇 차례 반복한다. 그 자세에서 손을 앞뒤로, 이 때 충분히 힘을 넣어서 몇 차례 반복한다. 이어 손을 수직방향으로 세워서 마주 합친다.

한편 무릎을 굽혀서 벌리고 발바닥을 마주 합친 채 발을 앞뒤로 밀었다 오므렸다 하는 운동을 10회 이상 반복한다. 이 때 움직이는 거리는 발 길이의 1.5배 정도로 하고, 멈춘 상태에서는 5~10분 정도 발바닥을 마주 합치고 있는다. 물론 손바닥도 함께 마주 합친 상태이다. 양쪽 발바닥이 떨어지지 않을 정도로만 무릎을 크게 벌린다. 이 운동을 기상, 취침 때마다 한다.

특히 이 운동은 자궁 발육 부진, 월경 이상, 무월경, 불임증, 난소 낭종, 태아의 위치 이상, 자궁 내막증 등을 개선시켜준다.

예뻐지고 장수하는 비결

어느덧 말복, 처서가 가고 백중마저 지났다.

오곡백과가 무르익고 낮에는 매미의 합주곡이, 해가 지면 귀뚜라미 소리가 살갗을 간지럽히는 계절이다.

농가월령가에는 옛날 우리 조상들의 농경생활의 고달픔과 애환이 고스란히 실려 있다. 그 중 팔월령이 감회로워 몇 자 옮겨 본다.

팔월이라 중추되니 백로 추분 절기로다
북두성 자로 돌아 서편을 가르치니
선선한 조석 기운 추의가 완연하다
귀뚜라미 맑은 소리 볏간에 들고나
아침에 안개 끼고 밤이면 이슬 나려
백곡을 성실하고 만물을 재촉하니
들구경 돌아보니 힘드런닐 공성하다
백곡의 이삭 이고 여름드러 고개숙어
서풍에 익난비찬 황운이 이러난다

백설 같은 면화송이 산호 같은 고초다래
며누리 말미받아 본집에 근친 갈재
개 잡아 살마건져 떡고리와 술병이라
여름지에 지친 얼골…
중추야 붉은 달에…놀고 오소
부모님 연만하니…수의물 유의하고
그남아 마루재아 자녀의 혼수하세

농사는 음력에 기준하고 하늘의 별을 보고 24절기 따라 순천하는 소박한 우리 백성이지만, 백설 같은 면화송이에 마음을 비추고 붉게 익은 고추를 산호 같다고 한 낭만적인 정서를 엿볼 수 있다.

중국 북경에 가면 서태후가 말년에 오래 머물러 살던 이화원이란 곳이 있다. 그의 전성시대 치정기간에 용(男)과 봉황(女) 자리가 바뀌었고, 그 찬란했던 생애 동안 남과 북, 동과 서에 궁궐을 지었으며, 감춰진 애인 수비대장과의 밀회를 위한 궁궐들은 사치의 극을 이루었다고 한다. 그가 아름답게 꾸며야 할 이유는 물론 권위와 품위를 유지하려는 데 있었겠지만 그 속사정은 따로 있었던 것이다.

누구나 사랑을 하면 아름다워진다. 엄마가 아기를 바라보는 눈, 사랑은 얼굴을 아름답게 해줄 뿐만 아니라 눈에서 빛이 나게 한다. 서태후는 옥으로 만든 도르레를 얼굴에 굴리며 그 앞에서만큼은 더욱 아름다워지기를 노력했다고 한다.

세계적인 미용과 건강의로 유명한 게이로드 하우저 박사가 쓴 『하우저 건강법』은 젊어지고 장수하는 비결로도 유명하다.

그는 자연식을 최초로 시작한 남자로 불리며, 《런던타임즈》 등의 잡지에서 1972년 '20세기를 만든 인물의 일인자'로 뽑히기도 했다. 그 당시 헐리웃의 유명한 미모의 여배우 그레타 카르보와 살았는데, 그의 치료 상대는 주로 아름답고 건강하게 살고 싶어하는 여배우들과 고위층의 귀부인들이었다.

하우저는 어려서 쇠약하여 휴학을 하고 오렌지 농장을 하는 시골 삼촌댁에 가서 나무에 달린 신선한 과일을 따먹으며 건강을 되찾아 평생을 건강하게 살면서 저마다 갖고 태어난 자연치유력을 백분 살려주는 것을 보람으로 삼은 아주 장수한 잘생긴 의사였다.

그의 건강지도법에 감명받은 나는 하우저 건강법을 반평생 공부하면서도 늘 새롭게만 느껴진다. 이 달에는 하우저가 소개한 예뻐지고 장수하는 방법 하나를 소개할까 한다.

백만불의 휴식법 — 미인의 조건

균형잡힌 고활력 식생활은 우리들의 건전한 육체와 정신 상태를 보존시켜 주지만, 한편 어떻게 하면 에너지를 낭비하지 않는가를 아는 것 또한 필요하다. 일상생활에서 긴장을 풀어주는 기술을 몸에 익혀두는 것도 대단히 중요하다.

윈스턴 처칠의 다년간 성공이 지속된 것은 그가 휴식을 충분히 취하였기 때문이다. 매일 오후가 되면 자기 방에 들어가 일에서 오는 스트레스나 긴장을 풀고 쉬었다. 모택동이나 등소평은 반드시 오찬 후에 오수(낮잠)를 취했다.

기분 좋은 상태를 상상하며 구름 위에 두둥실 맡겨진 자기 몸을 바람에 날리는 낙엽처럼, 파도 치는 대로 내맡겨진 해초처럼 그냥 뒹구는 것이다. 이것을 매일 규칙적으로 행하는 것이다.

늙을 줄 모르는 80세의 맨돌이란 부인은 물구나무서기에 명수였다. 나이가 고령에 이르자 불안하여 하우저식 경사판 요법을 실행하기로 하였다. 그 후 94세인 현재까지 건강과 아름다움을 지닌 채 지내고 있다.

한쪽 높이가 35㎝～38㎝, 폭 45㎝, 길이 180㎝의 경사진 기구 위에 몸을 눕히고 발을 높은 곳으로 가게 한 후 그 상태로 15분 정도 자연스럽게 몸을 맡긴다. 이러한 경사의 상태는 척추와 내장을 정상적인 위치로 안정시켜주며 늘어지는 얼굴이나 턱 선을 안으로부터 혈행을 바꾸어 주기 때문에 늙지 않는다고 한다. 고가의 화장품도 이런 효과는 주지 못할 것이다.

이러한 건강법을 오후에 한번 취침 전에 한번 각 15분씩 하면 되는데, 이 편안한 자세는 물구나무로 직립한 어려운 포즈에 버금가는 효과다. 다리는 중력의 부담에서 해방되고 혈류나 조직에 있어서도 서서히 뭉친 울혈에서 회복하여 손발이 붓거나 굳어지는 것을 예방하며 정맥류도 치료 예방할 수 있다.

또한 약해진 복근을 강화시키고 볼이나 인후, 턱 근육의 피가 자연적으로 흘러 조직기관이 늙는 것을 방지한다고 한다. 혈액순환이 활발해지면서 안색이나 모발, 두통에도 좋고 위하수에는 더욱 좋다. 아울러 머리가 상쾌해지는 것을 실감할 수 있을 것이다. 실제로 다리보다 머리쪽을 낮게 해서 누우면 뇌

활동이 14% 정도 증진된다는 연구 결과도 나온 바 있다.

외출했다 돌아와 취침 전에, 혹은 아주 피곤할 때 15분만 누워서 몸을 맡겨보자. 피로가 말끔히 사라지는 것을 느낄 수 있을 것이다.

예뻐지려면 물을 마셔라

인간은 며칠씩 음식 없이도 살수 있으나 몸에 수분이 없으면 죽어버린다. 지구상에 모든 동물이나 식물도 그러하다.

그렇다면 우리 몸이 필요로 하는 물의 양은 얼마이고, 또 적시에 어떤 물을 마셔야 건강하고 더욱 아름다운 피부를 유지할 수 있을까.

물을 잘 마시면 십 년 젊어지며 아름답고 홀쭉하게 보인다면 당신은 실천하지 않을 수 있을 것인가.

매일 여섯 잔에서 여덟 잔의 물을 마셔라. 그러면 4.5k의 체중 감량은 확실할 것이다. 사과 의 85%가 수분이고 커피·주스도 액체이나 여기서 말하는 하루 여섯 잔 이상 의 물은 생수를 말하는 것이다.

거칠고 군살이 붙은 생기 없는 피부를 가진 사람이 각별하게 음수를 실행하면 날씬하고 건강해 질 것이다. 물은 경수(硬水 Hard Water)인 비교적 많은 칼슘 혹은 마그네슘의 염류를 용해 함유한 물과, 연수(軟水 Soft Water)인 칼슘, 마그네슘 염류를 거의 함유하지 않은 물로 나눌 수 있는데 필자는 경수를 권하고 싶다.

물을 마시면 식욕을 누르고 세포 끝까지 수분이 파급되면서 웨스트에 여분의 칼로리까지도 붙지 않게 한다.

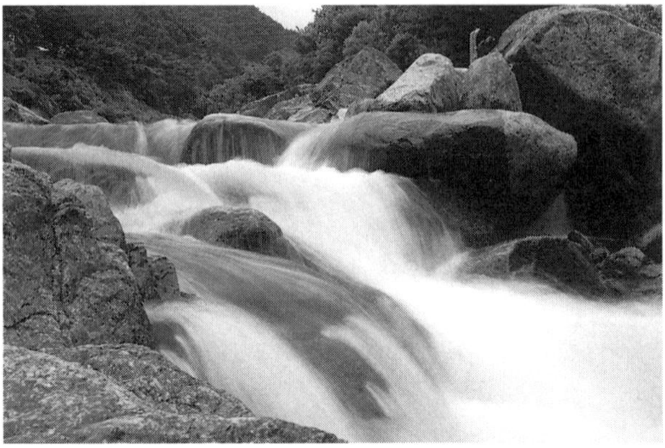

※물을 마시면 동맥이 깨끗해지고 체내가 소독된다. 미네랄수나 지장수는 체내에 먼지나 독을 씻어내기 때문이다.

미인을 만드는 물

세계적 패션 모델들은 그들이 갖고 다니는 크리스탈 용기에 젊어지는 샘물이 들어 있다. 모델 교육의 지침서 첫장에는 '물과 친하라'는 권유가 적혀 있다.

물을 충분히 마시는 여성들은 칼로리를 줄일 뿐만 아니라 충만한 힘이 솟구치는 것을 느낄 수 있을 것이다.

너무나 쉬운 이 방법이 믿어지지 않겠지만, 당신이 마시는 물이 당신이 몸을 만들어낸다고 해도 과언은 아니다. 동맥경화 고혈압 심장병 그 외 간이나 위장병에도 시간을 잘 지켜 계획성 있게 실천한다면 크게 유익하다.

100세 이상의 노인이 많은 히말라야 훈자계곡에는 미네랄이 높은 물로 인해 장수자가 많고, 또한 100세 이상의 남자가 흔히 득남을 한다고 세계 노인병 학자들은 말하고 있다. 수질 좋고 지기 왕성한 우리나라 황토로 지장수를 만들어 마시는 것은 말할 나위도 없이 금상첨화이다.

한 가지 주의할 것은 미네랄 워터를 마셔야지 증류수를 식음해선 안 된다는 것이다. 후자가 순수하지만 만드는 과정에서 미네랄을 빼내기 때문에 무의미하다.

피부 영양제로 물을 능가할 화장수는 없다

물은 한번에 240cc를 하루 6~8잔 마신다. 아침에 일어나 한 잔 점심 전에 한잔, 저녁 식사 전에 한두 잔 자기 전에도 한두 잔 마신다. 만약 다이어트를 위해 세운 감량 계획이 있다면 그것에 이상과 같은 방법을 겸행한다면 효과 만점인 윤택하고 탄력 있는 피부를 간직할 수 있을 것이다.

물을 마시면 동맥이 깨끗해지고 체내가 소독된다. 미네랄수나 지장수는 체내에 먼지나 독을 씻어내기 때문이다. 눈 아래가 늘어지고 양쪽 귀밑과 턱에 주름이 많은 사람은 물을 잘 안 마시는 사람이다. 아무리 날씬해 보여도 물기 없는 홀쭉한 얼굴은 늙어 보인다. 여기서 바라는 음수법의 목적은 예쁘게 날씬해지는 것이다.

아름다운 피부를 위한 건강식품

국제적으로 유명한 피부전문의 이노 라쓰로 씨는 건조한 피부에 크림을 대량 발라도 효과는 없으며, 차라리 비타민 A를 다량 섭취하라고 주장했다.

'젊게 장수하는 비결'을 써서 20세기 중반 주목을 받은 게토레이 하우저 박사는 헐리우드 여배우들에게 인기 높은 의사였는데(세기적 미인 크레타 가르보와 살면서 미와 건강을 보살핌) 미녀들에게 얼굴에 물을 뿜으라고 주장하였다.

피부가 빛나고 얼굴에 홍조를 띄운 건강한 피부의 대표적인 여성의 대부분이 덴마크, 스웨덴 그리고 노르웨이 사람들이다. 이들 나라에서는 밭에서 바로 딴 신선한 야채와 그 나라를 에워싼 바다에서의 신선한 산물인 해초를 잘 먹는데 그것은 갑상선에 빼 놓을 수 없는 요소가 풍부한 식품이다. 갑상선의 충분한 활동이 없으면 피부는 거칠고 두꺼워지며 건조해진다.

곡류로는 팥이나 녹두를 먹어 풍부한 비타민을 취한다. 팥은 괴혈증이나 각기병의 치료 예방제이며 작고 홀쭉한 팥은 심장병과 변비에 특효가 있다.

녹두는 간에 좋고 제독작용을 한다. 이 두 가지를 가루로 만들어 생식하면 좋고, 또 물로 개어 얼굴이나 몸을 닦으면 노폐물이 빠지고 영양공급도 동시에 이루어진다.

'스프레이'를 이용한 경이로운 수분 보급법

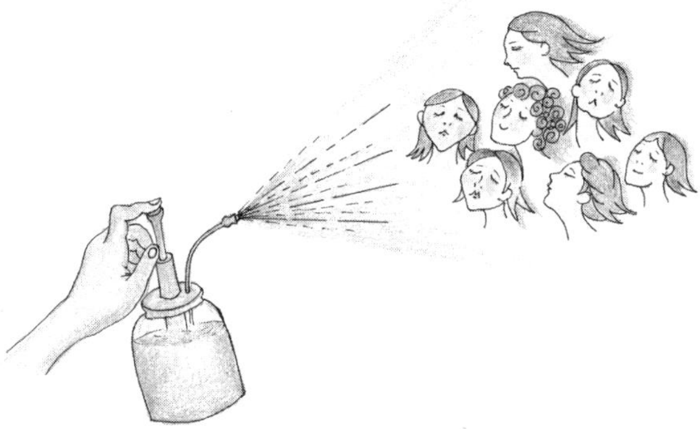

※ 분무기에 미네랄수(지장수 또는 감잎차)를 넣어 냉장고에 넣고 수시로 꺼내 30cm쯤 거리를 두고 얼굴을 향해 뿌린다. 뿜은 상태로 몇 분 두면 얼굴이 팽팽해진다.

피부는 몸체의 방벽이다. 일광량의 과소, 바람, 담배연기, 매연 등에 시달리는 피부는 안팎으로의 피곤하다. 예뻐지고 싶은 모든 여자들은 화장품에 드는 비용을 능가하는 투자를 감수해야 한다.

저자가 오랜 세월 자연 건강법을 고수하는 몇 가지 중 수분 보급용 워터 스프레이가 있다. 분무기에 미네랄수(지장수 또는 감잎차)를 넣어 냉장고에 넣고 수시로 꺼내 30cm쯤 거리를 두고 얼굴을 향해 뿌린다. 뿜은 상태대로 몇 분 두면 얼굴이 팽팽해진다. 즉 물팩을 하는 셈이다.

싱그럽고 팽팽한 얼굴은 본인은 물론 상대방에 대한 최소한의 예의이기도 하다. 워터 스프레이는 화장할 때와 난방으로 인한 건조도 막아주며 수축 운동으로 인해 피부에 탄력이 생긴다.

옛날 아낙들은 커다란 무쇠솥을 열고 밥을 풀 때 뜨거운 김을 쐬면서 촉촉해진 피부에 스스로 만족해하기도 했으리라.

자연출산이 가져다주는 선물

달이 차서 아이를 낳게 되는 임산부는 누구나 어느 병원에서 어떤 방법으로 아이를 낳을까 걱정을 한다. 옛날에는 조산원에 의뢰하여 산파를 불러 집에서 아기를 낳았지만, 요즘에는 병원에 입원하여 산부인과 의사의 지도하에 아기를 낳는다.

안산이란 안전을 전제로 하여 현대의학적 처치가 준비되어 있는 병원에서 낳는 것이 안심이 되어서이겠지만, 과연 관리주의에 편중한 현대적 분만법이 올바른 분만법이라 말할 수 있을까.

이에 필자는 새로운 '자연출산법'을 소개하고자 한다. 요즘의 출산법과는 상당히 다른 것인데, 처음 듣는 이들에게는 생소하게 들리기도 하고 한편으론 불안한 생각이 들지도 모를 일이다. 그러나 진정한 그 방법의 의미와 효과를 알게 된다면 앞으로 많은 사람들이 이 방법을 이용해 출산을 할 것이다.

탯줄은 늦게 자르고 아기는 발가벗겨 놓아야

나는 세 명의 손자들을 철저하게 자연분만시켰고, 산후 산모와 아기들의 건강관리를 함에 있어 사명감을 갖고 이를 행하였다. 자연출산으로 아기를 낳으면 산모가 건강한 것은 물론이려니와 아기 생애에 있어 가장 중요한 건강의 기본을 갖추게 함으로써 부모로서도 부모의 도리를 다했다는 충실감을 갖게 되는 것이다.

우선 아기가 태어나면 씻기지 말고 그대로 짧게 한 시간 반에서 두 시간, 가능하다면 일 주일 정도 발가벗긴 채 방치해 두는 것이 좋다. 물론 후산(태가 나오는 것)이 끝나도 탯줄을 자르지 말고 그대로 놔둔다. 약 두 시간 뒤에 배꼽에서 크게 한 뼘(약 15cm) 태를 자르고 산탕(産湯:아기 씻기는 것)을 시킨다. 엄마 배에서 나온 발가숭이 아기를 한 시간 이상 방치한다면 바깥 온도가 걱정이 되겠지만, 7～8월에 더운 시기라면 걱정하지 않아도 된다. 1～2월에는 실내온도를 최저 15℃～25℃ 정도의 실온으로 유지할 필요가 있다. 그 다음 산탕을 하는 데 있어서는 다음과 같이 해주면 된다.

온수(40℃)에 1분, 30℃ 물에 1분 담그기를 세 번 정도 반복해 냉온욕을 시킨다. 겨울에 추위 때문에 피부색이 다소 자색이 되는 경우 최초 온탕을 좀더 담궈 아기가 충분히 벌겋게 될 때까지 기다린다. 유의할 것은 온수 온도는 40℃를 넘지 않아야 한다는 것이다. 이러한 과정이 끝나면 비로소 배냇저고리를 입혀서 편히 쉬게 한다.

태변 배설시키고 초유는 꼭 먹여야

아기가 출생한 후부터 만 3일을 아무 것도 먹이지 않는 것이 좋다. 엄마 젖이 3일 후에 나오는 데는 그럴 만한 이유가 있다고 보면 된다. 아기는 3일 동안 아무 것도 먹지 않아도 울지 않는다. 가끔 입을 후들려서 엄마 젖을 빨도록 연습시킨다.

엄마의 초유는 맑은 색이다. 초유는 식생활로 들어서는 아기에게 모든 면역기능을 갖게 하므로 아기에게 꼭 먹여야 한다. 신생아는 암녹흑색의 점주물(냄새 안 나는 배냇똥)을 눈다. 태변이란 태아가 양수와 함께 입으로 삼켜진 것들과 장점막의 상피세포 태지(胎脂), 담즙, 점액 등에서 생긴 것이다. 이 태변이 생후 완전히 배설되느냐 안 되느냐에 따라 그 아기의 장래 운명이 좌우된다고 해도 과언이 아니다. 아기가 태변을 장내에 남겨둔 채 성장하게 되면 이것에 의해 여러 가지로 악영향을 받게 된다.

아기를 낳을 때 탯줄을 길게, 그리고 늦게 자르는 것은 그 '먹이줄' 속엔 며칠간 아기의 도시락이 담겨져 있기 때문이다. 때문에 얼마간 안 먹여도 되며, 발가벗겨 자유로이 서서히 우주와의 접촉을 스스로 행하게 되어 건강상으로나 정서적으로 충실한 아이가 된다.

온냉욕은 난원공(卵原孔)의 폐쇄가 신속히 이루어져서 튼튼

한 심장으로 독립할 수 있게 한다. 태아의 경우는 폐호흡이 이루어지지 않으므로 폐동맥·폐정맥이 폐쇄되어 있다. 태반의 산소는 모체의 혈액에서 동맥혈이 되어 정맥을 지나 심장으로 돌아오는 것이다.

신생아는 난원공 폐쇄와 동시에 속히 활발한 심장기능을 가져야 한다. 이러한 과정을 돕는 것이 발가벗겨 놓는 것과 함께 냉온욕인 것이다.

생채식 해야 모유 나온다

일반적으로 아기를 낳으면 아기 낳고 꺼진 배를 식사로 채우기라도 하려는 듯 고기를 넣은 미역국이나 홍합을 넣은 미역국을 먹인다. 산바라지를 하는 이들이 무조건 산모에게 많이 먹기를 강요하는 폐습에서 벗어나야 한다. 오히려 이 때가 산모가 건강관리를 할 수 있는 좋은 기회인데 사람들은 이 기회를 망각하고 무절제한 식사를 한다.

산모는 기적에 가까울 정도로 신진대사가 원활하다. 그리고 아기와 엄마가 충분히 영위할 수 있을 만큼의 음식이 요구된다.

필자는 엄마와 아기가 모두 자연식으로 건강을 회복해야 하며 건강해져야 한다고 생각한다. 그래서 권하고 싶은 것이 신선한 생야채이다. 야채 속에는 살아 있는 비타민이 풍부하고 새로운 세포 조직을 돕는 미네랄이 풍부하다.

당근즙을 매일 마시면 모유가 풍족하게 나오고, 또한 질 좋은 젖을 얻을 수 있을 것이다.

젖꼭지 자극이 모유 분비시켜

아기는 모유를 빨기 위해 혀나 입술로 압착하거나 핥기 위해 적극적으로 젖을 빤다. 살기 위한 본능인 것이다. 산모는 아기가 젖꼭지를 빠는 자극에 반응하여 자궁이 원래의 형태대로 오므라든다. 젖꼭지는 점막으로 되어 있다. 아기의 입술이나 혀도 점막이다. 점막과 점막이 서로 접촉하는 쾌감은 뇌하수체에 그대로 전달되어 그 결과 모유분비가 시작된다.

아기에게 있어 입(口)은 생존을 위해 절대적으로 중요한 곳이기 때문에 그 입이 철저하게 기능을 다하도록 도와주어야 한다.

인공 젖꼭지가 점막에 가깝도록 만들어졌어도 서로 접촉할 때에 점막에 분비는 없다. 아기가 수액을 분비해도 엄마의 점막 분비가 없기 때문에 일방적인 것이다. 또한 고무젖꼭지의 구멍이 크게 뚫렸을 경우 분유의 양이 많이 나와 아기가 과식하게 된다. 그러면 소화력이 약해져서 위의 기능이 저하돼 배에 힘이 생기지 않는다.

활력이 있는 강한 아기는 뇌활동이 잘 되고, 허우적거리지도 않으며, 아주 똘망똘망하고 침착하여 보이는 것에 대한 주의력과 의지가 있다. 또 살아야겠다는 에너지가 아기 자신의 활력으로 넘쳐 있어 안아주기 좋고 키우기도 쉬운 아이가 된다.

일방적으로 어른의 기준으로 판단하지 말 것이며, 다만 충실히 엄마 젖을 입에 꼭 물려 아기의 입(점막)을 충분히 자극하여 수액분비를 높이기 바란다.

한 아기를 정중히 충실하게 키워내는 일이 여자로서의 가장 큰 보람이기도 하다.

5장 황토그릇

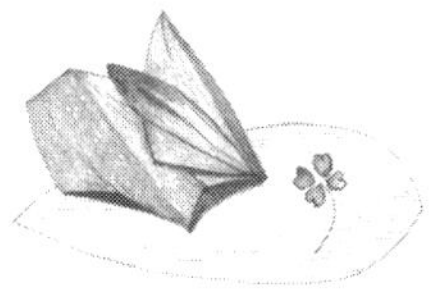

자연의 순박한 멋

예로부터 우리의 멋은 둥그스름한 것에 닿아 있다. 아마도 그것은 우리가 살아가는 터전의 생김새가 그러해서일 것이다.

산은 산대로 나지막하고 둥글다. 아무리 높고 험하다는 산도 가까이 가서 보면 봉우리가 다 어머니 젖가슴마냥 둥글넓적하다. 결코 삐죽삐죽하거나 각진 모습이 아니다.

들녘도 그렇다. 들판 한가운데 서서 어디를 바라보건 그 모습은 완만하다. 밭고랑은 더하다. 반듯하게 이랑을 해놓은 밭이건, 그저 농사꾼 손 가는 대로 이랑을 해놓은 밭이건 모두가 둥그스름하다.

이렇게 마냥 보는 것이 둥글다 보니 그 모습에 익숙해진 모양이다. 그래서 사람이 만드는 것도 모두 둥그스름하다.

의식주가 또 그렇다. 우선 옷 모양만 해도 동전이건 소매 단이건 간에 둥그스름하게 처리했다. 지붕도 마찬가지다. 기와 지붕은 처마도 그렇거니와 그 생김새 자체가 그대로 둥글다. 그러더니 그릇도 그렇게 만들었다. 밥그릇이건 국그릇이건 솥이건 간에 매양 둥근 형태이다.

항아리 모양도 예외일 수가 없다. 몸통은 자식 서넛 낳은 농사꾼 아낙 허리통 같아 실하게 여겨진다. 또 뚜껑은 어디 장에라도 나갈 양으로 모처럼 세수하고 곱게 머리 빗고 나서는 아낙의 얼굴 같다. 참말로 어디 하나 눈을 확 끌어잡는 미모는 아니다. 그런데 이상하게도 보면 볼수록 더 정이 가고 마음이 끌리는 멋이 있다.

이것이 바로 둥근 것의 멋이다. 둥근 형태는 보는 사람에게 편안함을 선사한다. 그리고 친근감을 준다. 덩달아 너그럽게 만든다.

항아리는 사람이 만든 것이지만 자연 그대로를 느끼게 한다. 하기사 항아리는 곧 흙이니 당연한 이치이다. 가마 안에 바람이 자연스럽게 들어가게 하고 적당히 불을 넣어 만든 것이니 어느 구석 자연 아닌 것이 없다. 물론 사람이 그 형태를 만든 것이지만, 만드는 사람 또한 그 순간만큼은 자연의 일부일 뿐이다. 바람과 불처럼 말이다.

때문에 항아리는 우리에게 단지 그릇만의 의미를 갖는 것이 아니다. 사람이 그 쓰임새를 생각해서 만들었으니 분명 그릇이기는 하다. 하지만 항아리는 우리에게 자연의 또 다른 모습이라는 의미도 있다. 흙이라는 자연이 단지 항아리로 그 형태를 달리한 자연 말이다.

그러니까 항아리는 우리 생활에 함께 하는 자연이었다. 그 자체가 자연이기도 하고, 또 흙과 사람을 맺어주는 자연의 매개체이기도 했다. 즉, 우리 인간에게 자연을 친숙하게 하는 매개자였던 것이다.

자연이란 게 그렇듯이 항아리는 인간에게 익숙하고 편안한 존재였다. 우리 선조들은 그것을 곁에 두고 요모조모 생활에 쓰기도 했고, 더불어 바라보는 즐거움을 얻기도 했다. 따라서 항아리는 마음의 여유를 주는 중요한 생활 용기였다.

우리 선조들은 이 같은 생활 환경에서 자연스럽게 그에 어울리는 심성이 형성되었다. 자연을 가까이, 친숙하게 여기는 심성, 즉 자연의 이치에 동화되는 심성이 바로 그것이다.

오늘날 우리는 서로가 사람들의 심성이 황폐해졌다고 개탄한다. 그런데 그 이유 가운데 중요한 것이 생활 환경의 변화에 있다. 바로 자연에서 멀어지고, 자연과 완전히 분리된 삶의 환경 말이다.

항아리가 그 예이다. 항아리를 쓴 선조들은 그릇 자체가 자연인, 그러니까 자연과 일치된 환경에서 살았다. 그런데 어느새 실용적이지 않다든가, 세련되지 못 했다든가 하는 이유로 항아리를 버리고 대신 플라스틱이며 유리 그릇들을 만들어 쓰고 있다. 즉, 자연을 버리고 비자연적인 것을 취해가며 살고 있다.

그러니 자연히 사람의 심성도 그에 맞게 자연을 상실한 모습이 되어 버렸다. 당연히 심성이 황폐해질 수밖에 없다.

결국 인간은 자연과 가까이 있을 때만이 인간적인 삶을 영위할 수 있다. 그렇다면 우리 생활에서 하나하나 자연과 가까이 할 수 있는 것들을 찾아보아야 한다.

나는 그 가운데서도 특히 항아리를 가까이 하라고 주장하고 있다. 사소한 것 같지만, 그릇 하나에서도 자연과 닮은 심성을 가꿀 수 있다면 그런 그릇을 쓴다는 게 무에 그리 어려운 일이겠는가.

항아리 아가씨도 뽑아야 할까

요새 보니 미인 뽑는 명칭도 가지가지다. 감귤 아가씨를 뽑더니 사과 아가씨, 심지어는 고추 아가씨도 있다. 저마다 각 지방 특산물을 널리 알려보자는 뜻에서 나온 행사인 듯하다.

나는 이런 행사를 볼 때마다 아쉬운 마음이 들곤 한다. 이처럼 지역마다 보존하고 자랑해야 할 것들은 챙기면서 왜 정작 우리 고유의 문화는 보존할 생각도, 자랑할 생각도 하지 않는가 하는 것이다.

항아리만 해도 그렇다. 항아리는 우리 민족 고유의 그릇이며, 우리의 자연 환경에서만 나올 수 있는 그릇이다. 차지면서도 깨끗한 황토가 있고, 그에 맞는 온도와 바람이 있다.

뿐만 아니다. 항아리는 그런 자연 환경을 인간에게 이롭게 개발한 우리 조상의 지혜가 깃들인 그릇이다. 우리 조상들은 항아리를 우리 생활에 편리한 그릇으로 발전시켜 왔는데, 이는 항아리가 그릇으로서 더할 나위 없이 좋다는 사실을 알았기 때문이다.

아마도 항아리를 한 번이라도 써본 주부라면 이에 수긍할 수 있을 것이다. 비닐 봉지에 담아둔 과일은 며칠이 못 가서 썩기 시작한다. 그러나 항아리에 들어가면 쌀이든 과일이든 상하지 않는다.

그 까닭은 항아리가 숨쉬는 그릇이기 때문이다. 따라서 신선한 공기가 늘 공급된다. 또 항아리는 동그랗기 때문에 신선한 공기가 항아리 안에서 순환할 수 있다. 이 때문에 우리 선조들은 쌀도 항아리에 넣었고, 물도 항아리에 넣었던 것이다.

요새는 모든 음식이 냉장고로 들어간다. 그러나 냉장고가 없던 시절에는 항아리가 곧 식품 저장고였다. 내 기억으로, 어렸을 때는 군것질할 만한 것을 찾으려면 항아리부터 열어보곤 했다. 그만큼 먹거리는 모두 항아리에 저장되었던 것이다.

그런데 언제부터인가 우리네 가정에서 항아리가 사라졌다. 쓰기 편한 플라스틱 그릇이 나오기 시작하면서부터가 아니었을까 싶다. 우리 조상들이 항아리를 그토록 아껴 썼던 것은 항아리가 그만큼 좋은 그릇이었기 때문인데, 그런 이유는 생각조차 하지 않는다. 그저 우리 것은 뭐든지 불편하고 번거로울 뿐더러 비과학적이라고 생각하는 습관이 단단히 들어버렸다.

그리고는 너나할 것 없이 우리 항아리를 내던져 버렸다. 그러고 보니 항아리 하나라도 가진 집을 보기가 힘들다. 그래서 버스를 타고 가다가도 베란다에 항아리 몇 개 놓여 있는 집을 보면 그렇게 반가울 수가 없다. 결코 그 집 주부가 세련되지 못했다거나 가난한 이유가 아닐 것이다. 항아리만한 그릇이 없다는 사실을 알고 있는 주부이리라는 생각 때문이다.

이런 현명한 주부가 더 많아져야 한다. 그러자니 항아리를 써본 우리 세대가 항아리가 얼마나 좋은 그릇인지를 알려주어야 한다.

오죽하면 내가 '항아리 아가씨'도 선발해야 하지 않을까 하는 생각까지 했을까. 그래서 귤마냥, 고추마냥 항아리를 알리는 행사를 갖자는 것이다. 정녕 우리 민족의 지혜와 혼이 담긴 그릇이 이 지경이 되어야만 할까.

항아리 축제를 엽니다

항아리 축제를 열 참이다. 항아리 아가씨 선발은 나 혼자 힘으로 할 수 있는 행사가 아니다. 그래서 우선 내 손으로 할 수 있는 행사를 생각해서 결정한 것이 항아리 축제이다.

내가 처음 항아리 축제를 생각해낸 것은 20여 년 전이다.

나는 일본에 있을 때 그 나라 항아리들을 많이 보았었다. 바로 이웃인데도 이상하게 그네들의 항아리는 우리 것과 달랐다. 일본 항아리는 너무 꾸며져서 우리 항아리 같은 질박함이 없다. 그저 생김새가 예쁘기만 하다. 나는 그제서야 우리 항아리의 멋을 느꼈다.

그리고 우리나라에 돌아온 지 얼마 안 되어서 지리산 부근을 지날 때였다. 이농 바람이 막 불던 시기였다. 한 동네가 모두 비어 있었다. 다들 살던 집을 버리고 떠난 것이다. 한때는 사람 사이의 인정이 넘치는 동네였을 테지만 내가 본 것은 버려진 우리의 고향 모습이었다.

그런 생각을 하며 이곳 저것을 기웃거리다 한 가지 공통점을 발견했다. 집은 폐가가 되어 가는데도 집집마다 장독대가 그대로 있었던 것이다. 장독대에는 크고 작은 항아리들이 뽀얀 먼지를 뒤집어쓰고 있었다. 손바닥으로 훔치니 항아리가 하나씩 그 모습을 드러냈다. 그러고 보니 더할 나위 없이 순박한 모습이었다.

그래서 돌아오는 즉시 사람을 사서 데리고 다시 그곳을 찾았다. 그리고 가져올 수 있는 항아리는 싣고 오고, 나머지는 모두 한곳에 모아두었다. 내 집으로 실어올 참이었다.

그리고는 아예 아들에게 트럭을 사주고 그 항아리들을 옮겨오도록 했다. 그런데 마음처럼 그 항아리를 다 옮겨오지는 못했다. 그게 두고두고 마음에 걸렸다.

그 얼마 뒤에 충남 홍성에 사시는 황연하 선생을 만나러 가게 되었다. 그분은 순수 우리 장 만들기를 12년째 고수하고 계시는 분이었다. 그곳에 가서 내 눈에 처음 들어온 것은 항아리였다. 모두 1천여 개는 됨직했다.

그 반가움이 얼마나 컸던지, 그 즉시 황 선생과 항아리 축제를 계획했다. 내 또래 사람들이 좋은 생각이라고 부추겨주는 바람에 흥이 생겼다. 물론 그 주인도 흔쾌히 승낙을 해주었다. 그래서 우선은 내 항아리들도 그곳에 옮겨놓았다.

하지만 그것만으로 축제를 열 수는 없었다. 항아리를 보여주는 것으로는 부족했다. 사람들이 그 많은 항아리를 보면서 더불어 항아리들이 얼마나 다양한 쓰임새로 사용되었는지도 알아야 했기 때문이다. 그래야 앞으로도 항아리를 우리 생활에서 골고루 쓸 생각을 할 수 있을 것 같았다.

그래서 새롭게 항아리들을 주문했다. 무형문화재 제96호인 고 이종각 후손에게 부탁했다. 그야말로 제대로 된 우리 고유의 항아리를 볼 수 있는 축제로 만들기 위해서였다. 마침내 밥그릇, 국그릇, 종지도 만들어 놓았다. 또 새우젓 항아리도 따로 만들어 놓았다.

이 모든 항아리가 항아리 축제의 주인공이다.

흉금을 터놓는 소리

황토 그릇에 밥을 소담스럽게 담아 먹어본 적이 있는가. 이에 그렇다고 대답할 사람이 내 나이 또래 말고는 없을 게다. 특히 요즘 젊은 사람들이야 밥그릇도 황토 그릇이 있느냐고 되물어올 것이다.

그래서 항아리 축제 때 밥상 위에 올라올 만한 그릇들도 모아볼 참이다. 그리고 직접 황토 그릇에 밥을 퍼담아 먹여보도록 할 생각이다.

왜 그런가. 왜 직접 황토 그릇에 밥과 국을 담고 반찬을 담아 먹어보게 할 생각인가.

내 생각을 이해하려면 오늘 당장 밥먹을 때 수저가 밥그릇에 부딪치는 소리를 들어보아야 한다.

플라스틱 밥그릇에서 밥을 뜰 때 수저가 그릇에 부딪쳐 내는 소리는 어떤가. 참으로 경박하기 그지없다. 밥이라는 소중한 음식을 먹는 행위마저 천하게 여겨진다.

사기 그릇은 그나마 낫다. 하지만 우선 보기 좋게 매끈한지라 수저와 부딪쳐 내는 소리도 낭랑하다. 그 역시 정감이 없다.

하지만 황토 그릇이 수저와 부딪쳐 내는 소리는 다르다. 황토 그릇은 표면 감촉부터가 거칠다. 보기에도 투박하다. 그래서인지 수저 부딪치는 소리도 된소리다.

우두두둑.

내 귀에는 이 소리는 사람 사이에 흉금을 터놓는 소리처럼 들린다. 서로의 마음이 열리는 소리, 그 열린 마음끼리 부딪치는 소리이다.

그래서 그 소리는 듣는 사람의 마음을 안온하게 한다. 그러니 먹는 음식마다 정겹고 맛이 있다. 이 말은 사실이다.

우리 집에 황토 그릇이 있다. 손님이 오면, 특히 도회지에서 손님이 오면 그 황토 그릇에 밥을 담고 국을 담아 상을 내온다. 손님들은 한결같이 우선 이런 그릇에 신기해한다. 그리고 수저를 놀릴 때마다 감탄을 한다. 이 투박한 그릇이 오히려 고급스런 느낌을 준다고 한다. 그러면서도 정겹다고 한다.

마침내 그릇 바닥이 드러나도록 먹으면서도 수저 긁히는 소리가 부끄럽지 않은 표정이다. 오히려 한 번씩 더 긁어본다. 너무 맛있는 소리라고 웃으면서.

나는 이 소리를 많은 사람들에게 들려주고 싶다. 우리가 미처 그 소중함을 깨닫지 못하여 잊었던 소리를 되찾게 해주고 싶다.

그것은 단순한 소리로 그치지 않는다. 크게는 우리 고유의 정서를 되찾는 일이며, 작게는 바쁘고 정신 없이 살아가는 요즘 사람들에게 낭만을 주는 일이다.

이 정도면 어떤가. 투박한 그릇이지만, 그에 부딪치는 수저 소리가 거칠지만 그 소리는 귀하게 여겨야 할 것이요, 감사하게 여겨야 할 소리가 아닌가.

키 작은 황토담 옆 장독대

항아리는 물론 장독대를 만들어 올려질 것이다.

예로부터 장독대는 부엌과 가까운 뒤뜰에 있었다. 이곳은 양지바르고 바람이 잘 통하는 곳이어야 했다. 항아리에 담겨진 음식을 고려해서다. 음식이 쉽게 상하지 않도록 하고 발효에 좋은 기후 조건이어야 했기 때문이다.

또 장독대는 땅 위에 바로 있지 않다. 반드시 돌로 단을 쌓아 그 위에 항아리를 올려놓았다. 이는 장독대에 벌레가 접근하지 않도록 하기 위함이었다.

장독대는 한결같이 뒤쪽부터 큰 항아리를 놓고, 앞쪽으로 올수록 작은 항아리를 진열했다. 물론 그 전체적인 모양새는 가지런하고 예쁘게 놓아 균형을 살렸다.

한편 장독대의 위치는 이런 현실적인 이유 이상으로 철학이 담겨 있다. 햇볕을 충분히 받는다는 것, 그것은 곧 하늘의 은혜에 가까이 한다는 것이었다. 그래서 그에 감사하고 하늘에 소원을 빌기 위해 정한수를 떠놓는 곳이기도 했다.

내 어린 시절, 장독대의 기억도 그렇게 시작된다. 어머니는 장독대에 돌부처를 가져다 놓고 늘 그 옆에 정한수를 떠놓으셨다. 어머니는 집안에 일이 있든 없든 그곳에서 기도하시는 게 일상이었다. 그런 때문인지 어머니는 장독대를 조심스럽게 다니셨고, 장독대는 늘 정결했다.

어머니는 또 장독대에서 때때로 고사를 지내시기도 했다. 매달 초사흘이면 장독대에서 고사를 지내는 일을 빼놓지 않으셨다. 아마 장독대에도 신이 있다고 믿고, 그 신께 집안 식구들의 무사함을 빌었을 것이다.

이런 장독대 주술 신앙은 장독대 주위에 맨드라미를 심는 데서도 드러난다. 맨드라미는 꽃뿐만 아니라 잎과 대까지 모두 빨간색이다. 즉, 이 붉은빛으로 장독대를 침범하려는 귀신을 쫓으려는 신앙이었던 것이다.

우리 조상들은 장독대에서 나름의 길흉화복을 점치기도 했다. 장독대의 위치가 좋고 장독이 가지런히 진열되어 있으면 그 집안이 융성할 것이라고 여겼다. 그래서 이사를 할라치면 우선 장독대부터 옮겨놓기까지 했다.

이런 장독대 신앙은 대대로 전해져 그 집안의 전통으로 남았다. 그래서 그 집안 주부는 장독대 주변을 정갈하게 하고 장독을 말끔하게 닦는 일을 게을리할 수가 없었다. 흔히 혼사 때, 신부 집 장독대부터 살폈던 것도 그런 장독대 신앙 때문이었다.

나는 이런 장독대를, 특히 서민들의 장독대를 만들어 볼 셈이다. 크고 작은 항아리들이 올망졸망 모여 있는 장독대 말이다.

그런데 장독대는 이것만으로는 완성되지 않는다. 장독대의 멋스러움이 없어서인데, 황토담을 끼고 있어야 그것도 제 분위기가 살아난다.

예전의 장독대를 생각해 보자. 한결같이 떠올려지는 풍경은 낮은 황토담이 그 배경이 된다. 이 담 위로는 옆집의 호박 덩굴이 올라와 있다. 또 봄이면 앵두가, 가을이면 감이 익어 함께 따서 나누어 먹는다. 또 양쪽 집안의 아낙네들은 그 담에 마주서서 동네 소식을 전하기도 하고, 새로운 정보를 얻기도 한다.

해가 질 무렵이면 동네 총각이 슬금슬금 넘겨다 보기도 한다. 부엌에서 나오는 처녀와 눈이라도 마주쳐 볼까해서이다. 황토담이어서 담 위에서도 풀꽃이 자라니, 그 풍경은 참으로 낭만적이다.

이 모두가 낮은 담을 치고 사는 사람들만이 누릴 수 있는 일들이다. 즉, 그 낮은 담은 결코 사람 사이의 정을 단절시키지 않는다.

그러고 보면 우리는 참 험악한 세상에 살고 있다. 요즘 담은 모두 벽돌담이거나 시멘트 담이다. 바람 따라 날아온 풀꽃 씨하나 둥지 틀 여유가 없다. 오히려 철망까지 얹어놓았다.

그 담은 서로를 경계하는 담이고, 빈부를 나누는 담이다. 너와 나를 분명히 가르자는 담이다. 키 작은 황토담은 그저 서로가 지켜야 할 최소한의 예절을 표현하는 형식이었다. 그런데 요즘의 담은 그게 아니다. 그런 인정머리 없는 담에는 장독대가 어울리지 않는다.

장독대는 넉넉한 주위 풍경 아래서만 그 멋이 있다.

난 항아리 축제에 이런 키 작은 황토담을 배경으로 해서 장독대를 만들 참이다. 그래서 잠깐이나마 우리네 고유의 넉넉한 정서에 여유로워지게 하고 싶다. 아니, 사실은 많은 사람들에게 그런 넉넉한 풍경을 다시 찾아주고 싶다.

독 짓는 노인

인류가 처음 사용한 그릇은 무엇이었을까. 이에 대해 학자들은 인간이 곡식을 저장하고 음식을 담아먹는 것으로 나무를 깎아 사용했을 것이라고 추정하고 있다. 또 나뭇가지 등을 엮어 사용했을 것이라는 이야기도 있다. 처음에는 나뭇가지나 풀 등을 엮어서 그대로 쓰다가 점차 나뭇가지 등으로 그릇 모양을 만들고 그것에 진흙을 발라 말려 썼을 것이라는 추측이다.

한편 오늘날까지 우리가 써왔던 항아리는 대체로 조선시대 초부터였을 것이라고 한다.

물론 그 이전부터 흙으로 그릇을 만들어 쓰기는 했다고 한다. 이른바 토기라고 하는 그릇들이 그것인데, 처음에는 그저 진흙을 물에 반죽해서 쓰임새에 따라 거칠게 만들어 햇볕에 말린 그릇이었다. 그런데 그런 그릇으로는 물을 담아놓았다가 마실 수도 없고, 그나마 쉽게 부서지곤 했다.

그러다가 어느 날 진흙덩이가 불 속에서 나왔는데, 햇볕에 말린 진흙보다 더 굳다는 것을 발견해냈으리라고 짐작해 본다. 그래서 흙을 불에 굽기 시작했는데, 그러다 흙 가운데도 더 잘 구워지고 단단하게 구워지는 흙이 있다는 것을 터득하게 되었다. 그래서 이번에는 그런 찰흙을 찾아내 굽고 조금씩 손으로 모양새를 다듬어 만들어 나가지 않았을까 싶다.

우리나라에서는 그 시기를 대략 기원전 4천~5천 년 전쯤으로 보고 있다. 이른바 빗살무늬토기를 쓰기 시작한 시기이다.

이 토기도 발전을 거듭해 왔다. 처음에는 빗살무늬토기에서 점차 단단한 무문토기를 만들어 사용하였다. 이는 청동기시대에 사용했던 그릇으로 모래가 섞인 거친 그릇인데, 오늘날 우리가 사용하고 있는 독의 원류이다.

이 시기에는 무문토기와 함께 오늘날 도자기의 뿌리라 할 수 있는 홍도와 흑도가 만들어졌다. 홍도와 흑도는 무문토기와 달리 진흙 속에 모래가 섞이지 않은 그릇이다. 따라서 많은 양을 만들 수 없었던 탓에 의식용이나 제례, 부장품 등 특수한 용도로 쓰였다.

마침내 오늘날의 옹기로 짐작할 만한 기록이 조선시대에 와서 전하기 시작한다. 1454년 『세종실록지리지』에 '경상도 초계군과 진주목에 세 군데 황옹(黃瓮)만을 굽는 가마가 있었다'는 내용이 있다. 또 『경국대전』의 공전(工典, 1425~1465년) 외공장조(外工匠條)에 '충청도 임주에 황옹장 한 명이 있다'는 내용이 있다.

짐작컨대, 이 기록에 전하는 황옹장은 왕실에 공상(貢上)하는 옹기를 만드는 사람이었을 것이다. 따라서 이미 이 때에는 백성들이 사용하는 독이나 오지 그릇을 만드는 곳이 있었을 것이다.

맛있는 항아리

옛날 우리 어머니는 장독대의 많은 항아리 가운데 유난히 아끼시는 항아리가 있었다. 모두 어머니 손때가 묻은 것이요, 요모조모 쓰임새 있는 것들임에도 이상한 일이었다.

첫째는 항아리 모양 때문이기도 했을 것이다. 항아리도 사람과 같아서 만드는 사람에 따라 모양이 달라진다. 그래서 이웃해서 항아리 만드는 사람들끼리는 모양만 보아도 누가 낳은 자식인지 알아맞히었다. 그러니 항아리에 따라서는 예쁜 얼굴로, 예쁜 몸매로 태어난 것도 있을 것이었다. 하지만 사람도 그렇듯이 그 예쁜 생김새라는 것도 보는 사람 취향에 따라 다른 법이다.

글쎄, 어머니가 어떤 생김새의 항아리를 좋아했는지까지는 기억에 없다. 다만 어머니가 특별히 아끼시는 항아리가 따로 있었다는 것만 기억할 뿐이다.

그런데 그 때 어머니가 아끼셨던 항아리는 생김새 때문만이 아니었다는 것을 알게 되었다. 얼마 전, 항아리를 사러 갔다가 항아리 장수에게 들은 바에 의하면 항아리마다 그 속에 든 음식 맛이 다르다고 한다. 그 항아리 장수 표현대로라면 '맛있는 항아리가 따로 있다'는 것이다. 그것을 눈으로는 구별할 수 없다고 했다. 그저 애초에 골라서 사는 방법밖에 없다는 것이다.

항아리는 봄에 흙을 파서 구운 것이 좋다고 한다. 여름을 지내고 나면 흙도 쉬기 때문이라는 것이다. 아무리 다 똑같이 구워 나온 그릇이지만 어떤 흙으로 만들었느냐에 따라 달라진다고 한다. 그래서 항아리는 가을보다는 봄에 사는 것이 좋다는 것이다.

그리고 또 하나, 옛날 주부들은 쓰다 보면 맛있는 항아리를 골라냈다고 한다. 유난히 어떤 항아리에 든 음식은 맛있는가 하면 어떤 항아리에 든 음식은 맛이 없는 경우가 있다는 것이다.

따라서 항아리 놓는 위치도 그 맛에 따라 달랐다고 한다. 맛있는 항아리는 맛있는 항아리끼리 곁에 두어야지, 맛 없는 항아리와 섞이면 그 맛이 옮겨져 다 같이 맛이 없어지기 때문이었다. 특별히 다른 고장에서 사온 항아리를 달리 두는 것도 그 때문이었다는 것이다. 혹시 그 맛이 다른 항아리에 옮겨져 고유의 맛을 잃을까 걱정했기 때문이었다. 이 얼마나 신비한 일인가.

그러니까 나의 어머니도 그 항아리 맛 때문에 더 소중히 여긴 항아리가 있지 않았을까 싶다. 맛에 민감해서, 음식 잘 하기로 소문난 어머니이고 보면 충분히 그럴 만도 했을 것이다.

나는 아직 그 경지에 이르지는 못하였다. 그토록 항아리를 좋아하고 항아리에 음식 담아 먹기를 좋아하건만 그 맛을 구별하지는 못한다.

그래서 나도 맛좋은 항아리를 찾아볼 생각이다. 그러자면 지금보다 몇 십 배나 더 항아리에 애정을 가져야 할 것이다. 그래야 그 특성을 살피고 그 맛을 살펴 분별해내는 지혜가 생길 테니 말이다.

그것은 항아리 하나에서도 맛을 찾던 선조들의 마음 씀을 한번쯤 닮아보고 싶어서이다. 이 얼마나 여유 있고 낭만적인 삶의 방식인가 말이다. 단지 있으니 먹고 즐기는 차원이 아니라, 음식이 만들어지고 내 입에 들어오기까지 전과정을 소중히 여기는 마음도 배울 만한 것이라 여겨진다.

광명단 항아리의 유해성

한때 항아리에서 많은 납 성분이 검출되었다 하여 세상이 떠들썩했던 적이 있었다. 그렇잖아도 점차 항아리가 사라지는 마당에 그 소식은 그나마 항아리를 애지중지하던 이들에게서조차 항아리를 멀리하게 만들었다. 항아리를 만드는 이들 이야기를 들어보니, 그 소식 이후 항아리 생산량이 형편없이 줄었다고 한다.

우리의 전통 그릇에서 납 성분이라니! 너무도 어처구니 없는 소식이 아닐 수 없다. 따라서 이제는 항아리 하나 사는 데도 세심하게 신경을 쓰지 않으면 안 되게 되었다.

내 입장에서는 그런 문제에도 불구하고 항아리 사용을 권장하고 싶다. 모든 항아리가 다 그토록 무섭게 많은 납이 들어 있는 것은 아니기 때문이다. 따라서 현명하게 고를 줄 아는 눈이 있다면 여전히 항아리를 쓰는 것이 더 낫다는 생각이다.

납 성분이 검출되는 항아리는 광명단을 입힌 것이다. 광명단은 납을 주성분으로 하는 화공약품이다. 광명단(Pb_3O_4)은 납을 산화하여 만드는 것으로 주홍빛을 띠며, 항아리를 만들 때 매용제로 쓰이는 것이다. 광명단을 항아리에 입혀 구우면 붉은색이 나며 표면이 매끈매끈하고 빛나게 된다.

옛날에는 항아리에 이 광명단을 쓰지 않았다. 그저 흙의 질감이 그대로 살아나는 그릇이었다. 그런데 우리나라에 신문물이 소개되기 시작한 19세기 말쯤부터 광명단을 항아리에 입히기 시작하였다. 그러다가 일제시대에는 광명단 사용이 더 확산되었고, 그것이 오늘날까지 영향을 미치고 있는 것이다.

이미 알려진 대로 광명단은 인간의 생명마저 앗아갈 만큼 유해하다. 더욱이 광명단은 산과 열에 약해서 김치를 담아두거나 불에 오래 올려놓으면 납 성분이 음식물에 섞이게 된다.

한편 망간이라는 화공약품이 있다. 이 역시 인체에 해로운 성분임은 말할 것도 없다. 그런데 이 망간은 도자기 착색제로 항아리가 더 검은빛이 나도록 하는 데 쓰인다.

그러니까 항아리가 유난히 검고 반짝반짝 윤이 나면 광명단과 망간이 많이 들어간 것으로 보면 틀림없다.

광명단과 망간은 납의 독성도 있으려니와 항아리의 바람구멍을 막아버리는 결과도 가져온다. 즉, 항아리 표면에 발라서 굽기 때문에 그것이 항아리에 스며들어 항아리의 모든 바람구멍을 막아버리는 것이다. 이것은 항아리 특유의 통기성을 없애버림으로써 항아리의 장점을 죽이는 결과를 가져온다.

또 그릇의 질을 약하게 하여 두들기면 맑은 소리가 나지 않고 탁한 소리가 나며 쉽게 깨진다.

그런데도 이것을 사용하는 데는 이유가 있다. 우선 이 유약을 입혀 구우면 연료비가 절감된다. 또 사람들이 흙 자체의 거칠거칠한 질감보다는 반짝반짝 윤이 나는 인위적인 것을 더 선호하는 탓도 있다. 결국 광명단이나 망간이 몸에 해롭다는 것을 알면서도 팔기 쉽고 보기 좋다는 이유로 사용이 확산되게 되었던 것이다.

예로부터 우리 고유의 멋은 자연 그대로를 유지하는 것에 있었다. 나무 그릇은 그 생김새와 질감을 살렸고, 항아리는 흙의 질감과 색깔을 간직하도록 만들었다. 자연을 인간에게 이롭게 쓰는 지혜를 발휘하되, 결코 자연을 왜곡시키거나 거부하지 않는 심성을 잃지 않았던 것이다. 바로 이것이 우리의 정서이며 생활이었다.

그러던 것이 일제 침략으로 인해 우리의 정서와 생활양식을 버리도록 강요받게 되었다. 그것이 가슴 아픈 역사에서 비롯되었기에 우리는 바로잡아야만 한다. 그런데도 여지껏 우리는 그런 잘못된 것을 우리 생활 속에서 버리지 못하고 있다.

뿐만 아니라 우리 고유의 미의식마저 상실하였다. 그리고 서양의 천박한 것만을 앞다투어 받아들이려 애써왔다. 그러는 사이 우리 선조들의 지혜로움에 대한 자부심 또한 사라졌다. 정작 우리네 삶은 우리 식의 지혜로움으로 가꾸어야 하는데도 말이다.

항아리도 마찬가지다. 항아리를 만들고 사용했던 것은 그만한 근거가 있었다. 인간에게 해를 주지 않으면서도 더없이 좋은 그릇이었기 때문이다.

그런 지혜를 깨달아 가자. 그러다 보면 항아리도 선조들의 지혜 그대로가 담겨진 채로 만들어질 수 있다.

이왕 항아리를 고르는 이야기가 나왔으니 한 가지만 더 말해두자.

광명단이나 망간이 들어가지 않은 독이면 우선 안심해도 될 일이다. 그런데 우리 조상들은 이것뿐만 아니라 만들어진 시기도 중요시했다.

무엇보다 오뉴월에 구운 독은 피했다. 오뉴월이라면 장마철이다. 따라서 항아리를 굽기 전에 독이 잘 마르지 않은 상태이며, 가마도 마르지 않은 상태이다. 이로 인해 아무리 섭씨 1천1백 도 이상의 고온으로 구워도 그 속에 있는 습기를 걷어내지 못한다. 이 때 만든 항아리는 쉰 독이라 하였다. 이 쉰 독에 음식을 넣으면 그 음식이 쉽게 쉬고 썩는다고 하였다.

따라서 이왕이면 겨울에 구운 항아리를 이른 봄에 사는 것이 지혜라면 지혜일 것이다. 그리고 가벼우며, 두드려 보아 쇳소리가 나는 것을 좋은 항아리로 쳤다.

항아리와 발효 식품

우리나라를 발효 식품의 종주국이라고들 한다. 이미 중국 고대의 역사서인 『삼국지』 '위지동이전' 고구려조에 '집집마다 작은 창고를 갖추었는데 그 이름은 부경(浮京)이라 했다'는 기록이 전한다.

우리는 일찍이 김치와 장, 젓갈을 주요 식품으로 발전시켜 왔다.

우리나라의 토지는 비옥하여 질 좋은 채소가 재배되었다. 또 삼면이 바다여서 수산자원이 풍부하니 그 또한 중요한 식품원이었다. 게다가 기후마저 미생물 생성에 적당하여 채소, 젓갈 등의 발효 식품을 발달시키는 요인이 되어주었다.

발효 식품이란 미생물을 이용한 발효 방법으로 만든 식품이다. 때문에 식품의 본질이 파괴되지 않고 그대로 유지되는, 가장 발달된 조리 방법이라 할 수 있다.

그런데 이 발효 방법이 가능했던 것은 바로 항아리라는 저장 그릇이 있었기 때문이다. 3세기경으로 추정되는 고구려 고분 벽화를 보면 우물과 함께 그려진 여러 개의 항아리가 나온다.

이것은 이미 항아리가 그 시대의 발효 식품과 밀접한 관련이 있음을 보여주는 예라 할 수 있다.

그렇다면 항아리와 발효 식품은 어떤 관계가 있다는 말인가.

항아리는 그야말로 '숨쉬는 그릇'이다. 항아리는 숨구멍이 있어서 마치 살아 있는 듯 호흡을 한다. 때문에 항아리에 담은 김치나 장, 젓갈 등이 상하기는커녕 신선한 공기로 인해 발효에 적당한 환경을 제공한다.

항아리는 고온에서 며칠을 두고 구워낸 그릇으로, 그 고온 속에서 이미 모든 독성이 제거된다. 오히려 항아리 안에 저장된 음식이 오래되어 나쁜 기를 밀어내면 그것을 흡수함으로써 음식 고유의 영양가를 손상시키지 않고 보존시킨다.

우리 선조들은 항아리의 이 같은 점을 발견했던 것이다. 그리고 이를 이용, 김치를 저장하는 방법을 연구했던 것이다. 즉 야채가 나지 않는 겨울 동안 생명의 필수 영양소인 비타민을 공급받기 위하여 배추, 무 등을 항아리에 담아 시원한 곳에 묻어놓고 겨우내 먹었다.

이것은 점차 영양소 공급뿐만 아니라 다양한 맛을 내는 방법으로도 활용되었다. 즉, 계절에 따라 나오지 않는 야채들을 각기 다른 조리법으로 저장할 뿐더러 좀더 여러 맛을 내는 방법도 고안해냈던 것이다.

김치라 해도 지방에 따라 다르게, 그리고 다양한 종류가 나온 것도 이런 지혜로움에서 비롯되었다. 이로 인해 계절에 관계없이 영양소를 골고루 섭취할 수 있었다. 이것은 결과적으로 다양한 음식 개발을 가져왔다.

젓갈 역시 마찬가지다. 항아리가 있음으로 해서 각 지방마다,

각 계절마다 다르게 잡히는 바다 식품을 저장하여 계절과 지역에 상관없이 고루 먹을 수 있었다. 그 하나만으로도 충분한 영양소가 되었음은 물론이다. 하지만 우리 선조들은 그에 그치지 않고 다양한 젓갈을 만들어 식품으로 활용하였다.

한편 식품에서 빼놓을 수 없는 것이 술이다. 특히 곡식을 발효시켜 만드는 술도 반드시 항아리에서 숙성시켰다. 아예 술항아리가 따로 있을 정도로 술을 담그고 저장하여 즐겼다.

이 정도면 우리나라는 '발효 식품의 나라'이기 이전에 '항아리의 나라'라 할 만하다.

다양한 그릇으로의 쓰임새

황토로 만든 그릇이라면 흔히들 항아리만 생각하기 쉽다. 하지만 예전에 우리가 쓰던 모든 그릇은 다 흙으로 만든 것이었다. 그 종류가 얼마나 되랴 싶은 생각을 할지도 모르겠지만 천만에다 우리 부엌에 들어가서 눈에 보이는 모든 그릇들을 다 황토로 만들어 썼다고 알고 있어도 무방할 정도다.

물론 항아리도 쓰임새에 따라 이름을 달리 가졌다.

예를 들면 쌀독이라는 게 있다. 쌀독이니만큼 그 크기가 크고 넓었다. 어렸을 적에는 숨바꼭질할 때 쌀독에 숨기까지 했을 정도다.

그러고 보니 우리 집 쌀독은 무척이나 컸던 것 같다. 지금도 잊을 수 없는 일이 있다.

6·25 때였다. 하루는 인민군이 집에 들이닥쳤다. 오빠가 미처 몸을 숨기지 못한지라 어머니는 오빠를 쌀독에 숨겨놓고 그 위에 이불을 쌓아두었다. 나는 얼른 대나무를 가져다 쌀독 안에 숨은 오빠에게 건네주었다. 숨쉴 구멍이 필요할 것이라는 생각을 한 것이다. 하여튼 인민군이 다 뒤졌지만 결국 오빠는

무사했다.

그 쌀독은 이후에도 내내 우리 집의 귀중한 재산이었다. 어머니는 당신 아들이 그 쌀독 때문에 살아났다 하여 더 소중하게 여겼던 것이다. 그런데 그것도 어머니가 돌아가시면서 어찌 됐는지 모르겠다.

그 때는 그렇게 집집마다 쌀독이 있었다. 부자건 가난한 자건 간에, 물론 그 크기는 집집마다 달랐지만.

요새는 쌀통에 넣어둔 쌀에 쉽게 벌레가 생기곤 한다. 그런데 그 당시에는 그런 일이 없었다. 항아리에 공기가 통하였기 때문이다.

젓갈만을 담는 젓갈 독도 있었다. 그것도 하나가 아니라 여러 개였다. 왜냐하면 젓갈도 새우젓, 멸치젓, 조기젓 등으로 여러 가지였기 때문이다. 이 젓갈 독은 허리가 둥근 항아리 형태이기보다는 위로 길쭉하게 생긴 모양이었다.

또 뚝배기란 게 있다. 지금도 설렁탕 집 같은 데 가면 흔히들 뚝배기에다 담아주곤 한다. 거기서도 짐작할 수 있듯이 뚝배기는 온도를 보존시키는 데 그만이다. 뚝배기는 유난히 따뜻한 밥, 국을 중히 여겼던 우리네 식습관에 가장 어울리는 그릇이었다.

이 밖에도 부엌에서 볼 수 있는 그릇 가운데 하나가 양념 단지였다. 아마도 황토로 만든 양념 단지를 아는 이는 거의 없을 것이다. 하지만 고춧가루, 소금, 깨소금, 간장 등을 담아두는 조그만 양념 그릇이 있었다. 그것도 뚜껑까지 갖춘 채로 말이다.

한편 물 음식을 담아두는 그릇도 따로 있었다. 우선 동네 우물에 가서 물을 길어오는 물동이가 있다. 밑이 판판하고, 입이 넓었으며, 중간쯤에는 손잡이도 있다.

예전에는 여자가 웬만큼 부엌 살림을 할 나이가 되면 물동이부터 이고 물을 길러 다니곤 했다. 그것이 나이에 따라 따로 있는 것이 아니어서 키 작은 아이에게는 힘겨운 노동이었다. 오죽하면 옛날 어른들은 고생한 이야기라도 나오면 몇 살 때부터 물동이를 이었는지를 말하곤 했다.

물동이가 물을 길어 나르는 그릇이라면, 그 물을 담아두는 물두멍이라는 게 있었다. 우물이 멀다 보니 늘 부엌에 물두멍을 두고 물을 예비로 담아두어야 했던 것이다. 혹자는 그것이 우물에서 떠온 물을 가라앉혔다 먹는 일종의 정수 과정이었다고도 한다. 어쨌거나 이 역시 들기 편하게 중간 정도에 손잡이가 달려 있었다.

주전자도 있었다. 황토로 만든 주전자는 물이나 술을 데워 먹기에 좋았다. 더욱이 열이 오래 가기 때문에 그 용도가 더 많았다.

한편 무엇보다 약탕관을 빠트릴 수 없다. 요새는 한약 달이는 기계가 따로 나와 있기는 하지만 여전히 예전 약탕관을 쓰는 집들도 많다. 그것은 오래도록 달여도 한약의 약성을 소멸시키지 않고 그대로 보존한다는 장점 때문이다.

이들 식기뿐만이 아니다. 시루, 굴뚝, 화로, 등잔 등의 생활용품도 다 만들어 썼다.

이처럼 우리는 전통적으로 흙을 생활 가까이에 두고 활용할 줄 알았다. 그러던 것이 식습관이 바뀌면서 점차 흙과 멀어져갔다. 대신에 플라스틱제 그릇을 선호하고 있지만 오히려 우리의 건강 문제는 더욱 커지고 있다.

이 역시 한 번쯤 생각해 볼 문제이다.

6장 황토방 사람들

황토집 귀거래사

이곳 황토집에서 산 지도 8년이 되어간다. 사실은 자연 건강식에 관심을 가졌던 것이 마침내 황토집에 정착하여 살기에 이른 것이다.

내 나이 서른두 살 되던 해에 남편은 갑작스런 사고로 먼저 세상을 떠나갔다. 그 황망함에 마음 둘 데 없어 떠난 곳이 일본이다. 마침 일본에는 무역업을 하는 형부를 따라간 언니가 살고 있었다. 그런 연고로 친정 형제들이 일본 유학을 적극 권유했던 것이다. 나 역시 결혼으로 대학 공부를 못한 아쉬움이 있었던지라 공부를 다시 시작하고 싶은 마음이 있었다.

일본에 간 나는 일본 문화복장학원에 입학하였다. 우리나라로 치면 신부수업 학교라고 할 수 있을 것이다. 바느질, 예절 등도 가르쳤지만 가장 중점을 둔 것은 옷을 디자인하고 만드는 공부였다. 늦게 시작한 공부에 재미를 붙이면서 4년 동안을 열심히 공부했다.

그 결실은 뜻하지 않는 곳에서 맺혀졌다. 일본에서 손꼽히는 미술 관련 출판사인 '강담사'라는 곳에서 주최하는 그림 응모에 출품해서 뽑히는 행운을 안은 것이다. 그 출판사는 미국 훼이머스 스쿨의 자매학교를 운영하고 있었는데, 나는 그 학교에 입학할 수 있는 자격을 얻은 것이다.

그로 인해 자신감이 생기면서 마음의 여유를 찾기 시작했다. 비로소 여행을 다니며 일본의 갖가지 문화를 체험하게 되었다. 그러다가 자연스럽게 일본의 풍토식에 관심을 갖게 되었다. 그때 일본에서는 자연 건강에 대한 과심이 크게 일고 있던 시기였다. 나 역시 그에 호기심이 생겨 자연 건강 강의도 듣고, '서식 건강회'라는 모임 활동도 하게 되었다.

처음에는 막연한 호기심으로 시작되었으나 점차 그에 깊이 관심을 가지고 연구해 나가기 시작하였다. 일본과 우리나라의 옛 문헌들을 찾아 비교해가며 자연 건강법을 체계적으로 정리해 나가기로 했다.

그러던 참에 서울에 있는 시댁이 경제적인 곤궁에 처했다는 소식이 들렸다. 나는 하던 공부도 그만두고 귀국을 서둘러야 했다. 공부보다 더 소중한 일, 바로 내 아들딸을 찾아 거둬야 할 일이 있었기 때문이다.

한국에 돌아온 나는 건강 연구회 사람들과 교류를 시작하였다. 일본에서 흥미롭게 시작한 자연 건강식을 좀더 연구해볼 생각이었던 것이다.

그 교류는 우연하게 시작되었다.

한번은 길을 걷는데, 초정약수 차가 지나가고 있었다. 얼른 그 회사를 물어 찾아간 곳이 서울 종로의 백제약국 뒤에 있는 사무실이었다. 찾아가서 이런저런 얘기를 하다보니 회사에서 부인들을 대상으로 자연 건강에 대한 교육을 해달라고 요청했다.

그곳에서 부인들 교육도 하고, 방문하는 사람들을 대상으로 상담도 했다. 그러다가 마침 '한마음회'라고 하여 현미, 무공해 채소 등을 파는 건강회를 알게 되었다. 그때 상담을 하면서, 자연 건강에 관심 있는 사람들을 '한마음회'에 연결시켜주기도 했다.

그저 서로가 몸에 좋은 음식을 함께 나누며 살자는 생각에서였다. 그러다 보니 여기저기서 사람들이 날 찾아왔다. 이른바 먹거리를 구하는 사람들, 팔 사람들이 내 주위에 몰려들었다.

그때 찾아온 분 가운데 한 분이 지금 내가 살고 있는 집주인이었다. 그분과도 서로 자연 건강을 한다는 이유로 왕래를 자주 하게 되었다. 그러다 한번은 그분에게 돈을 빌려주었다. 그런데 그분이 그만 빚 갚을 능력을 잃게 되었다. 결국 그분은 지금의 집으로 대신했으면 하는 말씀을 하였다. 그리고 그분은 미국으로 가서 살고 계시다.

그때는 내가 이화여대 앞에서 자연식 음식점을 하던 때였다. 지금이야 사람들이 자연 건강식에 많은 관심을 가지고 있지만 그때만 해도 대중화되지 않아 찾은 손님이 한정되어 있어 장사가 잘될 리 만무했다.

그래서 이 참에 시골 생활을 해보자 싶어 충남 천안군 병천면 덕성마을로 내려와 살게 되었다. 그때, 내가 이곳으로의 이사를 결심할 때 친구들은 한결같이 말렸다. 어떻게 오십이 넘은 나이에 낯선 시골 생활을 하려 드느냐는 것이었다.

하지만 내 생각은 그게 아니었다. 그 나이이니 시골 생활을 해야 한다는 마음이었다. 나는 노후를 공기 좋은 데서 보낸다는 단순한 생각으로 결심한 것이 아니었다. 얼마 되지 않은 시간들이지만, 그 동안의 자연 건강 포교 활동을 보다 폭 넓게 먹는 환경, 사는 환경으로 확대해보자는 생각이 들었던 것이다.

그러자니, 지금의 집이 안성맞춤이다 싶었다. 무엇보다도 황토집이었던 것이다. 이제는 다 사라져서, 농촌에서조차 쉽게 볼 수 없는 황토집 말이다.

내가 처음 이 집에 왔을 때는 뼈대만 남아 있는 집이었다. 내가 그것을 지붕도 얹고, 담도 치고 하여 오늘의 집 모양으로 만들었다. 그러면서 내 살기 편한 방식으로, 방 윗목에 가마솥도 걸었다.

이 가마솥은 손님 접대엔 그만이다. 손님은 방안에 앉아서 구수한 밥 냄새를 맡을 수 있다. 때로는 그 가마솥 뚜껑을 뒤집어 녹두 빈대떡을 푸짐하게 부쳐 내놓기도 한다. 그래서인지, 손님들은 내놓는 것마다 맛있다며 먹는다. 이렇게 함께 앉아서 음식도 해먹고, 이야기도 나누고 하는 게 사람 사는 정이 아닌가 하는 생각이다.

공해시대에 건강 지켜주는 황토집

황토집 하면 사람들은 가난부터 떠올리는 듯싶다. 하지만 우리 조상들이 가난해서 황토집에서 살았던 것이 아니다.

황토집이 우리 몸에 더없이 좋은 주거였기 때문이다. 우리는 그런 지혜도 깨닫지 못하고 모두 부숴 없앴으니 참으로 안타까운 일이다.

나는 일본에서 우리나라 새마을 운동에 대한 이야기를 들었다. 그리고 그 운동이 얼마나 비약적으로 전개되고 있는지에 대해서도 관심 있게 들었다. 그럴 때마다 우리의 정신이 허물어지고 있음을 느꼈다. 모든 건 숙성과 발효의 시간이 필요한 법인데, 무작정 질주하는구나 하는 생각에 어지럽기조차 했다.

우리나라에 돌아왔을 때, 내 눈에 들어오는 것은 오로지 시멘트 건물뿐이었다. 도시는 그렇다고 해도 시골까지 온통 시멘트 냄새로 가득했다.

그런데 사람들은 살기 좋아졌다고, 이젠 좀 살 만하다고, 어떻게 하면 몸에 좋은 걸 먹을까만 궁리하고 있었다. 나도 한때는 자연 건강식 강의에만 열중했었다. 그런데 점차 그게 다 소용없는 짓이라는 생각이 들기 시작했다. 그렇게 먹어도 허한 기운, 지구력이 없는 힘을 내기는 마찬가지였다.

그래도 자연 건강식이라도 하는 사람은 낫다. 그저 이것저것 사먹는 음식 속에는 사람 몸에 좋지 않은 것들이 부지기수다. 그런 음식을 먹고, 정전기 잘 나는 합성섬유 옷을 입고, 콘크리트 집에 살면서 나쁜 공기에 시달리고 있는 것이다.

우리 몸은 이런 독들을 빼주어야 한다. 그런데 황토집에 살면 그런 독이 제거된다. 황토가 독성을 흡수하기 때문이다.

실제로 토욕을 할 때, 나무 밑에서 하게 되면 나무가 죽는다는 말이 있을 정도이다. 인체에서 빠져나간 독이 어찌나 많은지 나무를 죽일 정도라는 것이다.

한마디로 환경이 나빠지면 나빠질수록 황토집은 절대적인 주거 형태라는 이야기다. 그런데 지금 우리가 사는 세상은 이와는 정반대로만 가고 있다.

요즘은 논 한가운데에 아파트가 들어설 지경이 되었다. 우리네 이야기 속에 나오는 정겨운 흥부 집은 더 이상 만나기 어렵다. 앞으로 어린이들이 과연 흥부 집이 어떤 집인지 상상이나 할 수 있을는지 모르겠다.

더욱이 대학 건축학과에서조차 황토집 짓는 방법을 가르치지 않는 다고 한다. 이러니 이제 우리 전통의 주거 문화는 죽었다고 해야 할 판이다.

모두들 콘크리트 집에 살아야 문화생활을 하는 것으로 안다. 하지만 어리석은 생각이다. 황토집은 가난의 상징이 아니다. 바로 선조들의 지혜가 깃들인 주거 형태이다.

황토집에서 보내는 노년생활

가끔 도시로 나가 보면, 대문 앞에 나와 앉아 있는 노인들을 볼 수 있다. 그것도 여럿이 모여 노는 게 아니라 혼자서 우두커니 앉아 지나는 사람 구경하는 게 고작이다.

노인들이 문 밖에 나가 자 아는 사람이 있는 것도 아니고, 또 친척이 있다 해도 차 무서워 함부로 나갈 수도 없다. 그러니 늘 방안에 틀어박혀 있기 일쑤고, 그렇지 않으면 그렇게 문 밖에 나앉아 지나는 사람 구경이나 하며 하루를 보내는 것이다. 사람은 늙으나 젊으나 간에 무언가 할 일이 있어야 한다. 말이 좋아 쉬는 것이지, 일없이 지내는 시간이란 오히려 사람을 더 못쓰게 만든다. 도시 노인들이 더 빨리 늙고 질병을 호소하는 것도 그런 이유 때문이다.

하지만 시골에 내려와 보라. 비록 얼굴색은 까맣게 그을었지만, 생기가 넘친다. 실제로 이곳에서는 나이 일흔 넘은 분들도 농사일을 거뜬히 해낸다. 농사지을 젊은이가 없어서이기도 하지만 한편으로는 그만큼 힘이 있다는 뜻도 된다. 무엇이든 잘 먹고, 자질구레한 질병은 앓지 않는다.

늘 움직이기 때문이다. 노동이 함께하기 때문에 근력이 붙는다. 그리고 먹는 것이 다 자연식이다. 신선한 것, 무공해 음식을 먹는다.

또 대화 상대가 있다. 옛날 같지 않다고는 하지만 시골 인심은 그래도 도시보다 훨씬 낫다. 바쁠 때는 바쁜 대로 모여서 일을 하니 이야기할 참이 있다. 또 한가하면 한가한 대로 마실을 다니며 이런 저런 이야기를 한다.

결코 대문 앞에 나앉아서 해바라기를 하거나, 공원에 모여 우두커니 비둘기 밥이나 주고 있는 쇠약한 모습이 아니다. 늙으면 늙은 대로 생기 넘치게 살 수 있는 곳이 시골이다.

그래서 하는 말인데, 우리 세대만이라도 구태여 도시로 나가지 말고 흙 냄새를 맡으며 살아갔으면 한다. 힘이 닿는 데까지, 채소라도 가꾸며 살아가자는 것이다. 그리고 철 되면 된장, 고추장도 담그고 김치도 담가서 도시 자식들에게 먹여보자는 것이다.

이것이 우리 부모 세대가 할 일이라고 생각한다. 무작정 자식 따라 도시에 나가서, 그 오랫동안 해오던 음식도 잃어버리고 살지 말자는 것이다. 우리는 우리 입맛을 지키고, 전수해 나갈 책임이 있다. 그러자면 무엇보다 우리 후손들이 우리 맛을 잃지 않도록 해주어야 한다. 단지 잃지 않게 하는 것이 아니라 우리 맛을 긍지로 삼을 수 있게 해야 한다.

요즘 젊은이들에게 고향이 어디냐고 물으면, 무슨 산부인과라고 대답을 한단다.

이것이 웃을 일인가. 고향 의식이 없고, 고유의 입맛이 없다는 것은 인간미가 없다는 것과 다름없다. 개성이 없다는 말이나 다름없다.

이들이 어떻게 고향을 생각하고, 나라를 사랑하는 마음을 가질 수 있을까. 나는 내 후손들이 그토록 각박하고 인간미 없는 사람으로 살지 않기를 바란다. 그러자니 더 안타깝다.

고향을 지키고, 우리 향취를 지키는 사람이 있어야겠다. 그 일을 우선은 우리 부모 세대가 해보자는 것이다. 부모들이 이곳에 터를 잡고 있으면 자녀들도 심리적으로나마 흙 냄새에 가까이 있지 않을까. 그래서 그들이 또 도시에서 바쁘게 살아가다가 우리 나이가 되면 부모를 따라 시골에서 노년을 보낼 수 있을 것이다.

그렇게 도시와 시골이 조화를 이루며 살았으면 한다. 지금은 온통 도시 중심이어서, 시골은 황폐해지고 있다. 사람은 다 떠나 버리고, 시멘트집들이 황토를 뒤덮고 들어서 있다. 이러다가는 시골에서조차 흙 구경하기 힘들지도 모를 일이다. 그나마 도시가 숨쉴 수 있는 것은 자연의 혜택이다. 그러니 우리가 다 같이 숨쉬고 살아가자면 우선 이 흙 냄새나는 시골부터 지켜야 할 일이다.

바로 이런 생각이 나를 이곳으로 오도록 했다. 그리고 이곳에 온 이후 내 삶은 훨씬 풍요롭다. 삶이 한적하니 여유가 생기고, 그러니 더 내 자신을 들여다보며 충실하게 살아갈 궁리를 한다. 두루두루 행복하다.

내 나이 60에 무엇을 할꼬 하니

쉰 세대가 아닌 아랫목 세대

요새 '신세대' 니 '쉰 세대' 니 해서 젊은 사람과 늙은 사람을 구분짓는 버릇들이 있다. 그 구별짓는 뜻을 가만 살펴보니, 늙은 사람 기죽이자는 심보 같아서 영 마땅치가 않다. '쉰 세대' 라는 말 속에는 낡고, 폐기되어야 할 세대라는 조롱이 담겨 있다. 그저 젊은 사람의 생각이나 생활 방식만이 진보된 것이고, 세련된 것이라는 생각들을 하는 것같다. 그래서 다들 신세대가 못 되어 난리다. 나는 이것이야말로 우리 문화를 세련되게 하기는커녕 천박하게 만드는 주된 요인이라고 생각한다.

모든 것에는 잃는 것이 있으면, 얻는 것이 있는 법이다. 이것만이 진리이고, 선이라 할 수는 없다. 제각각 장점과 단점이 있다는 뜻이다. 발전이란 그래서 있는 것이다. 하나의 일에도 장점과 단점이 있다 보니, 그것에서 서로 살려야 할 것과 버려야 할 것들을 가리게 되면서 단점을 장점으로, 장점은 더욱 장점으로, 개선하는 과정이 곧 발전인 것이다.

그런 점에서, 우리 세대는 자신 있게 우리 세대의 장점을 홍보할 필요가 있다. 그 하나로, 우리 세대는 '아랫목 세대' 임을 자랑하고 싶다.

'아랫목 세대' 는 어떤 세대인가.

날씨가 좀 쌀쌀해진다 싶으면 자연스럽게 아랫목을 찾아 드는 세대이다. 오랫동안 불을 지펴, 그 온기가 서서히 방바닥을 달구고, 우리는 그 서서히 달구어지는 온기를 느끼며 휴식을 취했다. 바로 은근함을 느끼고 즐길 줄 아는 세대인 것이다.

은근함을 안다는 것, 그것은 여유를 갖게 하는 것이다.

하지만 요새는 이런 은근함을 느낄 수가 없다. 보일러를 켜자마자 따뜻해지고, 난로를 켜자마자 따뜻해진다. 기다릴 필요도 없고, 금세 따뜻해지니 은근함이라는 게 뭔지 모른다. 이 때문인지 점차 사람들이 즉흥적이고 즉발적이다. 무엇이든 금세 이루어지니 기다림을 짜증스럽고 불편한 것으로만 여긴다. 그것이 사람 관계마저도 그렇게 만든다. 서로를 은근하게 느껴볼 시간도 없이 만나자마자 사랑이다. 또 서로에 대해 서서히 이해할 시간이 없다.

또 있다. 우리 세대, 아랫목 세대는 정을 나누는 세대이다. 다 같이 아랫목에 발을 묻고, 서로의 발 감촉을 느끼는 세대이다. 사람 사이에서 신체 접촉은 그만큼 서로를 친밀하게 한다. 우리 세대는 일상처럼 서로의 발 감촉을 느끼며 정을 나누었던 세대이다. 그래서 마주보는 눈길이 더 정답고, 나누는 이야기가 더 정 깊은 것이었는지 모른다.

한편 아랫목은 가족을 사랑하는 마음이 놓이는 자리이다. 장에 갔다 귀가하지 않은 남편, 학교 갔다 돌아오지 않은 아이의 밥 사발이 아랫목에 묻혀져 있다. 행여 그 밥 사발이 식을까 이불로 덮고, 혹시 발에 차여 엎어질까 조심조심하며 그 주인을 기다린다. 그 마음이 그대로 아랫목에 있다.

또 아랫목 세대는, 윗사람과 아랫사람이 제각각의 처지를 일깨우며 살아온 세대이다. 윗사람과 아랫사람이 함께 있으면, 당연히 윗사람이 아랫목에 앉고 아랫사람은 윗목에 앉았다. 그것은 곧 윗사람과 아랫사람은 구별되어야 할 관계, 윗사람은 아랫사람에 의해 공경을 받아야 할 존재라는 것을 의미한다.

아랫목 세대는 이처럼 아랫목에서 삶의 지혜를 깨우치고, 덕을 쌓았다. 그런데 그런 아랫목이 사라지면서 점차 사람 사이의 정도 예의도 사라지고 있다. 그런 안타까움에서 아랫목을 되찾고 싶다. 그리고 그 일에는 당연히 아랫목 세대가 나서야 한다. 그래서 신세대에게 아랫목의 의미를 깨닫게 해주어야 한다.

그런 마음이 아랫목이 있는 황토방을 지어야겠다고 마음먹게 했다.

후손의 건강을 위하여

이화여대 앞에서 '공주방'이라는 자연 건강 식당을 한 적이 있다. 그 곳에서 식당을 하기로 마음먹은 것은 무엇보다 젊은 여성이 많이 모인다는 이유였다.

물론 다 건강해야 하지만, 굳이 순서를 따지자면 여성의 건강이 더 중요하다고 여겼기 때문이다. 말할 것도 없이 여성은 생명을 잉태하고, 생산해서, 양육하는 역할을 하기 때문이다. 즉, 모체가 건강해야 아이가 건강하고, 그것이 우리 모두의 건강을 도모하는 지름길이라고 여겼다.

그런데 내 뜻과는 달리 당시 여대생들은 우리 단골이 많지 않았다. 그래, 여대생들이 무얼 좋아하는가 살펴보다가 깜짝 놀라고 말았다. 한결같이 튀김, 아이스크림, 빵을 선호했다. 한창 잘 먹고, 몸을 보호해야 할 나이에 고작 그런 군것질 거리로 식사를 대신했다.

솔직히 나는 그런 음식들은 군것질 거리로도 권하고 싶지 않다. 몸에 결코 이로운 음식들이 아니기 때문이다. 좋지 않은 기름, 설탕, 방부제… , 모두 건강을 해칠 것들이다.

음식은 곧 성격에 큰 영향을 미친다. 모유가 아닌 우유를 먹고 자란 아이들이 행동이 거칠다는 이야기도 결코 우스갯소리가 아닌 것이다. 설탕만 해도 그렇다. 이른바 '슈거 에너지'는 순간적인 흥분을 가져온다. 침착하게 자기 정서를 다스릴 자제력을 잃게 하는 것이다. 앞서 말했듯이, 여성은 생명을 키우고, 인간으로 성장시키는 중요한 일을 한다. 그런데 어머니의 정서가 불안정할 때, 아이가 어떻게 건강하게 자랄 수 있을 것인가.

그런 저런 생각에 앞일이 끔찍하게 여겨지기 시작했다. 게다가 입고 다니는 옷차림도 나를 안타깝게 했다.

우리가 어머니로부터 중요하게 배우는 것 중 하나가 옷 입는 법이었다. 물론 그것이 여성으로서 품위를 잃지 않는 옷차림법에 관한 것이기도 했지만, 그 밑바탕에는 앞으로 어머니가 될 모체로서의 건강을 고려한 것이었다. 특히 아랫도리를 따뜻하게 했던 것도 그 때문이었다.

어머니는 어디에 앉을 때든 찬 곳은 가려 앉도록 했다. 충분히 속옷을 갖춰 입고, 버선으로 발을 보온했어도 그랬다.

그런데 요새 젊은 여성들의 옷차림새는 우리가 배운 바와는 너무도 다르다. 추운 겨울에도 스타킹 하나로 발을 보온한다. 게다가 아랫도리는 훤하게 드러내서 찬바람에 그대로 노출되어 있다. 그렇게 몸을 차게 해서는 안 되는데도, 다들 똑같은 차림새이다.

이렇게 하다가는 앞으로 우리 후손의 건강이 어찌 될 것인지 걱정될 뿐이다. 자고로 앞선 세대가 해야 할 일이 무엇인가. 후손들을 바로 이끌고, 건강하게 살아가도록 환경을 만들어주어야 하는 것 아닌가.

'내 나이 60이 다 되는데 무엇을 해야 할까.'

한때 날마다 생각했던 고민이었다. 그것은 후손에 대한 책임감에서 나온 것이었다. 결국 마음먹은 것은 젊은 여성에게 교육을 해야 한다는 것이었다.

내가 그 역할을 하기로 했다. 젊은 여성들을 모아서 정신 건강, 육체 건강을 위한 교육을 하기로 했다. 그것은 의식주가 함께 이루어져야 했다.

그래서 황토방을 만들기로 했다. 자연 그대로의 집, 우리의 건강을 지켜주는 집이 있어야 했다. 그 안에 기거하면서, 그에 걸맞는 음식을 만들 줄 알고, 먹을 줄 아는 교육을 해야 했다. 그 방법으로, 황토방에 둘러앉아 자연 건강식을 만드는 법을 가르치는 것이었다.

젊은 여성들이 이런 생활에 눈이 트이면, 그것은 곧 가정으로 이어질 터였다. 그렇게 각 가정이 건강한 잠자리에서 건강한 음식을 먹으며 살아가도록 하자는 게 내 계획이었다. 물론 옛것만을 주장하며 그대로 환원하자는 것은 아니었다. 현대 생활에 맞게 황토집을 다시 만들어 보자는 것이었다.

하지만 계획과 달리 실현하기는 쉬운 문제가 아니었다. 내가 그만한 여건을 갖추고 있지 않은 까닭이었다. 그래서 나와 뜻을 같이할 사람을 찾기 시작했다. 우선 가는 곳마다, 만나는 사람마다 내 뜻을 설명했다. 그러자 내 뜻에 공감하고, 함께 해보자고 나서는 분들이 계셨다.

그렇게 해서 '황토방 사람들'이라는 모임이 만들어졌다. 그때가 94년 봄이었다. 장 만드는 황연하 선생, 인삼 연구가 홍순근 박사, 융성 출판사 김만연 사장 등 20여 명이 초대 회원이었다.

황토방 사람들

'황토방 사람들'이라는 모임은 젊은이들을 위한 모임이다. 좀더 정확하게 말하자면, 기성 세대의 건강한 후손을 위한 환경 만들기 모임이다. 지금은 비록 나이 든 사람들이 주로 활동하고 있지만 점차 젊은이들을 참석시키고자 하는 것도 그 때문이다.

모임 활동은 크게 두 가지다. 황토집 짓기 운동과 자연 건강식을 전파하자는 것이다.

모임은 매달 갖는 게 원칙이지만, 겨울철에는 두 달에 한 번씩 모임을 갖고 있다.

우리의 모임은 3박 4일씩 계속될 때도 있다. 생채식을 직접 하면서, 그 동안의 연구 결과나 경험담을 나눈다.

지난여름에는 우리 집에서 열렸다. 내 집 마당에 멍석을 깔고 앉아서, 내가 텃밭에서 일군 상추며, 오이며 가지를 따다가 직접 해먹는 자리였다. 물론 생채식이 대부분이었고, 거기에 맞추어 보리밥을 해서 먹었다.

과일도 따로 살 필요가 없었다. 멍석 옆으로 나뒹구는 참외도 따고, 수박도 따다가 물에 씻을 것도 없이 그대로 깨서 우적우적 먹으면 그만이었다.

사실 70여 명이 그렇게 3박 4일을 훑고 가니, 집에 남아나는 게 없었다. 한동안은 우리 식구도 수박 하나, 참외 하나 맛볼 수가 없었다. 그래도 야채는 비 한 줄기 쏟아지고 나면, 금세 쑥쑥 자라서 반찬거리를 제공해주었다.

어쨌든 이처럼 먹고 나면 한동안은 몸에 기가 솟는 기분이 든다. 농약을 주지 않은, 그야말로 무공해 야채와 과일인데다가 직접 밭에서 따먹으니 그 신선함이란 더 말할 필요조차 없다.

게다가 자연식 전문가들이다 보니, 서로 잘 먹는 법을 다투어 내놓는 바람에 먹는 일 자체가 재미나다. 마치 실험하듯 요모조모로 먹어 보고, 그 맛을 두고 이야기한다. 그렇게 먹다 보니 서로가 얼마나 먹는지도 모르게 먹는다. 그래도 탈 하나 나지 않고 건강한 얼굴로 돌아간다.

이것이 우리 모임의 장점이다. 앉아서 연구만 하거나, 토론만 하는게 아니라 직접 실천하면서 그 자리에서 직접 이야기들을 나눌 수 있다는 점이다.

그래서 가능하면 회원들끼리만 모이기보다는 자녀들도 함께 참석시키려고 한다. 어차피 젊은이들에게 전파하고자 하는 것이니, 내 아들 내 며느리부터 데려다가 직접 경험해보게 하자는 게 우리들의 주장이다.

그러나 아직 생각만큼 잘되는 건 아니다. 그래서, 앞으로는 내 황토집에서 아예 정기적으로 그런 모임을 가질 계획이다. 황토방을 새로 지으면서, 방도 크게 하고, 방에 부엌을 딸려서 만든 것도 그런 목적을 염두에 둔 것이다.

시어머니와 며느리가, 혹은 며느리들이 함께 황토방에 모여서 그런 음식들을 만들어 먹어보게 할 참이다. 그에 매력을 느껴 각자 집에 가서도 그런 음식을 가족에게 해줄 수 있도록 말이다.

황토집 짓기 운동은 이제 막 시작된 거나 다름없다. 황토집이 우리 몸에 얼마나 좋은가에 대해서는 건축학자들마저도 인정하는 정도이다. 그러나 그것을 현대적인 감각에 맞게 재구성하자니 두루두루 연구가 필요한 실정이다.

그래서 내가 알기로도 황토집 연구가 곳곳에서 이루어지고 있지만 대중화가 안 되는 것도 그 때문인 듯하다.

사실 나만해도 10여 년 전부터 황토집을 짓겠다는 건축가가 있는지 찾아다녔었다. 그러나 황토집을 지을 줄 아는 건축가를 만나지 못했다.

그러다가 지난 ,95년, 자연 건강 단체인 '정농회' 여름 수련회에 참여했다. 그 가운데는 나와 뜻을 같이해서 황토집 짓기에 나설 사람이 있지 않을까 하는 생각에서였다. 그때 내가 한 말은 이런 것이었다.

"여러분은 단지 먹거리에만 관심을 쏟고 있습니다. 그런데 아무리 자연 건강식을 한들 무슨 소용 있습니까. 인간이 살아가자면 의식주가 제대로 조화를 이루어야 하지 않습니까. 그런 점에서, 여러분은 식생활에만 편중되어 있으니 올바른 건강 생활이라고는 할 수 없을 것입니다. 그러니 우리, 주거 개혁도 함께 하는 게 어떻겠습니까?"

의외로 반응은 컸다. 사람들이 많이 호응해주었고, 아예 자기 집에 와서 황토집을 지을 수 있겠는지, 그에 맞춰 먹거리는 어떻게 하는 게 좋겠는지 봐 달라는 주문이 밀어닥쳤다.

그와 함께 우리 집을 찾는 발길도 더 많아졌다. 낯선 손님들이 많이 드나든 까닭이다. 그 가운데는 위암에 걸렸다는 치과 의사 한 분도 오셨다.

그 자신도 의사인지라, 현대의학에 기대어 갖가지 처방을 다 해본 모양이다. 하지만 차도가 없다는 것이다. 그러던 중, 황토집 이야기를 듣고 찾아왔노라고 했다. 그는 나와 이야기를 나누고서는 아예 선약을 해두고 갔다.

자기 집에 가장 먼저 황토집을 지어달라는 것이었다. 어서 빨리 황토집을 짓고, 그 안에서 휴양을 하고 싶다는 소망이었다.

나는 그러마고 약속했다. 단순히 건강을 지키는 차원이 아니라, 치료를 필요로 하는 사람이니 우선 순위에 두어야 할 것 같아서였다. 그 때문에 마음이 급해졌다. 어서 그에게 황토집을 지어주고 싶은 마음 때문이다.

하여튼 이래저래 찾아오는 이들도 많고, 전국에서 문의해오는 전화도 많다. 그들의 물음에 일일이 답해주기 위해서라도, 어서 황토집이 대중화되어야 할 것 같다.

龍솟음 치는 신세기를 맞으며

옛날 사람들은 하늘의 모양을 관찰하면서 천기를 예상하였다. 관천망기(觀天望氣)가 원시적 천기예보인 것 같지만 과학적인 인간의 지혜가 하늘과 닿았었음을 엿볼 수 있다. 목욕재계하고 새 옷으로 갈아입고 누린 것, 비린 것을 삼가고 칠흑 같은 밤하늘을 보고 새 아침에 솟아오를 해를 기다렸다.

60년 만에 돌아온 경진년, 내 인생에서 두 번째 맞이하는 해다. 지복 천 년 황금시대를 여는 것이다. 새 힘을 얻어 거룩한 마음으로 맞이하는 새 날 새 아침이 용솟음치는 감동의 새해가 되기를 바라는 것이다.

용(龍)은 능력을 뜻한다. 수신(水神), 수호신을 뜻하기도 하지만 귀신(잡귀)을 쫓는 신으로도 추앙받아 온 상상(想像) 속의 십이지 중 다섯 번째 지지이다. 용의 비늘은 총 여든 한 장이라 한다. 81은 역학에서 양(陽)을 표시했고, 또 진(辰)은 펼 신(伸)으로 통해 만물이 드러나는 모양을 나타낸다고 중국고서에 씌어 있다. 용이야말로 지고하고 재수 있는 상징물로서 임금에게 사용되는 모든 물건 머리에 龍字를 썼다. 용상, 용안 … 임금의 수염도 용수라 했다. 집을 지어도 제일 꼭대기를 용마루라 하였고 상량에도 용과 구름을 아래위로 새겼다. 이렇듯 대단한 용이 새 천 년 첫해에 맞아떨어지고, 신나는 용비봉무(龍飛鳳舞)의 해로 시작하니 길한 예감이 든다.

'먼 산'과 나의 가족들

우리 집 식구 중에 용띠가 한 명 있다. 그가 올해 환갑이다. 백발이 성한 노인네다. 평생 동안 나들이라고는 내가 서울 살 때 우리 집에 와서 두 밤 잔 것 외엔 없다. 일하다 말고 먼 산을 바다본다 하여 별명이 '먼 산'이다.

'먼 산'의 특기는 텔레비전 보는 것과 시계고 뭐고 간에 물건을 뜯고 보는 것. 하지만 한번도 고쳐놓지는 못한다. 좋아하는 것은 모자이며, 옷도 제일 많다. 서울 친지들이 유행이 바뀌거나 옷이 작아질 때마다 보내오는데, 모두 우리 집 아저씨 것이 된다. 하지만 옷을 입고 막상 갈 곳이 없다.

'먼 산'은 어려서 몹시 앓은 이후 얼이 조금 나가고 언어 장애가 왔다. 학교도 못 갔으나 장손이라 장가를 들였다. 인물도 썩 괜찮았는데, 건너 마을에서 말은 잘 못 하지만 집안 좋고 예쁜 처자를 데려다 짝을 맺어주었다. 이들 부부는 금실이 좋았다. 그녀는 활짝 웃으면 예쁜 잇속이 드러나고 귀도 두 군데나 뚫어 쌍귀걸이를 하고 있다.

'먼 산'의 환갑은 음력 6월이다. 우리 집 마당에서 풍물 한 마당을 벌이고 밭에서 나는 푸성귀와 내천에서 뜯어온 미나리로 생절이를 하고 또 집에서 키운 콩나물을 무치고 녹두 빈대떡과 묵도 쑤어 무칠 생각이다.

'먼 산' 부부는 형제를 낳았는데 35살 난 안식이가 큰아들이다. 바로 나의 아들이다. 안식이는 지금 정비공이다. 부족한 제어미를 따라 최고의 황토 벽돌을 만들고 황토집 짓는 경력을 쌓고 있다. 며느리는 전라도 고흥 아이인데, 아들 둘 딸 하나 낳고 두 시어머니와 모자라는 시아버지 모시고 순종하며 산다.

농토는 일하는 사람의 것

시골의 농토는 난관에 봉착하였다. 토질이 산성화돼 농산물의 질이 떨어지는 피해뿐만 아니라 연작 장해에서 오는 후유증이 도를 넘어 소비자들을 불안하게 한다.

그래서 나는 요사이 새로운 피롤(pyrrole) 농법을 공부하며 실천에 옮기고 있다. 산에 있는 부엽토를 긁어오고 황토로 객토를 하고 유기 미생물과 천연 숙성시킨 퇴비를 깔아준다. 오늘도 애비는 제오파이트를 실으러 5톤 차를 갖고 포항으로 갔다.

농토는 일하는 사람의 것이다. 돈 좀 있는 자들이 땅 사서 진쳐 놓고 그냥 묵히고 화려한 전원주택이나 꿈꾸는 작자들, 흙 묻으면 툭툭 터는 그런 인간들은 땅 주인이 될 자격이 없다. 우리 안식이 같은 놈에게 넓은 땅이 주어진다면 인간이 흙을 알아야 할 이유를 알려주도록 할 것이다.

경진년 새해를 맞이하여 우리 가족과 이 글을 읽는 모든 이들의 가정에 건강과 만복이 깃들기 바라며, 또한 여의형통(如意亨通)하시고 천년수(千年壽)하시기를 간절히 빈다.

색종이에 실려보낸 청춘

1965년 내 나이 꽃다운 30, 청상(靑孀)에 한을 안고 일본으로 만학의 길을 떠났다. 문화복장학원이라는 명문교 디자인과 2학년에 편입하여 일본 여학생들과 연령도 잊은 채 즐거운 유학 생활을 시작하였다.

다하지 못한 학업과 향학의 꿈은 다시 불타올라 학업은 물론 이려니와 그 외에도 호기심 가는 분야에 견식을 넓혔다. 날이 밝으면 새로움에의 도전을 위해 망각수를 마셨다. 나는 조금도 처량하지 않았고 항상 칼라풀한 세월을 지냈다.

두세 개의 안테나를 뻗치고 호시탐탐 좋은 남자 찾기 40년, 그 기찬 세월 동안 나의 반려자는 한 명도 네트에 걸려들지 않았기에 내내 혼자 살고 있는 것이다.

책 좋고 환경 좋은 일본에서 십 년 이상을 살면서 여행도 많이 다녔다. 그 때 배운 지방색 농후한 풍토식 자연요법과 민간요법이 지금의 내 꼴을 지니게 했으리라.

그 중 가장 비중을 차지한 것이 종이접기였다. 일본의 와시(和紙)는 질도 좋고 예뻐서 접는 동안 어린아이처럼 즐겁고 설렌다. 호흡은 가다듬어지고 만감이 오가다가도 곧 순화된다. 나의 종이접기 수행은 생활의 수단도 아니어서 자유롭고 순수하다. 호랑이도 접고 개구리도 접는다. 하얀 눈송이도 육각형으로 정교하게 접을 수 있다. 긴긴 겨울밤에 5월에 피는 창포 꽃을 접을 수도 있다.

설위(設位) 설경(說經)의 대가 장세일 선생

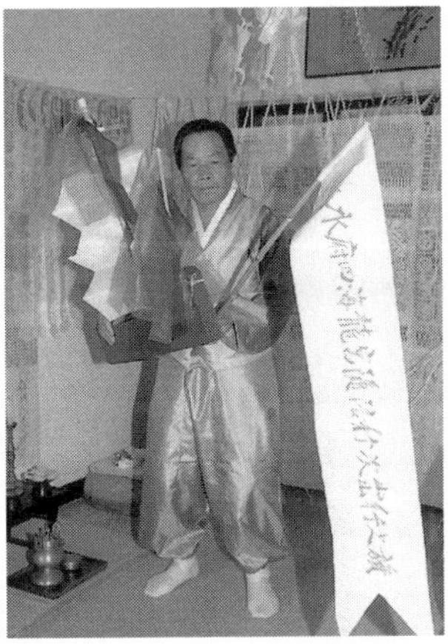

※ 청정 장세일 선생의 설위 설경세계는 환상적이다. 아름답다. 나는 그의 작품을 보고는 미로를 헤매다가 길을 찾은 것 같이 가벼운 한숨을 내쉬었다.

초행에 찾아간 곳은 충남 태안군 소원면이다. 고개를 넘고 굽이굽이 한참 들어간 두메산골이었다. 장마가 시작해서 비는 억수같이 온다. 우산이 뒤집어지도록 바람이 불어 옷이 흠뻑 젖은 채 청정 법사님(무형문화재 24호) 댁에 들어갔다.

정중히 인사를 드리고 찾아뵌 뜻을 밝혔다. 부인도 반겨 저녁밥을 대접해 주셨다. 밤늦게까지 선생님의 비디오 테입을 보았다. 대단한 분이시다. 부인은 나와 같이 자면서 그들의 젊은 날의 애화도 들려주었다.

돌아오는 날, 손수 농사 지은 육쪽 마늘을 두 접이나 주셨다. 선생의 서재에 쌓인 필생의 작품 설위 설경을 보고 놀라웠다. 이 작품들이 굿할 때에만 쓰인다니 안타까웠다. 작품발표도 비용이 들어 못 하시는 모양이다.

청정 장세일 선생님을 만나려고 2년 전부터 벼르게 된 것은 공주 민속박물관 기획전 팜플렛을 입수하게 된 때부터다.

나의 종이 예술에 대한 집념은 가슴 속에 늘 도사리고 있어서 외국여행을 가도 눈 밝혀 탐지해 본다. 중국의 도모선(刀模線) 문양, 인도의 다채로운 조화, 네팔이나 티벳의 불교적 도안들도 그것은 아니었다. '오리가미(종이접기)'의 본고장인 일본 책도 최근까지도 무수히 입수하여 접어보아도 한계를 느끼고 충족치 못한 채 세월이 갔다.

그런데 장세일 선생님의 작품을 보는 순간 나는 꿈인지 생시인지, 태안군 산 속에서 산삼을 발견한 심마니처럼 크게 소리 지르고 싶었다.

설위 설경 세계는 환상적이다. 아름답다. 나는 미로에서 헤매다가 길을 찾고 가벼운 한숨을 내쉬는 것 같았다.

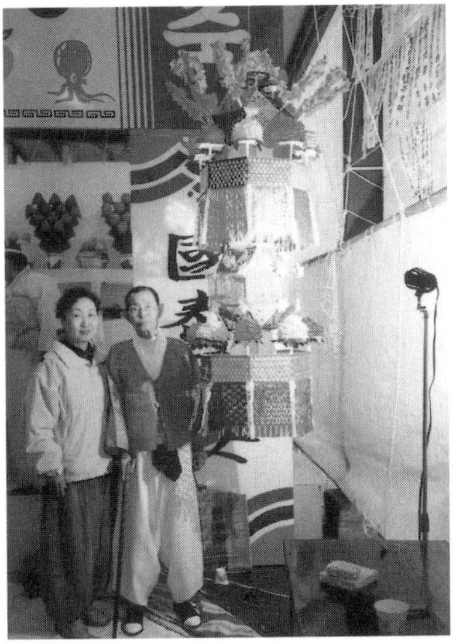

※ 나의 종이접기 수행은 생활의 수단도 아니어서 자유롭고 순수하다. 하얀 눈송이도 육각형으로 정교하게 접을 수 있고, 긴긴 겨울밤에 5월에 피는 창포꽃을 접을 수도 있다.

종이접기에 담긴 예술혼

우리 조상들은 굿을 할 때 주술가들에 의해 굿을 하기 위한 설치를 한다. 앉은굿(앉아서 좌경함)과 선굿(서서 춤추며 하는 굿)이 있는데, 좌경은 주로 남자 법사(박수)가 하고 선굿은 만신(여자 무당)이 한다. 여러 신들을 부르는데, 사귀를 물리쳐 달라고 옥추 은전 기문 옥갑 팔문 천지팔양 칠성연면경(애들을 위한) 등을 외운다.

높은 신장님을 부르는 경에서는 주왕신, 조상신, 지신, 삼신 성조경을 주문 독경한다. 그 주위에 설위한 것이 진치는 것이라 하여 5방진법, 팔문부적진법(분홍색 한지) 육화장사진법으로 철망이라 일컬어 음각 양각한 종이에 그 세계가 펼쳐진다. 그들에 의해 만들어진 종이의 아름다움은 미의 극치를 이룬다.

이렇게 설위 설경 세계를 무대로 몸과 마음을 깨끗이 한(한동안 누린 것, 비린 것 금하고 잠자리도 조심한다) 법사(shaman)가 치성을 드린다. 현대의학에서 과연 환자를 위해 이들만큼 정성을 다할까?

미국 가서 학위를 따 의학박사가 되고 서양에 가서 서양 그림을 배워 유명해지면 호당 얼마짜리의 명성 높은 화가가 된다. 이 사회가 심리요법적 의술과 예술가로서의 자격을 겸비한 이들 법사를 무당이나 박수로 일축했다. 그러나 그들은 저 아래에서 우리 종이예술의 맥을 이어왔다. 오징어를 눅여 두들겨 종이처럼 해서 썰어 폐백이나 잔치상도 장식한다.

지성(知性)이라는 가면을 얼굴에 걸고 약한 자를 눈 아래 깔고 절절 매게 하고 돈은 돈대로 호되게 받기 위해 의대나 법대를 보내는 부모가 있을까?

옛날에 촌에서 경 외우는 것도 학문이었다. 선생은 평생 외길을 걸어오면서 소외되었다. 다음 행사를 위해 작은 칼에 날을 세워 혼신을 다해 만든 설위 설경, 그가 묵묵히 걸어온 길에 제자도 없다. 누가 그 길을 이을 것인가.

그런데 유감스럽게도 굿이 끝나면 거기에 쓰인 생생하고 아름다운 작품들을 모두 태워 올림으로써 행사는 끝난다고 한다. 이러한 관습이 오히려 오늘날 설위 설경의 맥을 잇는 데 막힘돌이 된 것 같다.

나는 2000년 장마 첫날 선생님의 작품을 대하면서 『조선 종이의 맥』이라는 책을 펼 용기를 얻었다. 부산에 사시는 김석출

법사(무형문화재 82호)는 풍어제에 장식하는 종이꽃이나 행여에 꽂는 꽃이라든가 꽃배를 만들어 심청의 혼을 달래는 화려한 종이배를 만든다. 이런 행사들이 그나마 요사이 문화재 지정을 받아 무척이나 다행스럽다.

천진난만한 아이들의 소꿉장난 같은 진실한 믿음이 있다. 한 치 앞도 모르기 때문에 천지신명께 기도 드려 소원을 이루어 달라고 조르는 인간다운 모습에서 정한수 떠놓고 비는 어머니를 느낄 수 있다.

아우내 사는 황토할머니

김정덕의 황토집과 자연건강법

발행일 초판 1쇄 2000년 11월 30일
4쇄 2012년 11월 10일

지은이 김정덕
펴낸이 여국동
펴낸곳 도서출판 인간사랑
출판등록 1983. 1. 26. 제일-3호
주소 경기도 고양시 일산동구 백석동 1178-1번지 2층
전화 031)901-8144(대표) | 977-3073(영업부) | 031)907-2003(편집부)
팩스 031)905-5815
전자우편 igsr@naver.com | igsr@yahoo.co.kr
블로그 http://blog.naver.com/igsr
인쇄 인성인쇄 **출력** 현대미디어 **종이** 세원지업사

값 15,000원
ISBN 89-7418-943-7 14510